LE LIVRE DU PIED ET DE LA MARCHE

Dr JEAN BÉNICHOU
Pr MARC LIBOTTE

LE LIVRE DU PIED
ET
DE LA MARCHE

Préface d'Yvette Deloison
Illustrations de Renata

LE GRAND LIVRE DU MOIS

© Éditions Odile Jacob, novembre 2002
15, rue Soufflot, 75005 Paris

ISBN 2-7028-7283-2

Sommaire

Avant-propos

Observateurs quotidiens des petites et grandes misères du pied, nous sommes aussi les témoins admiratifs de sa place unique dans le règne animal.

Le pied est l'attribut exclusif de l'homme, à bien des égards plus que la main.

Sa spécialisation et le développement du système nerveux ont permis la station érigée et la marche bipède. L'homme debout repose sur les deux pieds, défiant les lois de la gravitation et de l'équilibre. Lorsqu'il marche, il prend appui sur un seul pied, tour de force encore plus étonnant.

Pour les anthropologues, la morphologie du pied, profondément remaniée par l'acquisition de la station debout et de la marche bipède, situe l'homme moderne très à l'écart des autres primates, en particulier les grands singes. En atteste notamment la disparition de l'écart entre le gros orteil et ses quatre voisins. Le gros orteil de l'homme (l'hallux) est parallèle aux autres. Organe de préhension chez le singe, il est organe d'équilibre et de propulsion chez l'homme. L'étude des fossiles et de l'anatomie comparée rend ainsi au pied son privilège d'humanité.

Contact obligé entre notre corps et la terre qui nous porte, le pied nous informe de la qualité du terrain, de notre position dans l'espace. Il joue un rôle d'appui mais également de propulsion ou de freinage. Ces fonctions complexes en font un organe sophistiqué, polyvalent, indissociable du reste du membre inférieur. L'étude du pied passe donc par l'anatomie, la physiologie et la biomécanique. Cette dernière discipline scientifique applique au tissu vivant les principes d'analyse des matériaux inertes (propriétés physiques, réponse aux lois de la statique, de la dynamique, résistance à l'usure...). L'étude de la marche fait appel aux progrès les plus récents de la technologie et du savoir, mais elle est également accessible à l'observation simple, au regard, à l'écoute. Économe d'énergie, non polluante et bénéfique, la marche dissimule sa complexité sous le manteau de l'aisance et du bien-être.

Serviteur docile, souvent méprisé ou négligé, le pied se rappelle à notre attention — et de quelle manière ! — lorsqu'il devient douloureux ou difforme. Victime de notre négligence, du manque d'hygiène ou des a priori de la mode, il est aussi la cible d'affections graves et insidieuses. Le diabète, par exemple. Ses complications redoutables appellent à la mobilisation de notre société moderne car des mesures simples d'hygiène et de prévention permettent de les éviter.

Traiter les affections et autres « misères » du pied, c'est d'abord vouloir le connaître, l'admirer ensuite.

D'autres que les anthropologues et les médecins ont perçu l'importance et la beauté du pied. Le bon sens populaire l'a placé dans nombre de locutions plus ou moins proverbiales. Les artistes l'ont étudié, peint, sculpté... idéalisé. Les poètes l'ont chanté, les danseurs l'ont asservi à la perfection de leur geste. Le pied occupe ainsi une place importante dans la symbolique, et même dans l'érotisme.

L'objet de cet ouvrage est d'amener le lecteur à regarder ses pieds d'un œil nouveau. D'abord lui faire connaître son évolution, sa structure et sa fonction. L'avertir ensuite des ennuis qui le guettent et l'informer de mesures simples et efficaces qui lui permettront d'en préserver l'usage. Terminer enfin par le plaisir d'apprécier la place du pied dans notre affectivité, notre esprit, notre culture.

PRÉFACE

Le pied, témoin de l'hominisation

Calme ou agitée de furieuses tempêtes cosmiques, on imagine souvent la Terre des origines comme recouverte d'un océan primordial. En fait, très tôt, il y eut des étendues de terres émergées : la vie serait peut-être née, non pas dans des abysses, mais plutôt dans des lagunes et des marécages, autrement dit, dans des zones où l'eau était peu profonde. Les premières molécules se seraient formées à partir d'une « soupe primitive ». Cette « soupe » apparaît comme un brouet peu clair dans lequel pataugent nos connaissances…

La science observe, constate, analyse la manière dont la vie se manifeste dans la matière qu'elle imprègne dès les origines. Elle n'explique ni la nature de la vie ni les lois de l'évolution. Le support de la vie, tel qu'il est perçu par les scientifiques, est composé de grosses molécules organiques d'une nature particulière, ordonnées suivant une certaine architecture. La microscopie électronique a confirmé que la structure fondamentale de la cellule, constituée de cytoplasme et du noyau, est la même chez tous les êtres vivants, plantes et animaux.

Quelques considérations sur l'évolution des espèces

Les organismes animaux les plus simples, les *unicellulaires* ou protozoaires, ont acquis des éléments particuliers (organites), liés à des fonctions spéciales : locomotion, contractilité, soutien, sensibilité, digestion, circulation des fluides. Ils vivent dans un milieu humide. L'amibe en est un exemple.

Sans transition connue, on observe l'existence d'animaux *pluricellulaires* ou métazoaires désignés sous le terme de diploblastiques parce qu'ils sont constitués de deux feuillets tissulaires : un endoderme et un ectoderme. Les méduses en font partie.

Au cours de l'embryogenèse, la formation d'un troisième feuillet, le mésoderme, entre l'ectoderme et l'endoderme a ouvert la voie à l'émergence des animaux appelés triploblastiques. C'est chez les triploblastiques que s'est développée une région céphalique. Ce groupe présente des plans d'organisation très variés puisqu'il réunit des lignées aussi différentes que les invertébrés et les vertébrés. Les invertébrés englobent, entre autres, les vers et les insectes.

L'embranchement des vertébrés représente pour nous, et de loin, le dessus du panier planétaire puisque nous en faisons partie ! Du plus simple au plus complexe, le plan de base des vertébrés comprend trois régions : la tête, siège principal de l'information et des commandes, le tronc et la queue motrice. Les vertébrés considérés comme supérieurs ont un développement important du système nerveux, qui va de pair avec une céphalisation de plus en plus prononcée. Cet embranchement se partage en poissons, amphibiens, reptiles, oiseaux et mammifères.

La diversification des mammifères fut telle qu'elle leur a permis de fournir des réponses adéquates aux problèmes posés par les milieux les plus variés. Mais cette adaptation aux contraintes de l'environnement implique de privilégier le meilleur moyen d'exploiter les ressources nécessaires à leur survie. Par contre, le prix à payer pour chaque spécialisation est le renoncement partiel ou total à une certaine disponibilité. En ouvrant la porte de la spécialisation, on referme l'éventail des autres possibilités, à commencer par celle du retour en arrière. *C'est la loi de l'irréversibilité de l'évolution* (loi de Dollo).

L'homme : un « généraliste » intelligent et bipède

La lignée aboutissant à l'homme s'est distinguée par son faible niveau de spécialisation morphologique. L'homme n'a aucune des armes propres à assurer sa survie : les cornes, les crocs, la course rapide, les griffes… Logiquement, une lignée si vulnérable aurait dû s'éteindre rapidement. Quand on constate le résultat de sa présence sur la planète, on se surprend à penser quelquefois qu'il eût mieux valu qu'il en fût ainsi…

Cette disponibilité, dont nous constatons les effets sans en connaître les causes, est exceptionnelle dans la nature. Il faut donc qu'il existe dans la phylogenèse humaine un atout capital qui lui a permis de survivre et même de triompher, alors qu'il est physiquement désarmé.

Où se situent les spécificités humaines ? Mais dans la tête bien sûr… quoique le cerveau humain ne présente pas de différence de structure avec celui des animaux. C'est au niveau de son fonctionnement que le fossé se creuse, fonctionnement qui peut s'expliquer par un nombre de synapses (connexions entre les cellules nerveuses, ou neurones) plus élevé chez l'homme.

L'autre spécificité humaine souvent évoquée est la pratique d'une bipédie permanente et unique en son genre. On peut alors s'interroger : est-ce vraiment la bipédie qui a entraîné le développement du cerveau, ainsi que l'enseigne en général l'anthropologie actuelle ? Ou se pourrait-il que ce fût le contraire ?

La bipédie de l'homme face aux singes et à ses prédécesseurs

➤ *L'homme*

La bipédie humaine se caractérise par une anatomie particulière du pied et une marche par enjambées.

Le pied humain possède des orteils très courts par rapport à la longueur totale du pied (23 %), un tarse très long (51 %), des métatarsiens et des orteils presque parallèles (Figure 2). Le premier orteil est appelé gros orteil, chez l'homme, car il est plus volumineux que les autres. Enfin, le pied humain se singularise par la présence d'une voûte plantaire où les os s'encastrent en arc de cercle comme les pierres d'un pont. Vue de profil, la voûte présente un pilier postérieur formé par le calcanéum, relevé dans sa partie antérieure (Figure 3). Le naviculaire (ou scaphoïde tarsien) sert de clef de voûte. Le pilier antérieur est constitué par le premier cunéiforme et le premier métatarsien.

La marche humaine est une succession de pas. Chaque pas correspond à la pose d'un pied sur le sol, puis du second, le premier étant relevé. Ensuite le premier revient au sol quand le second est soulevé. Au niveau de chaque pied le déroulement se fait en trois phases :

— attaque du sol par le talon, c'est la phase taligrade ;
— puis le pied repose en entier sur le sol, c'est la phase plantigrade ;
— ensuite le soulèvement du talon marque le début de la phase propulsive qui, avant le décollement des orteils, constitue la phase digitigrade. Le pied quitte le sol par le bout du gros orteil (Figure 18).

L'homme est le seul primate qui puisse rester longtemps statique sur les deux pieds comme dans la position du garde-à-vous. Quand l'homme court au lieu de marcher, ses pieds s'appuient seulement sur les têtes métatarsiennes et les orteils. Au plan fonctionnel, il est alors semi-digitigrade comme le chien. Quelle que soit la position du pied humain, la voûte garde son architecture car c'est une construction presque rigide. Le pied humain est rendu compact par un ensemble important de ligaments et de tendons qui le maintiennent fermement.

La quadrupédie assure indiscutablement une meilleure stabilité que la bipédie. Le maintien de l'équilibre vertical nécessite la mise en jeu d'un certain nombre de conditions squelettiques, musculaires mais aussi nerveuses. Remarquons que l'enfant commence à marcher debout en se retenant par les mains à son support, jusqu'à ce que son système nerveux de coordination soit suffisamment parachevé pour lui permettre de s'affranchir de tout appui manuel et de garder son équilibre en permanence.

➤ *Les pieds des grands singes*

Gorille, chimpanzé, orang-outan ont en commun :

— un tarse court par rapport à la longueur du pied (35 % chez le chimpanzé) ;

— des orteils très longs (36 %), aux phalanges longues, plates et fortement incurvées ;
— l'écartement du premier rayon (Figure 1) (premier métatarsien et gros orteil) par rapport aux autres, grâce à une articulation d'allure cylindrique entre le premier cunéiforme et le premier métatarsien.

Contrairement à celui de l'homme, leur pied présente une grande souplesse. Tous ces caractères témoignent du mode de vie arboricole des singes.

La locomotion habituelle des grands singes, ou *knuckle walking*, est une forme unique de quadrupédie ; elle se fait avec appui sur le dos des deuxièmes phalanges des mains. Les pieds reposent à plat sur le sol avec appui plus marqué sur le bord externe du pied. La bipédie pratiquée occasion-

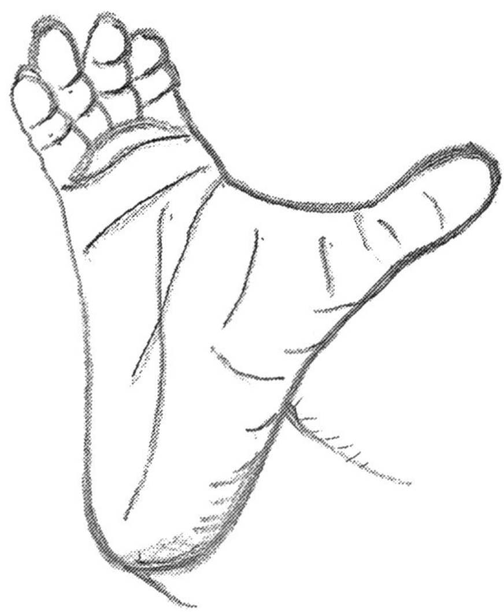

Le pied du chimpanzé.

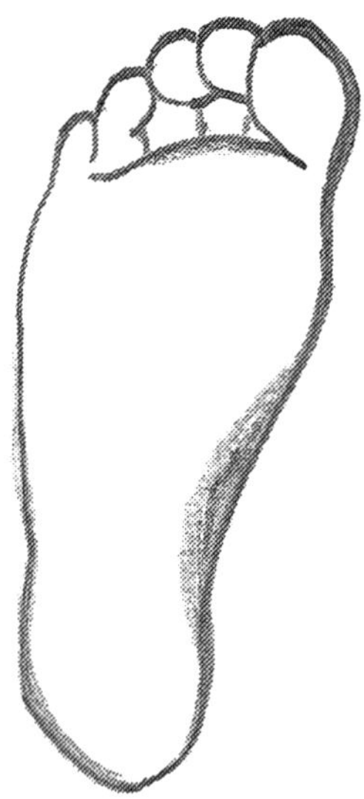

Le pied de l'homme.

Figure 1 – Le pied du chimpanzé ressemble plus à une main qu'à un pied et lui permet d'agripper les branches avec ses pieds.

nellement par les grands singes est très différente de celle de l'homme. Leurs pieds, spécialisés pour la prise des branches, n'appuient qu'imparfaitement au sol. Chez l'orang-outan, le plus arboricole des trois, les pieds sont souvent refermés sur eux-mêmes et reposent sur la « tranche » externe. Le gorille et le chimpanzé posent les pieds à plat sur le sol avec un appui plus prononcé sur le bord externe et les orteils plus ou moins fléchis. Contrairement à l'homme, les grands singes ne peuvent pas tenir longtemps debout, immobiles et sans appui, sur leurs membres postérieurs.

➤ *Les bipèdes antérieurs à l'homme*

Parmi nos prédécesseurs bipèdes (les hominidés) figurent successivement les australopithèques et *Homo habilis*. L'anatomie comparée de leurs os fossiles avec leurs homologues du pied de l'homme et du chimpanzé apporte de nombreux renseignements.

Citons-en deux, intimement liés au mode de locomotion.

— Les australopithèques gardent la possibilité d'écarter le premier rayon par rapport aux quatre autres. En anatomie, on parle d'abduction du premier métatarsien, quand il peut effectuer une rotation autour du premier cunéiforme. Ce caractère est essentiellement lié à l'arboricolisme, autrement dit la vie dans les arbres.

— Par opposition, le deuxième fait intéressant est la position très semblable du deuxième cunéiforme de *Homo habilis* (OH8, pour *Olduvaï hominid*, 8e os trouvé sur le site d'Olduvaï) et celui de l'homme. Ce cunéiforme plus court permet l'enclavement vers l'arrière du deuxième métatarsien entre le premier et le troisième cunéiforme, ce qui constitue une disposition typique du pied humain (Figure 2).

En 1978, Mary Leakey découvrait, à Laetoli en Tanzanie, des empreintes de pied de Primates imprimées dans un sol volcanique daté de 3,5 millions d'années. L'étude comparée des traces de pas de Laetoli avec des empreintes d'hommes, de gorilles et de chimpanzés, met en évidence sur les empreintes tanzaniennes l'existence de caractères évoquant plus un pied arboricole qu'un pied bipède de type humain. Les chimpanzés utilisent l'opposition du premier orteil aux quatre autres pour tenir les branches des arbres comme nous pourrions le faire avec les pouces des mains. Ainsi la forme générale de l'empreinte, l'écartement du gros orteil, ou hallux, associé au fort développement de son muscle abducteur évoquent des caractères arboricoles. Ces caractères s'observent aussi lors de l'étude des os de pieds d'australopithèques, notamment *Australopithecus afarensis*, espèce à laquelle appartient la célèbre Lucy. Ce constat permet de déduire que les empreintes de Laetoli ont bien été laissées par des hominidés de type *Australopithecus* et que, s'ils étaient capables de se déplacer en bipédie, ce mode de locomotion ne devait pas être nécessairement permanent.

➤ *Les australopithèques : ancêtres directs ou rameau distinct ?*

La connaissance du mode de déplacement de plusieurs genres d'hominidés[1] nous permet de situer ceux-ci par rapport à la lignée hominienne.

Les australopithèques présentent d'incontestables caractères liés à la locomotion dans les arbres. Ceux-ci permettent de le considérer comme leur mode principal de locomotion, complété par une bipédie occasionnelle. Ces

1. Les hominidés comprennent les hommes et les australopithèques.

caractères de spécialisation du pied nous empêchent par conséquent de situer ce genre dans la lignée directe de l'homme. Il est possible d'imaginer l'australopithèque comme une sorte de grand singe ayant des habitudes arboricoles. Sa morphologie particulière, due à la largeur du bassin, à la relative brièveté des membres postérieurs et à la grande longueur des pieds, lui conférait vraisemblablement une démarche entraînant à chaque pas une importante rotation du bassin telle qu'elle existe chez le gorille lorsqu'il se déplace en bipédie. *Ainsi,* Australopithecus afarensis *peut être considéré comme un être doté d'une morphologie différente de celle des grands singes et de celle de l'homme. Mais plus proche des singes que de l'homme.* Même remarque à propos d'*Australopithecus africanus* d'Afrique du Sud. Les espèces *Australopithecus boisei* de la vallée de l'Omo en Éthiopie et *Australopithecus robustus (Paranthropus)* d'Afrique du Sud apparaissent comme ayant, elles aussi, pratiqué la double locomotion arboricole et terrestre. Toutefois, le seul fait d'avoir vécu en sympatrie[2] prolongée avec *Homo habilis* exclut la possibilité de voir en eux les ancêtres de celui-ci. Il est donc logique de les situer dans une lignée divergente.

Enfin, le genre *Homo* auquel j'ai attribué un grand nombre d'os provenant du Kenya, de Tanzanie et d'Afrique du Sud, et auquel appartiennent ceux de l'espèce *Homo habilis*, nous apparaît avoir utilisé une locomotion bipède permanente qui devait être assez proche de celle de l'homme actuel. De ce fait, il nous semble logique de le placer dans la lignée directe de l'homme, d'autant plus qu'on lui associe la culture oldowayenne, à savoir les premiers outils en pierre.

---

2. Vivre en sympatrie : cohabiter dans une même région sans s'hybrider.

L'homme, son pied en atteste, ne descend pas du singe

➤ *Conception traditionnelle de la bipédie*

Il est communément admis que l'hominisation passe par l'enchaînement de trois processus : le redressement du corps sur les membres postérieurs, la libération de la main et la céphalisation. Notons qu'il est habituel de les voir cités dans cet ordre. Le redressement est considéré comme l'élément discriminant qui a rendu possible la locomotion bipède. Celle-ci, en libérant la main comme outil du cerveau, aurait permis le développement de l'intelligence.

On ne peut toutefois négliger la forme de bipédie propre à un certain nombre d'espèces de dinosaures ainsi d'ailleurs que celle pratiquée actuellement par les oiseaux et qui dériverait de la leur. Le tyrannosaure, bipède permanent, eut les mains disponibles pendant peut-être vingt millions d'années mais ne semble pas avoir développé son cerveau. On peut aussi se demander pourquoi les australopithèques ont vu s'éteindre leur lignée alors qu'ils possédaient, en partie du moins, un mode de locomotion bipède. Pourquoi, ces êtres, ayant acquis par la bipédie le premier caractère discriminant menant à l'hominisation, n'ont-ils pu aboutir à celle-ci au cours des millions d'années qu'ils passèrent sur cette Terre ?

Certaines considérations peuvent être formulées pour tenter de répondre à cette question.

Le débat sur l'origine de la bipédie remonte loin dans le temps. En effet, nous sommes habitués aujourd'hui à l'idée que la bipédie humaine représente l'aboutissement d'une évolution qui nous a menés du tétrapode (quadrupède) primitif à l'homme actuel parfaitement érigé. Le développement du cerveau apparaît alors comme une conséquence de cette bipédie qui, nous l'avons dit, aurait libéré la main et permis l'augmentation de la capacité crânienne.

L'hypothèse formulée par certains anthropologues (Howells, Wasburn et, plus près de nous, Leakey et Lewin) et qui fait encore autorité considère que l'homme a évolué à partir d'un primate arboricole et que son redressement s'est fait dans les arbres avant de descendre sur le sol. *Autrement dit, le pied de l'homme actuel dériverait d'un pied de primate arboricole.* Un des premiers à avoir émis cette idée est Thomas Huxley dès 1868. Depuis, l'ensemble des anthropologues s'appuie sur cet a priori qui n'a pas vraiment fait l'objet d'une démonstration scientifique. Certains auteurs l'ont mis en doute.

➤ *En est-il bien ainsi ?*

Passée au crible de l'anatomie comparée, cette hypothèse ne résiste pas.

De principe, aucune hypothèse scientifique ne doit être conservée si elle ne cadre pas avec les faits.

Il est certain que tous les primates, appartenant au même ordre, présentent un plan d'organisation commun où l'on retrouve : plantigradie (le pied repose en entier sur le sol), pentadactylie (existence de cinq rayons), mamelles pectorales, frontalité des orbites donnant une vision en relief, etc. En revanche, les théories traditionnelles n'expliquent pas les différences anatomiques que l'on observe entre l'homme et les autres primates, différences que nous avons analysées plus haut.

Les primates, comme d'autres animaux, sont engagés sur des voies que leur spécialisation a rendues irréversibles, qu'il s'agisse des tarsiers ou des simiens, même anthropomorphes. Par exemple, le tarsius a des membres postérieurs très longs adaptés au saut, les anthropomorphes (gorille, chimpanzé, orang-outan) ont des membres aptes à se suspendre aux branches par les mains. La morphologie et les dimensions des éléments qui constituent les membres sont conditionnées par leur mode d'utilisation et plus particulièrement par le mode de déplacement. Il y a une relation directe entre les proportions des membres et la locomotion. Ainsi les valeurs de l'indice intermembral[3] des grands singes sont-elles intéressantes à comparer à celles de l'homme. L'indice intermembral vaut 70 % pour l'homme alors que la valeur la plus proche est celle du chimpanzé avec 107 %. Pour le gorille, il est évalué à 117 % et atteint 144 % chez l'orang-outan : l'homme est donc le primate qui a les plus longues jambes pour les bras les plus courts.

La main de l'homme est indifférenciée avec symétrie rayonnante et opposition du pouce aux autres doigts indifféremment, tandis que son pied, lui, est très spécialisé pour la bipédie exclusive et permanente. La spécialisation du pied humain se traduit principalement par la présence d'une voûte plantaire, le parallélisme des métatarsiens, l'importance du gros orteil et la présence du tubercule latéral sur son calcanéum. À l'inverse, les grands singes présentent des mains sans opposition du pouce, mais avec un système musculo-tendineux facilitant la suspension, avec l'impossibilité d'étendre les doigts quand le membre antérieur est tendu et, entre autres caractères, des phalanges courbes. Cette courbure des phalanges existe aussi au niveau de leur pied qui a la faculté d'écarter et d'opposer le premier orteil aux orteils latéraux.

Si l'homme s'était engagé sur une des voies où la main joue un rôle locomoteur, il n'aurait jamais pu retourner à l'état initial indifférencié pour choisir un autre schéma mor-

3. (Longueur humérus + Longueur radius) × 100/(Longueur fémur + Longueur tibia). Cet indice compare donc la longueur totale des membres supérieurs et inférieurs.

phologique, car la spécialisation anatomique ne régresse jamais : le cheval ne peut pas récupérer les doigts perdus au cours de son évolution, pas plus qu'un orang-outan ne verra repousser ses pouces atrophiés. Citons W. Howells dans son ouvrage *Préhistoire et Histoire naturelle de l'homme* : « Un animal est spécialisé quand il est fortement développé dans un sens ou dans plusieurs, ou bien quand il est organisé en vue d'une fin particulière... La spécialisation tend à croître sans cesse, et cela dans une direction rectiligne... La spécialisation n'en possède pas moins de grands inconvénients qui proviennent de l'irréversibilité de l'évolution. » La spécialisation peut se stabiliser à des stades différents mais ne revient jamais en arrière comme cela a été dit plus haut. L'évolution ne connaît pas de repentirs.

➤ *L'homme et les primates fossiles*

Quels sont les stades de spécialisation de l'homme ?

Chez l'homme adulte actuel, la main a conservé une anatomie indifférenciée, c'est-à-dire qu'elle n'est spécialisée ni pour la suspension ni pour la locomotion. Le pied est par contre hautement spécialisé dans la locomotion bipède de type humain. On peut même préciser que la main a une symétrie rayonnante alors que les rayons du pied sont parallèles. Le pied de l'homme ne possède aucune des caractéristiques de l'arboricolisme que l'on observe chez les grands singes, telles que la régression et l'abduction du premier orteil jointes à des orteils latéraux longs et fortement convexes pour saisir les branches des arbres.

Qu'en est-il chez les primates fossiles ?

Laissons de côté les singes fossiles tels que proconsul (20 millions d'années) ou kenyapithèque déjà très engagés dans des voies de spécialisations simiennes et considérons les australopithèques. Nous avons dit que leur pied possède un ensemble de caractères arboricoles tels qu'on les observe chez les grands singes actuels : gorille, chimpanzé et orang-outan.

Chez Lucy, la célèbre australopithèque, les caractères de bipédie se limitent au sacrum, mais on constate aussi une articulation de la cheville proche de celle de l'orang-outan dont on sait qu'il peut se tenir debout sur le sol avec un alignement total du corps et du membre inférieur. Cette dernière possibilité n'existe ni chez le chimpanzé ni chez le gorille mais serait donc possible chez Lucy. Il en va de même pour le squelette, pratiquement complet, StW 573, découvert par Ron Clarke à Sterkfontein en Afrique du Sud en 1995. Ce dernier présente le même type de cheville que Lucy, c'est-à-dire proche de celle de l'orang-outan.

Cependant, ces deux australopithèques peuvent écarter le premier rayon et possèdent des phalanges longues et fortement incurvées, spécialisations typiques des membres arboricoles. L'ensemble des os du pied du squelette de Sterkfontein confirme par son anatomie la possibilité de préhensilité du pied et donc d'une locomotion arboricole. Ce pied n'a pu s'élaborer, comme tout organe spécialisé, qu'à partir d'un pied doté de toutes les potentialités. Dans sa publication de 1999, portant sur l'observation des os de la main chez l'australopithèque StW 573, Ron Clarke constate que les épiphyses du radius et de l'ulna (cubitus) ressemblent surtout à celles des grands singes et que les épiphyses distales de l'humérus et proximale de l'ulna (cubitus) ont des caractères proches de ceux de l'orang-outan. L'ensemble de ces caractères témoigne pour lui d'une locomotion arboricole avec le membre supérieur.

Le pied de l'ancêtre de l'homme, quant à lui, a suivi un autre chemin de spécialisation. La forme qui donna naissance à ces différentes évolutions était forcément une forme indifférenciée.

Qui est, par son pied, l'ancêtre de l'homme ?

Où chercher les origines de la forme ancestrale de la lignée humaine ?

Actuellement, on peut s'adresser à la paléontologie et à l'embryologie.

➤ *La paléontologie*

Jusqu'à quand doit-on remonter pour observer un pied indifférencié ? Nous n'en connaissons actuellement aucun fossile. Les plus anciens os de pied d'australopithèques ne datent environ que de quatre à six millions d'années. Il faut donc reculer beaucoup plus loin.

Les premiers tétrapodes connus sortis des eaux primitives montrent qu'ils se sont tout de suite engagés dans des voies irréversibles. Par exemple les amphibiens et les reptiles n'ont pu donner naissance à un pied du type primate. Ayant subi par fusion une réduction du nombre des os de la jambe et du pied au cours de l'évolution, les reptiles n'ont pu revenir en arrière et donc se situer dans la lignée des primates, lesquels ont conservé l'ensemble des osselets tels qu'ils existaient chez les tout premiers mammaliens primitifs dès le carbonifère. Ce phénomène de fusion d'os existe aussi chez les oiseaux qui peuvent, quant à eux, dériver des reptiles. La lignée des mammifères pourrait à la rigueur avoir démarré à partir d'un modèle du type salamandre. Le squelette du pied et de la jambe de ce dernier genre présente une forme archaïque qui a pu évoluer vers divers modes de locomotion. Il s'agirait dans ce cas d'un amphibien primitif du type urodéliforme mais rien n'est moins sûr.

Il est intéressant de constater que dans la phylogenèse des mammifères, le calcanéum s'est déplacé sous l'astragale et que le même processus s'observe au cours de l'embryogenèse. Au début, les deux os sont côte à côte, puis le calcanéum s'éloigne de l'astragale qui demeure dans le prolongement du tibia. Le calcanéum accomplit ensuite un mouvement de rotation (supination) pour prendre sa place sous l'astragale (talus) en perdant son articulation avec la fibula (le péroné). La superposition de l'astragale sur le calcanéum et les articulations des tibias et fibulas avec l'astragale constituent cette cheville caractéristique des mammifères. La formation de la cheville est de toute évidence la conséquence de la station droite du mammalien primitif. Pour assumer cette verticalité, l'os central (scaphoïde des mammifères) s'est déplacé vers le bord du pied, et, de manière concomitante, il s'est produit une pronation de l'avant du pied amenant l'ensemble de la plante sur le sol depuis le bord externe, permettant ainsi une meilleure stabilité, condition de la plantigradie. Rappelons que tous les mammifères plantigrades ont le calcanéum relevé vers l'arrière sauf l'homme qui l'a relevé vers l'avant.

Il est vrai que, jusqu'à présent, aucun fossile découvert ne semble pouvoir être attribué à un lointain prédécesseur de la lignée humaine. Mais cette situation n'a rien qui doive surprendre, elle est aussi celle de nombreuses espèces animales. Ne nous étonnons pas qu'il existe si peu de fossiles. Il est certain que la conservation très ancienne d'organismes graciles n'a pu se produire que dans des conditions exceptionnelles. Or, si l'ancêtre de l'homme était déjà un vertébré terrestre, les chances de fossilisation à l'air libre étaient très réduites. On retrouve fossilisées surtout des espèces aquatiques, poissons, coquillages, ou bien terrestres susceptibles d'enlisement. Il faut être conscient que le nombre de vestiges est très réduit et même dérisoire par rapport au nombre réel d'animaux qui ont existé.

➤ *L'embryologie*

À un certain stade de la vie embryonnaire, la morphologie des embryons d'animaux aussi différents que l'homme, le poulet, le chien ou la tortue est semblable.

Chez l'homme, la première ébauche du membre supérieur apparaît dès le 24e jour après la conception, celle du membre inférieur vers le 26e jour, donc très tôt. Avant d'acquérir leur morphologie définitive, la main et le pied ont l'allure de palettes dans lesquelles très vite on distingue les cinq rayons. La main gardera sa forme rayonnée n'abandonnant que la palmure. À 49 jours, le pied de l'embryon humain a déjà l'aspect définitif du pied de l'homme adulte. Sur des coupes de pied d'embryons humains de 43 jours, on distingue déjà très bien le calcanéum. L'ensemble des os du tarse et du métatarse est déjà en place. On mesure l'importance de cette constatation quand on sait que la différenciation sexuelle n'est pas encore effectuée. Le calcanéum présente dès la fin de la vie fœtale des caractères spécifiquement humains, par exemple, le tubercule externe qui ne peut pas être une conséquence de la locomotion bipède permanente puisqu'il précède la vie extra-utérine. En étudiant l'embryologie du pied, on ne peut s'empêcher d'être surpris par la précocité de la formation de cette spécialisation exclusivement humaine.

➤ *État de la question*

L'ancêtre commun aux grands singes et à l'homme, forcément très ancien, avait un pied non spécialisé possédant obligatoirement des potentialités variées d'évolution. Cet ancêtre commun, qu'était-il ?

BRACHIATEUR ?

Non, car il aurait acquis des spécialisations irréversibles comme nous l'avons dit plus haut notamment au niveau de la main. Cet ancêtre devait garder ouvert l'éventail des choix vitaux.

TERRESTRE ?

Dans ce cas, était-il quadrupède ou bipède ?

L'hypothèse d'un ancêtre quadrupède n'est pas incompatible avec le mode de locomotion des petits singes. En effet, ils marchent avec les mains à plat sur le support alors que les mains des grands singes reposent sur le dos des deuxièmes phalanges, les pieds restant à plat sur le sol comme chez les autres primates. Par contre, quant à l'homme, son ancêtre n'a pas pu être quadrupède, sinon sa main aurait évolué et ne serait pas restée si proche de la forme primitive (rayonnée) sans ébauche même de spécialisation. Elle n'a donc servi ni d'appui pour la locomotion ni de moyen de suspension aux branches. Le pied humain très spécialisé, fortement maintenu par des sangles tendineuses, ne repose pas à plat sur le sol comme chez les autres primates, mais forme une voûte plantaire qui ajoute à la solidité de cet organe appelé à supporter la totalité du corps et à maintenir son équilibre. De plus, le poids est amorti au niveau de la plante du pied par une épaisse couche de graisse chez l'homme, alors que la sole plantaire des grands singes en est dépourvue.

Toutes ces données semblent orienter vers un ancêtre commun non quadrupède et donc bipède, mais d'un type de bipédie primitive dont dérive celle de l'homme actuel. Cet ancêtre, nous le désignons du nom de protohominoïde. Ainsi le fait que l'ancêtre commun, notre protohominoïde, ait été bipède pourrait expliquer que la main soit restée primitive et donc non spécialisée. Au cours du temps, cette bipédie s'est affirmée par adaptation fonctionnelle avec la pratique régulière de la marche bipède conduisant à la formation anisotrope des os du pied (les métatarsiens sont presque parallèles et non rayonnés comme dans la main), au redressement de la partie antérieure du calcanéum et à la formation de la voûte plantaire chez l'homme. Cette dernière représente un trait anatomique unique chez les primates.

➤ *L'avenir de la recherche*

Actuellement, quelles autres voies permettent d'aller plus avant dans la connaissance de l'origine de l'homme.

Depuis plus d'une décennie, la biochimie et la génétique représentent sans conteste des moyens de recherche intéressants. Elles ont déjà apporté un certain nombre d'informations mais leur interprétation est souvent difficile du fait de la similitude des composants de la matière vivante.

La biochimie

À ce propos, Pierre Paul Grassé écrivait en 1980 : « Les similitudes biochimiques sont certaines et prévisibles. La question qui se pose à leur sujet est de savoir si elles relèvent d'une ascendance directe de l'homme avec le chimpanzé ou d'une parenté plus éloignée… Les substances identiques du chimpanzé et de l'homme se rapportent à des fonctions fondamentales (respiration par exemple) communes à tous les vertébrés, qui n'ont pas été touchées directement par l'hominisation. L'identité des hémoglobines et autres globines, des cytochromes, etc., n'implique aucun lien de parenté immédiate. Elle tient à la présence de gènes provenant de très lointains ancêtres et restés inchangés. N'observe-t-on pas des analogies très étroites entre l'hémoglobine de platyrhiniens et de catarhiniens, deux types de singes, séparés par l'Atlantique probablement depuis quarante millions d'années ? »

Aussi comprendra-t-on combien, lors de l'interprétation de résultats, il faut se garder de déductions hâtives. Déductions comme celles qui consistent à dire qu'un pourcentage élevé d'aspects chimiques identiques engendrerait automatiquement des êtres semblables… Lorsque l'on sait, par exemple, qu'en botanique deux plantes de même aspect peuvent présenter des chromosomes différents et qu'à l'inverse des plantes d'aspects dissemblables peuvent avoir des chromosomes identiques.

LA GÉNÉTIQUE

Les données fournies par les généticiens semblent confirmer nos observations. Ils avancent des chiffres compatibles avec les idées exprimées plus haut, à savoir, que le tronc commun aux primates se situerait vers 40 millions d'années, les petits singes se séparant des autres primates vers 25 millions d'années. *L'ancêtre commun aux grands singes et à l'homme que nous nommons protohominoïde, se situerait vers 15 millions d'années au moins et serait aussi à l'origine des australopithèques.* Ces derniers ainsi que les ancêtres des grands singes se seraient séparés de cette lignée vers 8 millions d'années au plus tard.

➤ *Que retenir de tout ceci ?*

LES GRANDS SINGES

Quand les gorilles ou les chimpanzés se déplacent sur le sol, ils sont en position que l'on peut qualifier de mi-bipède, mi-quadrupède. Cette attitude, c'est-à-dire les mains sur le sol reposant sur le dos des deuxièmes phalanges, et non la main à plat comme les petits singes, serait nouvelle. Cette adaptation à une nouvelle forme de quadrupédie et à la brachiation expliquerait la grande spécialisation de leurs membres. Remarquons que c'est durant sa petite enfance que le chimpanzé ressemble

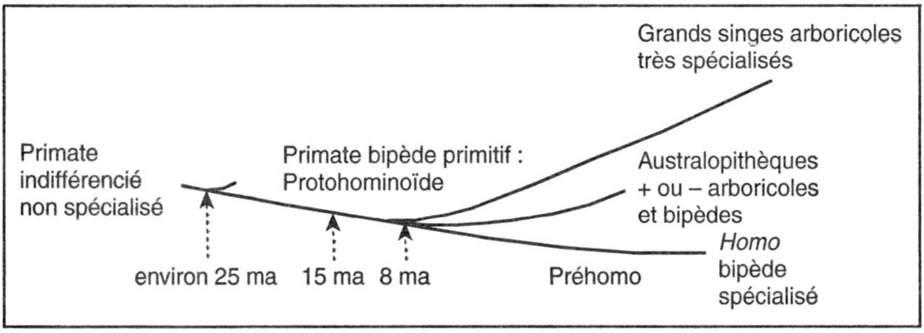

le plus à l'humain, sa tête est droite sur la colonne, c'est en devenant adulte que les différences avec l'homme vont en s'accentuant : position de la tête, proportions face/crâne, courbures du dos, proportions des membres…

Les australopithèques

Les traits résiduels de bipédie observés au sacrum des australopithèques ainsi que les caractères de leurs membres, spécifiques de la locomotion arboricole, pourraient s'expliquer par une adaptation à une nouvelle forme de vie incluant le grimper dans les arbres. Ayant disparu il y a au moins un million d'années, ils n'ont peut-être pas eu le temps de parfaire leur spécialisation comme l'ont fait les grands singes qui existent toujours à l'heure actuelle.

Les hommes

Parmi les mammaliens, ce sont les primates qui possèdent la structure osseuse du pied la plus primitive et parmi les primates, ce sont les hommes qui présentent un maximum de caractères primitifs, vestiges de l'adaptation à une lointaine vie lagunaire que l'on retrouve dans l'anatomie d'organes tels que la rate ou le rein ou encore l'appareil digestif.

Ainsi, il suffit de passer en revue quelques données… pour que le mythe de l'origine arboricole des grands primates se révèle ce qu'il est : une fable sans aucun fondement scientifique. Il est clair que l'hypothèse quadrupède ne tient pas davantage car pas plus que la précédente elle n'explique les particularités de l'homme. En conclusion, toutes les données acquises récusent absolument une origine arboricole ou quadrupède des grands primates. Seule l'hypothèse d'un ancêtre commun aux trois groupes — singes anthropomorphes, australopithèques et homme — notre protohominoïde, doté d'un mode de locomotion bipède dont le nôtre dérive, est compatible avec l'ensemble des caractères anatomiques observables sur les hominidés fossiles et actuels.

Le pied est donc bien le propre de l'homme

Ainsi que nous l'avons exposé plus haut, l'homme actuel présente un pied très spécialisé contrairement à la main qui est restée proche des origines. Le protohominoïde avait forcément une main non spécialisée et un pied indifférencié, ni singe ni homme. Il était plantigrade sans voûte plantaire, les orteils sensiblement de la même longueur devaient être disposés selon une symétrie rayonnante analogue à celle de la main. La main n'a pas été libérée par la bipédie puisqu'elle devait l'être depuis les origines.

Cette bipédie de type primitif était un handicap puisqu'elle n'autorisait guère une fuite salvatrice. S'il a pu le surmonter et se perpétuer en affirmant sa bipédie et en la léguant à ses descendants, c'est qu'elle présentait en réalité un avantage capital, celui de permettre le libre développement du cerveau aux capacités particulières de l'homme.

La vulnérabilité apparente de l'homme était largement compensée par l'exercice de facultés mentales différentes. La main restant libre a tenu d'emblée le rôle d'auxiliaire polyvalent, le cerveau n'avait aucun intérêt à ce qu'elle acquît une spécialisation préjudiciable à sa disponibilité.

À l'inverse, certains protohominoïdes peut-être moins « doués » ont été contraints de chercher refuge dans les arbres d'où la spécialisation des extrémités des grands singes et des australopithèques.

Le simple énoncé de réalités contrôlables et de constatations avérées avive encore davantage l'intérêt que soulève depuis longtemps la question primordiale de la bipédie humaine. Ces données nous permettent de retomber sur nos pieds. Elles offrent une nouvelle base de réflexion à tous ceux que préoccupe la recherche fascinante des origines de l'homme.

Yvette DELOISON, anthropologue,
chargé de recherche au CNRS

CHAPITRE PREMIER

Le pied, comment ça marche

> Faut être bête comme l'homme l'est si souvent
> Pour dire des choses aussi bêtes
> Que bête comme ses pieds…
>
> Jacques PRÉVERT.

Comme les objets inertes et les autres êtres vivants nous sommes soumis aux lois de la pesanteur. Faisons donc un peu de statique élémentaire et considérons une valise bien remplie. Elle repose sur son bord étroit. Un choc anodin suffit à la renverser. Une fois au sol, elle est beaucoup plus stable. La redresser demande un effort appréciable. Après la chute, sa surface d'appui, délimitée par les quatre côtés les plus larges, s'est notablement accrue. Le centre de gravité se trouve au plus bas. La stabilité est optimale. Certainement meilleure que celle d'une colonne dont la base est étroite et le chapiteau fort élevé.

Nous autres, humains, sommes bâtis comme des colonnes. En station debout, notre centre de gravité[1] se trouve à plus d'un mètre de hauteur. Notre tête culmine à un mètre soixante au moins, alors que notre appui au sol se limite aux deux pieds. Cet équilibre déjà très instable devient plus précaire encore pendant

1. Le centre de gravité du corps humain se trouve dans le bassin à hauteur de la deuxième vertèbre sacrée.

la marche car l'appui se réduit alors périodiquement à un seul pied. Nous sommes donc des colonnes mobiles dont la base — le pied — doit tout à la fois supporter la charge, maintenir l'équilibre et assurer le déplacement. Deux pieds ne sont pas de trop pour assumer la tâche, assurément. Mais quels sont donc ces équilibristes méconnus ? Ces artistes dont nous exigeons, inconsciemment, force, adresse et agilité. Ces grands modestes qui réalisent chaque jour sans rechigner le tour de force de transporter la colonne que nous sommes par monts et par vaux, par tous les temps, au rythme de la promenade ou de la course.

Présentation du pied

Le pied est, le plus souvent, notre seul contact avec le sol. Contrairement aux reptiles par exemple. Interlocuteur privilégié avec la terre qui nous porte, il est donc avant tout *un organe sensitif.* Il fournit une part appréciable de nos informations sur la nature du sol et sur notre position dans l'espace. C'est ensuite *un organe de support.* Le pied doit supporter le poids du corps, voire nettement plus pendant la marche ou la course, sans s'effondrer. Il lui faut donc une structure rigide. Pas trop tout de même… car c'est aussi *un organe de mouvement.* Il doit s'adapter aux inégalités du terrain et accomplir les mouvements nécessaires à la propulsion. Le pied entretient donc des rapports étroits avec le système nerveux et l'appareil locomoteur. Objectif : d'abord appréhender l'espace, s'y mouvoir ensuite.

➤ *Le pied sensitif*

Le pied dispose en abondance d'organes sensitifs divers. Au niveau de la peau, ils enregistrent la température, l'humidité, les pressions subies… Des récepteurs spécifiques mesurent la tension des ligaments et chaque muscle dispose de son propre appareil de mesures qui enregistre en permanence le tonus et le degré de contraction. Toutes ces informations transitent vers le cerveau[2] qui les structure, les intègre à d'autres observations transmises par les yeux, le cervelet et les organes de l'équilibre situés dans l'oreille interne…

Il en déduit l'état du terrain, la position du pied par rapport au sol et au centre de gravité. Sur base de ces informations, il déclenche des mouvements destinés à maintenir l'équilibre et à assurer le déplacement du corps dans l'espace. Ce processus fabuleusement compliqué s'exécute instantanément et nous en sommes parfaitement inconscients ! Il s'agit d'une véritable programmation où le cerveau se comporte comme un ordinateur : il traite les données reçues et leur donne instantanément une réponse logique (voir page 280). La qualité de la réponse dépend donc étroitement de la qualité de l'information. Le pied fournit l'essentiel du contingent tellurique, terre à terre, de cette information[3]. Notons au passage que la chaussure se comporte comme un filtre, protecteur certes, mais réducteur… Laissons donc, lorsque le terrain le permet, nos enfants courir pieds nus et n'hésitons pas à les imiter !

➤ *Le pied support*

Pour supporter la charge sans s'effondrer, le pied dispose d'une armature rigide, faite d'os. C'est le tissu vivant qui supporte le mieux la charge.

---

2. Au niveau du cerveau, l'aire sensitive dévolue au pied est presque aussi développée que celle de la main, alors que son aire motrice est comparativement bien plus restreinte.
3. L'importance de la sensibilité plantaire est démontrée par diverses expériences qui consistent par exemple, à supprimer cette sensibilité par l'anesthésie provisoire de ses nerfs. C'est ainsi que l'anesthésie de la plante d'un pied provoque une sensation d'inclinaison du corps vers l'autre côté, et une gêne à la marche. Elle s'accompagne d'une augmentation de fréquence et d'amplitude des oscillations corporelles. Ceci s'observe aussi lors du vieillissement lorsqu'il s'accompagne d'une sensibilité réduite (p. 171).

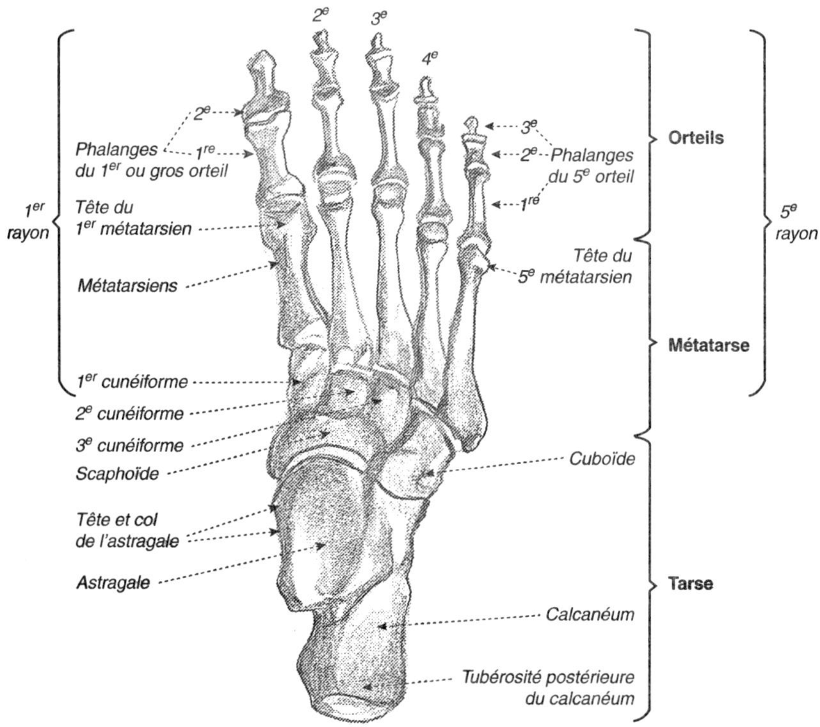

Figure 2 – Le pied vu de dessus.

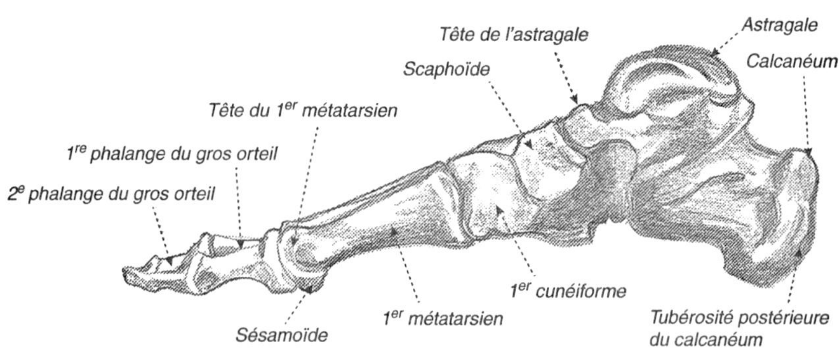

Figure 3 – Profil sur le versant interne du pied.

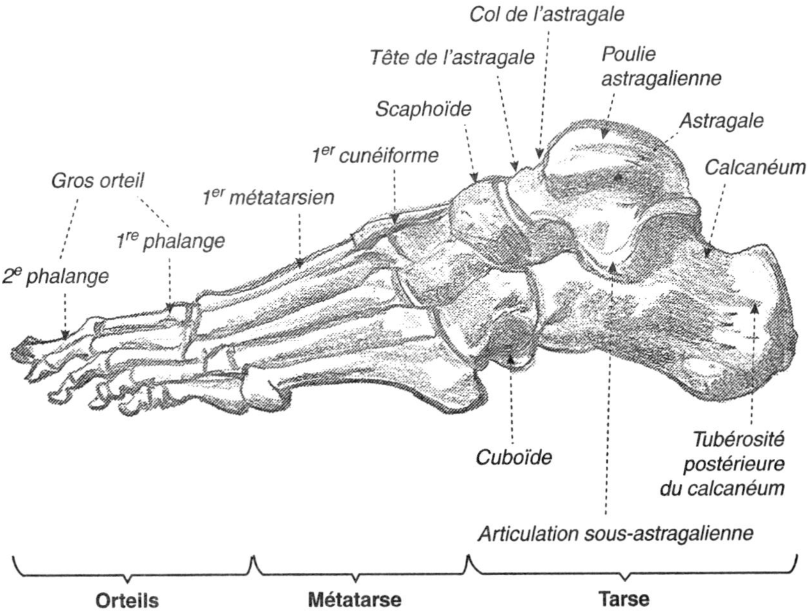

Figure 4 – Vue externe du pied.
Le pied repose sur tout son bord externe.

Une voûte à géométrie variable

Les différents os[4] sont agencés de manière à constituer une sorte de voûte, unique dans le monde animal, et donc particulièrement spécifique du pied humain. Le pied normal n'est donc pas plat. Il repose en arrière sur le talon, en avant sur l'avant-pied et en dehors sur son bord externe (Figure 4). La

4. Le squelette du pied comporte trois régions (voir Figures 2, 3 et 4).
En arrière, *le tarse* est formé par sept os courts. Deux os superposés, l'astragale et le calcanéum, forment le tarse postérieur et le talon. Plus en avant, cinq os forment le tarse moyen, ou médio-tarse, et le tarse antérieur : le scaphoïde (du grec *scaphè* et *eidos* : en forme de barque), le cuboïde (en forme de cube) et les trois os cunéiformes (en forme de coin). Plus en avant, *le métatarse* compte cinq os longs, les métatarsiens, et deux os courts logés sous la tête du premier métatarsien : les sésamoïdes. Tout à l'avant, *les orteils* sont formés par quatorze os longs, les phalanges, à raison de deux pour le gros orteil et de trois pour chacun des quatre autres orteils.

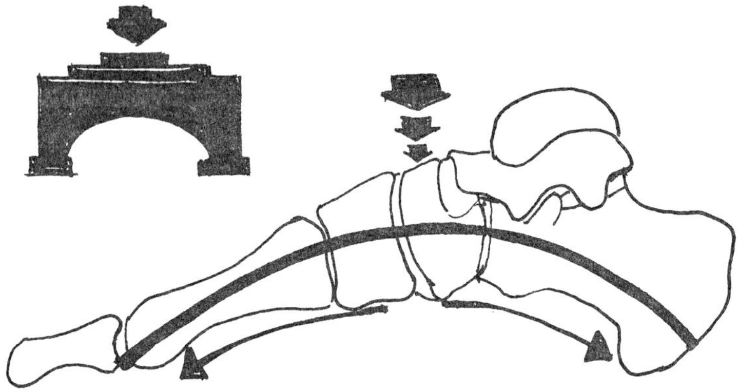

Figure 5 – La voûte plantaire.
Elle n'a pas la rigidité d'une voûte en béton. La souplesse que lui confèrent ses multiples articulations explique ses capacités d'amortissement et d'adaptation.

voûte n'apparaît que sur le bord interne du pied. Cette structure portante a démontré son efficacité depuis la Rome antique (voyez le Colisée, le Pont du Gard…). La voûte plantaire est pourtant plus sophistiquée (Figure 5). Rigide comme une arche en béton, elle empêcherait les mouvements indispensables à la marche. Il lui faut être aussi mobile et déformable de façon élastique. L'adjonction de ligaments dans la construction de la voûte rencontre ce cahier de charges exigeant. Ces ligaments unissent les os les uns aux autres en formant des articulations. Celles-ci, très savamment construites, autorisent certains mouvements nécessaires à la marche ou à la course mais, par un mécanisme de verrouillage automatique, en interdisent d'autres susceptibles de provoquer l'effondrement du pied. Un peu comme un changement de vitesse qui permet de passer de première en deuxième puis en troisième… mais interdit d'enclencher la marche arrière sans arrêt préalable. La voûte plantaire peut ainsi modifier sa hauteur et sa forme sans jamais s'effondrer. Ce sont essentiellement les articulations situées sous l'astragale (articulations sous-astragaliennes) et à

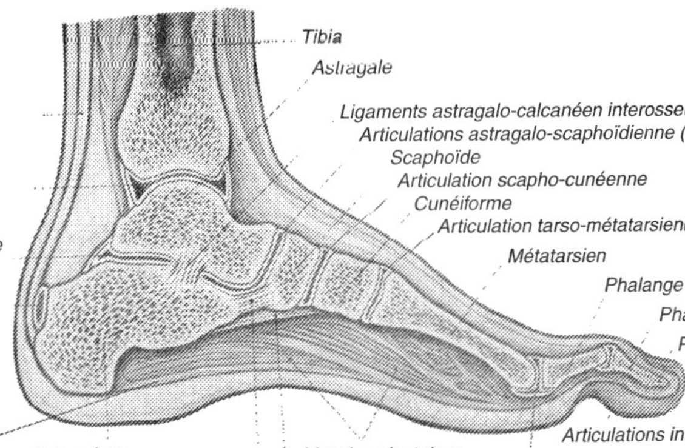

Figure 6 – Articulations et ligaments du pied (profil).

la partie moyenne du pied (articulations médio-tarsiennes) qui assument cette fonction. Elles permettent à la fois d'adapter le pied au sol et de maintenir sa cohésion. D'autres articulations se chargent des mouvements de propulsion, comme la cheville et les articulations entre le pied et les orteils (articulations métatarso-phalangiennes) (voir Figure 6).

Les ligaments sont particulièrement solides sur le versant plantaire de la voûte qu'ils contribuent à soutenir par leur résistance à la traction. Le plus superficiel de ces ligaments est appelé aponévrose plantaire. C'est une vaste bande fibreuse qui s'attache en arrière sur le talon et en avant sur l'avant-pied (Figure 7).

Un train d'atterrissage sophistiqué

Pour éviter la sécheresse de l'attaque du sol par le pied, le rembourrage du pied s'épaissit considérablement au niveau des zones plantaires d'appui du talon et de l'avant-pied. La peau et la graisse sous-cutanée constituent *la sole plantaire*. À ce niveau, le tissu sous-cutané forme des logettes dans lesquelles le tissu

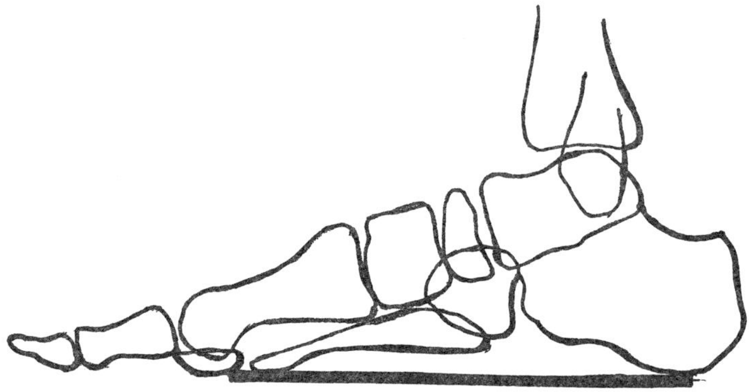

Figure 7 – L'aponévrose plantaire.
Lame fibreuse tendue entre ses deux extrémités, elle sous-tend la voûte comme la corde d'un arc.

adipeux est logé sous pression. Ces logettes « en nid d'abeille » assurent une déformation élastique de la sole plantaire entre les points d'appuis osseux et le sol. Sous le talon, lors de l'appui, la sole plantaire perd jusqu'à la moitié de sa hauteur initiale. Plus la charge augmente, plus les logettes sont comprimées et plus leur effet amortissant augmente. La sole plantaire permet ainsi une absorption optimale des chocs inhérents à la marche. Cet effet amortissant s'additionne à celui qu'autorisent les déformations de la voûte qui se comporte comme un véritable amortisseur. De plus, il existe une synchronisation automatique du travail des différents groupes musculaires qui agissent en évitant les mouvements trop saccadés et les impacts trop brutaux.

➤ *Le pied mouvement*

La voûte plantaire tire sa cohésion de l'agencement des os et des ligaments qui la composent. Sa stabilité est donc implicite, passive : elle « tient » sans l'intervention d'aucun muscle. Pour remplir sa fonction locomotrice, le pied dispose toutefois d'un ensemble de muscles qui vont induire dans les

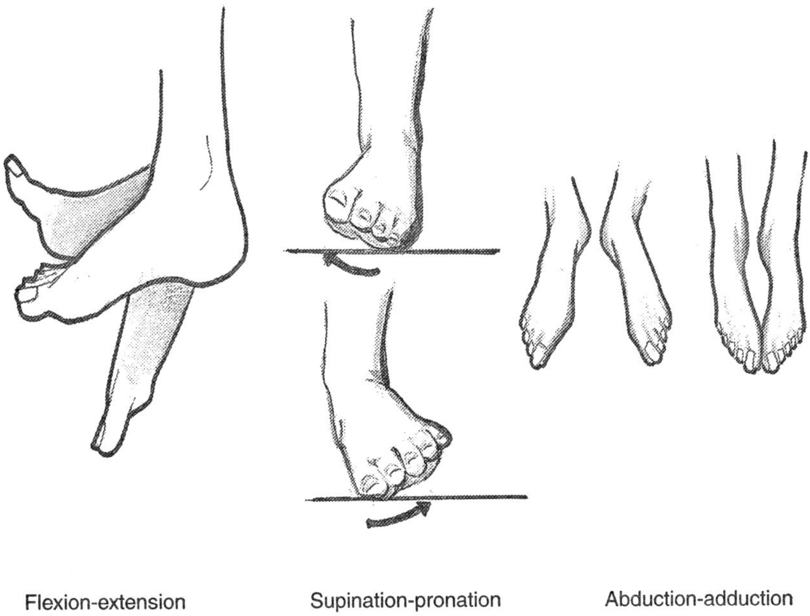

Figure 8 – Les mouvements élémentaires du pied.
L'extension (ou flexion dorsale) relève le pied ; la flexion (ou flexion plantaire) l'abaisse.
La supination amène la plante à « regarder » l'autre pied. Le pied repose sur son bord externe. La pronation porte la plante en sens inverse. Le pied repose sur son bord interne.
L'abduction éloigne les pointes des pieds et rapproche les talons. L'adduction rapproche les pointes des pieds et éloigne les talons.

articulations les mouvements nécessaires. Ces mouvements peuvent être des mouvements d'adaptation du pied au sol ou des mouvements de propulsion, essentiels pour le maintien de l'équilibre et pour la marche (Figure 8).

• De manière simplifiée, citons deux types de mouvements élémentaires d'adaptation :

— les uns font « regarder » la plante du pied vers le dehors ou le dedans : ce sont la pronation et la supination ;
— les autres ramènent l'avant-pied vers le dedans (adduction) ou l'attirent en dehors (abduction).

En appui, la supination creuse la voûte et rigidifie le pied ; la pronation affaisse la voûte et déverrouille le pied. Ces mouvements se répercutent aussi au niveau de la jambe, à la manière d'un cardan. La supination fait tourner la jambe vers

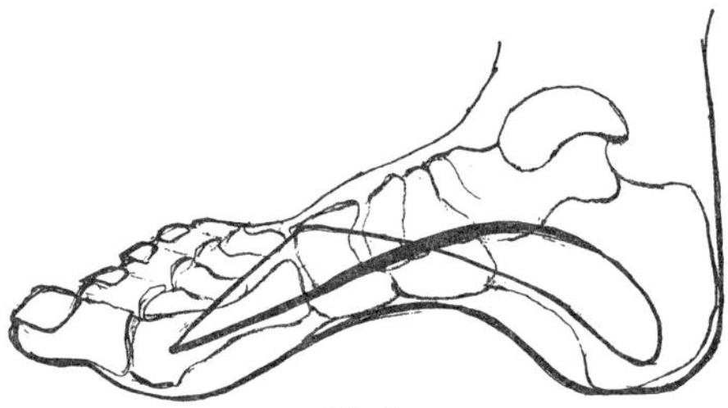

Pied creux

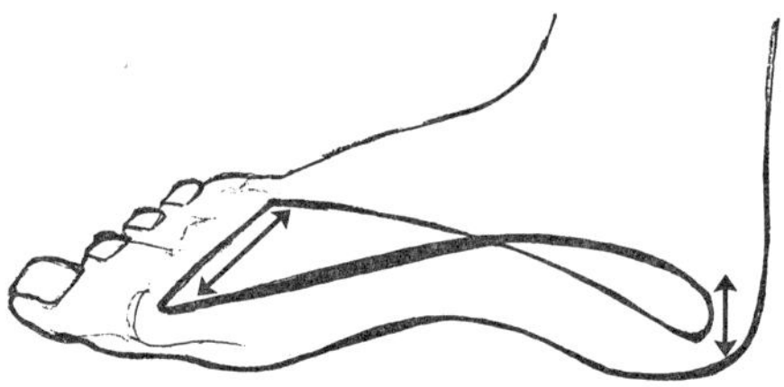

Pied normal

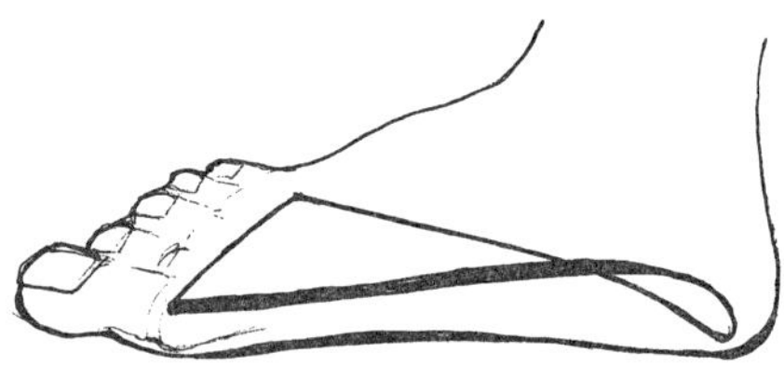

Pied plat

Figure 9 – L'interdépendance des mouvements de l'avant-pied et de l'arrière-pied.

Le pied normal : l'arrière-pied s'organise dans un plan vertical, l'avant-pied dans un plan horizontal. Imaginons une lame de métal dont une extrémité serait verticale, l'autre horizontale. Cette torsion induit une arcature.

Le pied plat : lorsque la torsion diminue, l'arcature s'affaisse.

Le pied creux : lorsque la torsion s'accentue, l'arcature se creuse. Ce vrillage et dévrillage permet amortissement et adaptation. Il est autorisé par la mobilité des articulations en particulier sous astragalienne et médio-tarsienne.

le dehors, la pronation la fait tourner vers le dedans. Les deux principales déformations du pied, le pied plat et le pied creux, témoignent d'une exagération de ces mouvements, aboutissant à une altération durable de la forme du pied (Figure 9).

• Les mouvements de propulsion sont essentiellement la flexion ou l'extension[5].

Chaque mouvement dépend d'un muscle ou d'un groupe de muscles (voir Figure 10). Ces derniers peuvent s'associer

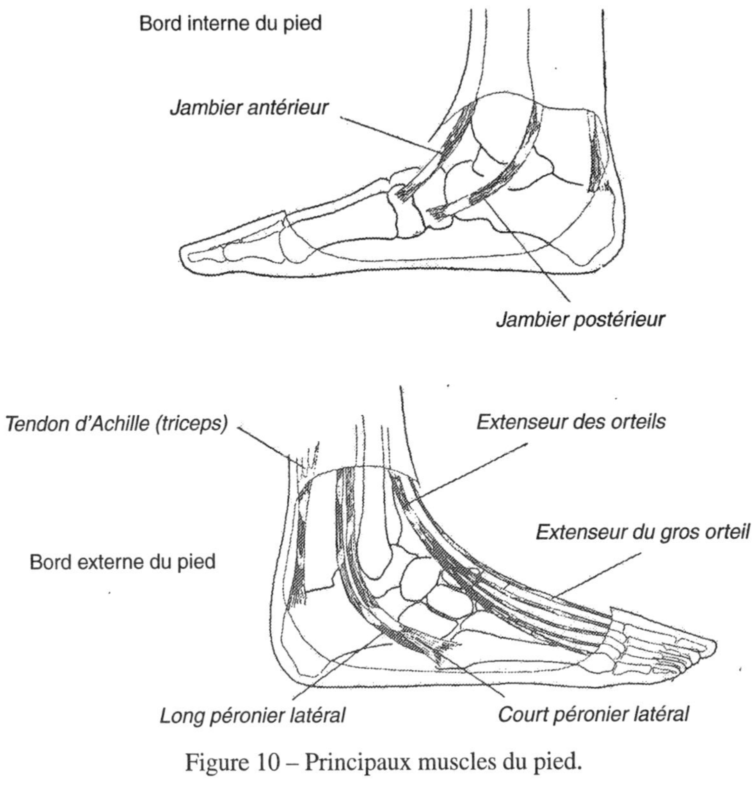

Figure 10 – Principaux muscles du pied.

5. La réalité est plus complexe et associe le plus souvent les mouvements d'adaptation et de propulsion, générant des mouvements plus complexes avec des déplacements dans plusieurs plans de l'espace.

pour réaliser ou contrôler des mouvements plus complexes. De manière simplifiée, on classe les muscles en quatre groupes :

— les extenseurs, sur la face antérieure de la cheville et le versant dorsal du pied qu'ils relèvent ;
— les fléchisseurs, sur la face postérieure de la cheville et le versant plantaire du pied qu'ils abaissent ;
— les supinateurs qui portent la plante du pied en dedans ;
— les pronateurs qui portent la plante en dehors.

En fait en station debout, la jambe se déplace par rapport au pied fixé au sol, et les muscles en assurent la stabilisation comme les cordages guident le mouvement d'un mât.

Une fois encore le travail des différents muscles au cours de la marche ou de la course est étroitement programmé. Il ne demande que peu d'intervention volontaire.

La station debout

➤ *L'immobilité : un leurre !*

Admirons les mimes qui donnent l'illusion d'une immobilité parfaite.

En effet, le sujet debout sur deux pieds n'a d'immobile que le nom. Prenons une statue, le *David* de Michel Ange par exemple. Il ne tient debout que parce qu'il s'appuie sur un large socle. S'il reposait sur les deux pieds, il tomberait facilement. L'appui au sol délimite donc une parcelle de terrain. C'est la base de sustentation. Large pour le socle du *David*, elle s'avère beaucoup plus restreinte pour l'homme car elle correspond à la surface définie par l'appui des deux pieds (Figure 11). La projection verticale du centre de gravité sur le sol doit s'y maintenir pour éviter le déséquilibre, voire la chute. Le centre de gravité du corps humain se trouve toutefois haut perché. Déjà localisé par Borelli en 1679 puis par

Braune & Fischer en 1889, il se situe dans le bassin, en face de la deuxième vertèbre sacrée, soit à un mètre du sol. Sa projection tombe normalement entre les deux pieds, à distance égale de chacun d'eux, à hauteur du milieu de l'arche interne. Même en cas d'immobilité parfaite du sujet, la stabilité reste extrêmement précaire (les morts sont parfaitement immobiles, mais ils ne tiennent pas debout…). La réalité est

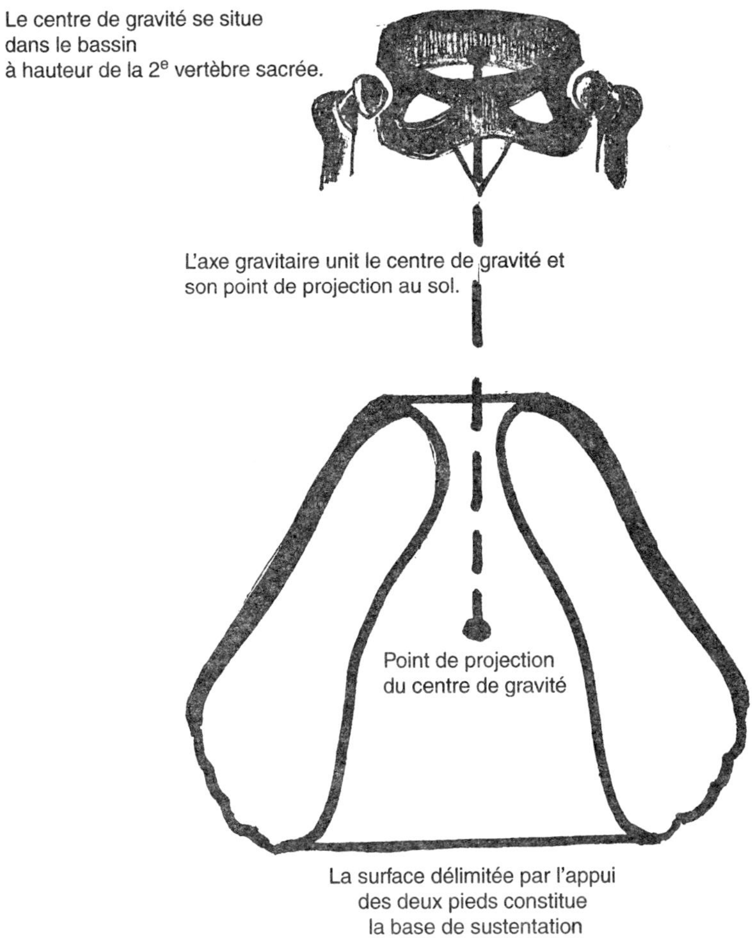

Figure 11 – La base de sustentation.

bien plus exigeante car, même au repos, le centre de gravité oscille (Figure 12). Sa projection au sol décrit une trajectoire irrégulière dans un secteur de 3 à 4 mm autour du point central. Ces oscillations sont contrôlées par le système nerveux. Informé en permanence sur la position mouvante du centre de gravité, il engendre des réponses musculaires destinées à maintenir l'équilibre : rappel vers l'arrière en cas de bascule en avant, rappel vers la droite en cas de bascule vers la gauche, etc. Ces mouvements sont lents, de très faible amplitude et donc imperceptibles. Lors de troubles de l'équilibre, les oscillations se font plus amples et les pieds s'écartent afin d'élargir la base de sustentation. On peut en quelque sorte comparer notre corps à un pendule inversé qui oscille à partir du point fixe que constituent ses pieds.

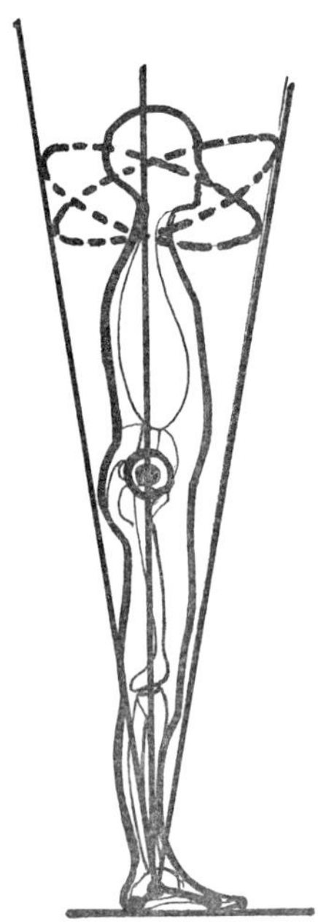

Figure 12 – Les oscillations autour de l'axe gravitaire.

La station debout est donc un admirable processus dynamique et le tour de force devient plus extraordinaire encore lorsque le sujet se tient sur un seul pied. Celui-ci constitue la base de sustentation et, pour que la projection verticale du centre de gravité s'y maintienne, le bassin se porte en dehors. Le mât jambier s'incline donc en dehors et ce sont les muscles latéraux qui, comme des haubans, assurent le contrôle de ce mouvement. Le pied contribue largement au maintien de cet équilibre plus précaire encore. Il adapte sa position au sol et ses rapports avec le membre portant par le biais de mouvements associés au niveau des articulations sous-astragaliennes et médio-tarsiennes.

➤ *La répartition du poids sur l'appui plantaire*

En station debout, l'appui plantaire des deux pieds constitue la surface d'appui. Celle-ci dépend donc de la pointure du sujet. Bien que réduite par rapport à la taille, elle n'en demeure pas moins appréciable (de 150 à 200 cm^2). Les pressions plantaires[6], normalement réparties de manière homogène sur toute la surface portante, restent peu élevées (5 à 15 Newton/cm^2 soit 0,5 à 1 kg/cm^2). Le port de talons augmente bien entendu la charge sur les avant-pieds qui souffrent régulièrement des exigences de la mode féminine. Nous verrons plus loin que le rapport entre la surface d'appui au sol et la charge à supporter conditionne bien des heurs et malheurs du pied.

➤ *Empreintes plantaires et types de pieds*

En station debout, le poids du corps repose sur une partie seulement de la plante du pied puisqu'il existe une voûte

6. Pression : rapport entre une force (généralement exprimée en Newton ou en kilo) et la surface sur laquelle elle s'exerce (généralement exprimée en m^2 ou cm^2). Les unités de pression sont donc des Newton/cm^2 (N/ cm^2) ou des kg/cm^2.

interne. La hauteur de la voûte plantaire varie d'un sujet à l'autre. Chez certains, elle diminue ou disparaît : on parle alors d'un pied plat (la surface d'appui augmente). Chez d'autres par contre, elle est anormalement élevée, il s'agit en ce cas d'un pied creux (la surface d'appui diminue). L'analyse des empreintes plantaires permet très simplement de distinguer ces différents types de pieds (voir Figure 13). Ces empreintes, obtenues de diverses manières (sable mouillé, papier encré…) montrent un appui sous le talon et l'avant-pied, réunis par une bande d'appui au niveau du versant externe de la voûte. La largeur de cette bande permet de classer les différents types de pieds. Dans un pied normal, elle vaut la moitié de la largeur mesurée à l'avant-pied. Si elle est plus large, il s'agit d'un pied plat. Si elle est plus étroite, voire même absente, on se trouve en présence d'un pied creux (Figure 14).

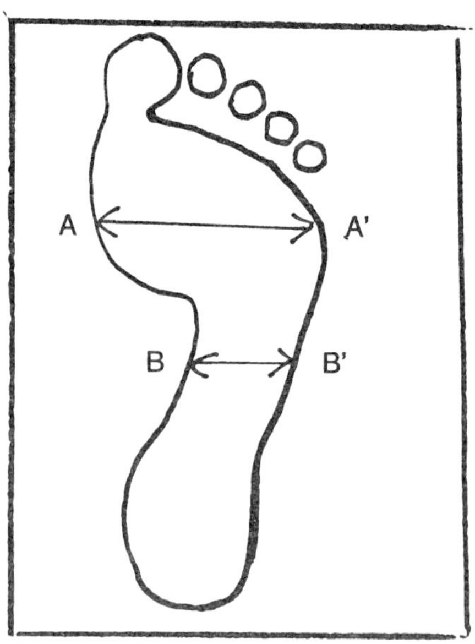

Figure 13 – Empreinte du pied normal.
AA' = 2 × BB'

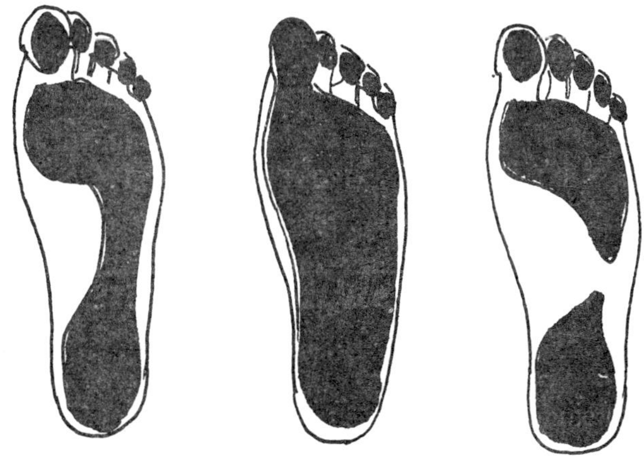

Figure 14 – Différentes empreintes de pied.

1. Normal
2. Plat
3. Creux

➤ *La bipédie : hérésie statique, mais libératoire*

Le redressement sur les membres postérieurs et la position haute du centre de gravité sacrifient la stabilité propre aux reptiles ou aux quadrupèdes. La bipédie impose des remaniements de l'appareil locomoteur et une adaptation du système nerveux.

Les premiers, particulièrement évidents au niveau du membre inférieur, permettent aux anthropologues qui étudient les ossements d'australopithèques et d'hominidés d'apprécier dans quelle mesure ceux-ci avaient acquis la station debout et la marche caractéristiques de l'*Homo sapiens* que nous sommes. Le pied a bénéficié des adaptations les plus évidentes. Mieux adapté au support de la charge, il présente une voûte plantaire, sous-tendue par des ligaments puissants (Figure 7), alors que le pied des primates simiens est plat. Le pied des singes présente aussi un gros orteil nettement écarté des autres, comme à la main, pour permettre la préhension imposée par la locomotion arboricole (Figure 1). Ne les appelle-t-on pas des quadrumanes ? À l'opposé, le pied de l'homme se distingue par le parallélisme entre les cinq orteils, dont le premier, l'hallux, assume un rôle essentiel de support et, surtout, de propulsion.

Pour maintenir un équilibre devenu bien précaire, une coordination neurologique plus sophistiquée s'impose. La nature même des mécanismes qui contrôlent notre équilibre reste encore mal connue. Leur acquisition nécessite un apprentissage. En atteste le passage progressif à la station debout chez les enfants. Une fois acquis, ce contrôle reste vulnérable. Il suffit pour s'en convaincre d'absorber quelques verres d'alcool…

Par contre une fois franchi l'obstacle du maintien de la station bipède, les avantages sont nombreux. La station debout impose une répartition plus équilibrée des différentes parties du corps qui restent proches de l'axe gravitaire[7]. L'axe du tronc se confond avec celui-ci, par opposition aux quadrupèdes (Figures 11 et 12). Autre différence avec ces derniers, le poids des viscères n'est plus supporté exclusivement par la colonne vertébrale mais surtout par le bassin, d'ailleurs profondément modifié. Il s'ensuit une plus grande liberté du tronc mais aussi et surtout une totale indépendance des membres supérieurs. Libérée du joug de l'appui quadrupède, l'épaule met, littéralement parlant, l'espace environnant à portée de la main. La migration du trou occipital vers la base du crâne permet un centrage précis de la tête sur la nuque et sur l'axe gravitaire, diminuant ainsi le travail des muscles cervicaux. Tout ceci contribue, et c'est essentiel, à *minimiser*

7. Axe gravitaire : axe défini par la perpendiculaire abaissée au sol au départ du centre de gravité.

le coût énergétique de la station debout. Celui-ci s'élève à 21 cal/min/kg[8] en station debout contre 16,8 cal/min/kg en décubitus, soit un rapport de 1,25. Ce coût énergétique très bas est lié à la faible activité musculaire que requiert le maintien de la station debout.

Libéré des contraintes de la quadrupédie, l'homme garde les deux pieds sur terre mais s'élève vers le ciel, porte la main où il le veut et, sans fatigue, il contemple en face l'horizon…

La marche

Quoi de plus naturel, de plus spontané que la marche ? Chaque jour, nous accomplissons en toute inconscience l'activité fondamentale de transporter notre corps d'un endroit à l'autre, sans fatigue et sans heurts. La marche est propre à l'homme, propre à chaque homme. En effet, chacun d'entre nous l'accomplit à sa manière, à son rythme et selon sa morphologie : la démarche plantigrade et lourde d'un bûcheron l'apparente à l'ours alors que l'aisance altière du mannequin de haute couture évoque la pouliche, la gazelle. La marche suit les impératifs du moment : l'urgence d'un important rendez-vous, l'agrément de flâner à la découverte des merveilles qui nous entourent. Elle traduit aussi nos états d'âme : démarche conquérante de nos succès, grisaille de la déprime qui nous pousse à raser les murs.

Tellement personnelle qu'elle permet de nous identifier à l'ouïe (voir pages 142-143 et 279-282), la marche n'en demeure pas moins un phénomène périodique dont les

---

8. Valeurs moyennes, hommes et femmes confondus, exprimées en calories par minute par kilo.

traits fondamentaux et le déroulement chronologique sont immuablement prédéfinis, communs à tous les humains. Ce schéma de fond peut être analysé, mesuré, coulé en normes dont les altérations définissent les marches pathologiques, les boiteries.

➤ *Définition de la marche*

La marche peut se définir comme le procédé de locomotion qui permet au sujet debout de se déplacer par le biais d'un mouvement rythmique alterné d'avancement de chacun des deux membres inférieurs dans le sens de la progression.

L'individu repose donc alternativement sur les deux pieds, puis sur un seul. La permanence de l'appui d'au moins un des membres inférieurs est un caractère fondamental de la marche et permet de la distinguer de la course. Celle-ci aligne une succession de bonds qui privent momentanément le sujet de tout contact avec le sol. Lors des compétitions de marche, ce critère permet aux arbitres de disqualifier les marcheurs trop pressés…

➤ *L'accomplissement de la marche*

L'observation visuelle, à défaut d'être le plus fiable, reste le moyen le plus simple et le moins onéreux pour étudier la marche.

Me voilà donc confortablement assis à la terrasse d'un café et, n'ayant rien d'autre à faire, j'observe un marcheur. Il aborde le sol par le talon droit et s'appuie à ce moment sur les deux membres inférieurs pratiquement étendus. Le tronc se trouve en haut, entre les deux. Le pied droit se pose ensuite à plat, le genou gauche fléchit, la hanche gauche aussi, le membre inférieur gauche quitte le sol et se déplace vers l'avant. Le sujet ne repose plus que sur un membre inférieur, le droit, presque tendu, qui supporte maintenant directement le tronc. Le talon droit se soulève ; l'appui se limite à l'avant-pied droit alors que le membre inférieur gauche s'étend et aborde le sol par le talon. Le sujet s'appuie à nouveau sur les deux membres inférieurs pratiquement étendus. Le tronc se retrouve une fois de plus entre les deux. Le pied gauche arrive ensuite à plat ; le genou droit fléchit, la hanche droite aussi, le membre inférieur droit quitte le sol et se déplace vers l'avant. Le sujet ne repose plus que sur un membre inférieur, le gauche, toujours tendu, qui supporte maintenant le tronc. Le talon gauche se soulève, l'appui se limite à l'avant-pied gauche alors que le membre inférieur droit atterrit par le talon. La même séquence revient ensuite immuablement. Le sujet avance normalement. J'ai tendance à m'endormir… jusqu'à ce qu'il heurte un pavé ! La monotone ordonnance de sa marche s'interrompt avec un tel ridicule que je m'esclaffe… Observation anodine sans doute… mais elle cerne les principales caractéristiques de la marche : son caractère répétitif, voire monotone, son apparente facilité, mais aussi sa précarité.

➤ *Le cycle de marche*

Poussée plus loin, l'étude de la marche se complique singulièrement. L'analyse visuelle devient insuffisante, trompeuse même. Les événements se succèdent à cadence rapide, mobilisent simultanément différentes articulations, modifient la vitesse et les forces. Cerner un phénomène aussi complexe demande rigueur et méthode. Comme les mêmes séquences se répètent à intervalles réguliers, il faut délimiter le cadre d'observation et inscrire à l'intérieur de celui-ci les différents événements en respectant strictement leur chronologie, de manière à ce que tous ceux qui s'intéressent à l'analyse de la marche parlent de la même chose avec le même langage.

Reprenons l'observation de notre marcheur. Il est facile de constater que celui-ci présente les mêmes attitudes à intervalles réguliers (Figure 15). Par exemple, les deux pieds au sol, membre inférieur gauche en arrière et membre inférieur droit en avant, prenant contact avec le sol (choc du talon droit). Après un laps de temps donné, ponctué par une série de mouvements successifs, notre marcheur se présente à nouveau dans la même position (choc du talon droit suivant). L'intervalle de temps qui s'est écoulé entre ces deux attitudes identiques équivaut à un cycle. La durée du cycle est exprimée en pour-cent. Ceci permet de se situer exactement par rapport au déroulement de la marche, quelle que soit la vitesse du sujet. *Le cycle de marche* est l'unité fondamentale. Sa répétition construit la marche au même titre que les maillons la chaîne.

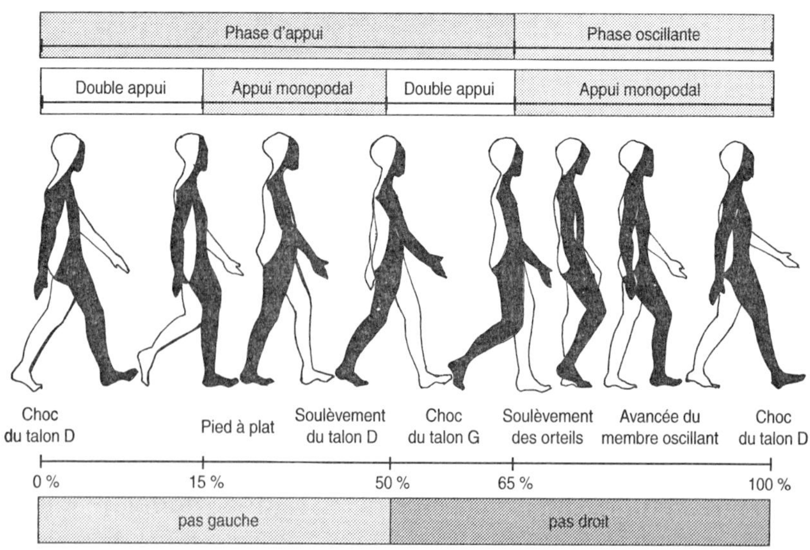

Figure 15 – Le cycle de marche.

Par convention, le cycle commence au choc du talon droit (0 %) et se termine au choc du talon droit suivant (100 %)[9].

L'alternance immuable des phases du cycle caractérise la marche normale. La durée respective de ces différentes phases reste constante. Elle est identique pour les deux membres inférieurs et fait de la marche un procédé de locomotion symétrique. Toute perturbation de l'enchaînement ou de la durée des phases provoque une marche anormale, une boiterie (Figure 16).

Si nous y regardons de plus près nous voyons que le cycle comprend en fait deux pas[10].

La longueur du pas est la distance qui sépare les points d'impact de chaque talon. Elle conditionne la vie des gardiens du palais de Buckingham qui sont entraînés à répéter imperturbablement des pas de même longueur.

La vitesse de marche est le produit de la longueur du pas par la fréquence (nombre de pas par minute). Elle s'exprime généralement en mètres par minute ou par seconde.

La fréquence du pas s'utilise souvent lors des analyses de marche. Elle varie d'un individu à l'autre et d'un environnement à l'autre (plus élevée en ville, plus basse dans un parc). De 75 à 140 pas/min pour un homme adulte, elle

---

9. Les subdivisions du cycle diffèrent selon que j'observe le sujet global ou que je limite l'observation à un seul membre inférieur.
• Si j'observe le sujet dans sa globalité, le cycle présente l'alternance de phases d'appui sur les deux pieds *(phases de double appui)* et de phases d'appui sur un seul pied *(phases d'appui monopodique)*. Un cycle comprend deux phases de double appui (de 0 à 15 et de 50 à 65 %) séparées par deux phases d'appui monopodique (de 15 à 50 et de 65 à 100 %).
• Si j'observe l'un des deux membres inférieurs, le cycle comprend une phase d'appui suivie d'une phase oscillante. *La phase d'appui* est la période pendant laquelle le pied observé est au contact du sol. Elle s'étend du choc du talon (0 %) au décollement des orteils (environ 60 %). *La phase oscillante* est la période pendant laquelle le pied observé n'est plus au contact du sol : du décollement des orteils (60 %) au choc du talon du membre considéré (100 %).

10. Le pas est l'intervalle de temps qui sépare le choc du talon du membre considéré (0 %) et le choc du talon du membre opposé (50 %).

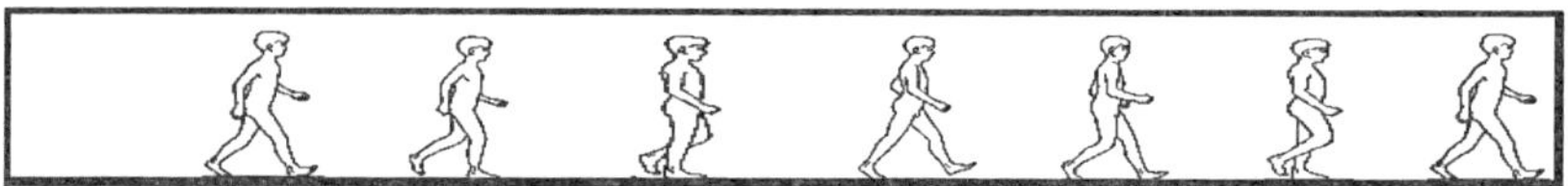

choc	du talon			décoll.	des orteils	
Pied	Phase d appui				Phase oscillante	
Sujet	double appui	appui monopod.		double appui	appui monopod.	
	0 %	15 %	30 %	45 %	60 %	85 %
Articulations						
hanche	flexion	extension	extension	extension	flexion	flexion
genou	flexion	extension	extension	flexion	flexion	extension
cheville	flexion plant.	flexion dors.	flexion dors.	flexion plant.	flexion dors.	flexion dors.
sous-astrag.	pronation	supination	supination	supination	pronation	pronation
Vo te	d formable	rigide	rigide	rigide	d formabl e	d formabl e
Jambe	rot. int.	rot. ext.	rot. ext.	rot. ext.	rot. int.	rot. int.
Muscles						
releveurs	actifs	inactifs	inactifs	inactifs	actifs	actifs
fl chisseurs	inactifs	actifs	actifs	actifs	inactifs	inactifs
triceps	inactifs	actifs	actifs	actifs	inactifs	inactifs
intrins ques	inactifs	actifs	actifs	actifs	inactifs	inactifs

Figure 16 – Principaux événements du cycle de marche, reprenant les mouvements articulaires et l'activité musculaire.

atteint 80 à 150 pas/min pour une femme adulte. La femme fait donc généralement un plus grand nombre de pas par minute, mais ils sont plus courts. Les fréquences moyennes de 100 à 120 pas par minute donnent des vitesses moyennes de 1 à 1,4 mètre par seconde (3,6 à 5 km/h).

Inconsciemment, le marcheur adopte la vitesse de marche pour laquelle sa consommation d'énergie est minimale. Marcher lentement est donc plus fatigant que de marcher à son rythme. Voilà pourquoi nous sommes éreintés après les courses de la semaine…

➤ *Cahier des charges de la marche*

La marche doit nous permettre de transporter notre corps, ou, plus simplement, notre centre de gravité, d'un endroit à l'autre sans heurt, sans fatigue et en un laps de temps raisonnable.

Sans heurt exclut toute modification brutale de la vitesse ou dc la trajectoire.

Sans fatigue suppose une consommation d'énergie faible.

Enfin un laps de temps raisonnable impose une vitesse de déplacement suffisante.

Ces impératifs contraignants sont rencontrés par le contrôle permanent de la trajectoire du centre de gravité.

➤ *La trajectoire du centre de gravité*

Il suffit de naviguer sur une mer agitée ou de rater une marche d'escalier dans le noir pour percevoir l'effet néfaste de déplacements imprévisibles, excessifs ou brutaux de la tête et du tronc. Pour les rendre imperceptibles, il faut donc amortir la trajectoire du centre de gravité : limiter l'amplitude de ses mouvements dans les trois plans de l'espace, mais aussi contrôler ses modifications de vitesse.

Imaginons que le tronc d'un individu en marche se résume à un plateau chargé de différentes bouteilles. Ce plateau contient le centre de gravité. Il repose sur les deux membres inférieurs qui ont pour mission de le transporter sans renverser les bouteilles, comme un garçon de café. Cet objectif se réalise par la coordination des mouvements des grandes articulations du membre inférieur. Sous contrôle musculaire, celles-ci apportent sans cesse une réponse aux variations de position du centre de gravité. Les mouvements savamment orchestrés de la hanche, du genou, de la cheville et du pied permettent d'adapter sans cesse la longueur et la position spatiale du membre d'appui de manière à éviter des déplacements excessifs ou trop brutaux du centre de gravité. Ces mouvements permettent aussi l'alternance très progressive de phases d'accélération et de freinage. De cette manière, le plateau passe élégamment d'un pied sur l'autre et progresse sans trop d'aléas.

Cette activité coordonnée des membres inférieurs fait de la trajectoire du centre de gravité une sinusoïde harmonieuse dans le plan de progression (Figure 17). Alternent sans heurt des mouvements limités d'ascension et de descente dont l'amplitude maximale n'excède pas 5 centimètres pour les vitesses usuelles. Lorsqu'il passe au-dessus de la jambe portante, le centre de gravité s'élève jusqu'à ce qu'il soit à la verticale du pied d'appui, il redescend ensuite lorsqu'il passe en avant de celui-ci et atteint sa position la plus basse lorsque les deux pieds sont au sol. Le corps se déplace aussi latéralement au-dessus du membre portant. Il suffit pour s'en convaincre de marcher l'un à côté de l'autre sans être « au pas ». Inévitablement nous heurterons notre voisin…

Les modifications de vitesse et de mouvement sont extrêmement progressives et deviennent ainsi imperceptibles. À chaque pas le corps accélère (lancement du membre en

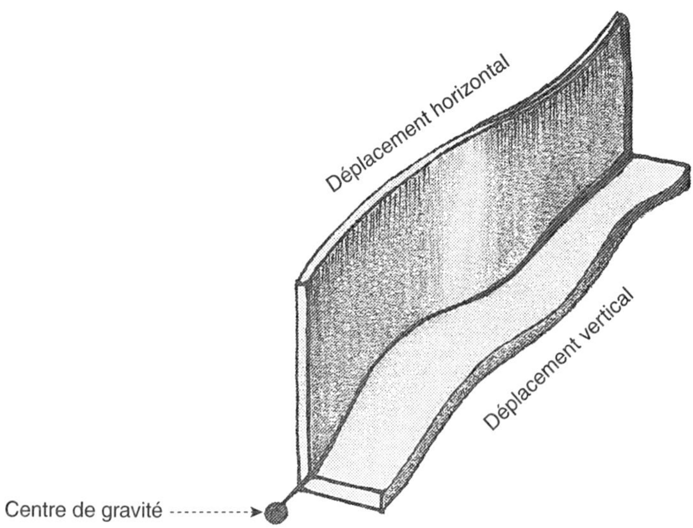

Figure 17 – La trajectoire du centre de gravité pendant la marche. Il oscille de droite à gauche et de haut en bas.

avant, dans la phase oscillante) et ralentit légèrement (choc du talon au sol). Pour s'en rendre compte, il suffit de faire quelques pas une assiette de soupe en mains : attention aux vagues !

Ce beau résultat est obtenu par l'activité programmée des principaux groupes musculaires. Ceux-ci se mettent en action à des moments bien précis du cycle de marche, alors qu'ils sont inactifs à d'autres moments. La coordination de ces phases d'activité et de repos est essentielle au bon déroulement de la marche. Une fois de plus c'est un phénomène automatique que nous n'effectuons pas de manière volontaire.

Notons pour terminer qu'à aucun moment de la marche, nous n'atteignons la taille que nous avons au repos. La marche commence en fait par une chute en avant. Comme une chute d'eau, cela libère de l'énergie que nous réutilisons ensuite pour progresser. L'apport d'énergie aux dépens de l'activité musculaire se trouve ainsi diminué.

➤ *Coût énergétique de la marche*

Cette chute initiale suivie du contrôle de la trajectoire du centre de gravité présente ainsi l'avantage décisif de limiter la dépense d'énergie. Divers auteurs ont calculé le coût énergétique de la marche, notamment en mesurant les variations de la consommation d'oxygène. Sur ces bases, la dépense d'énergie s'évalue de deux manières :

- en fonction de la vitesse : en moyenne 64 cal/min/kg à une vitesse de 80 m/min ;
- en fonction de la distance parcourue : en moyenne 0,80 cal/m/kg à 80 m/min.

Ces chiffres sont bien abstraits. Pour leur donner un sens réalisons que cent grammes de cacahuètes suffisent à un homme de 80 kg pour marcher environ 2 heures à une vitesse de 4 à 5 km/h.

Ce faible coût en énergie rend les efforts du marcheur imperceptibles. Le rendement, à savoir le rapport entre la distance parcourue et l'effort déployé, est excellent. Mais toute altération de la bonne ordonnance de la marche se paie comptant. Une raideur articulaire, une boiterie, l'utilisation d'une ou de deux cannes augmentent immédiatement le coût énergétique. Lorsque l'augmentation devient significative, le rythme cardiaque s'accélère, le marcheur s'essouffle... Le rendement diminue : l'effort devient plus exigeant ; plus d'oxygène dépensé pour une distance moindre... Parfois à un point tel que le sujet renonce tout simplement à ce type de locomotion devenu trop onéreux.

➤ *Le pied pendant la marche*

Durant le plus clair de la marche, le pied d'appui est le seul contact physique entre l'individu en mouvement et le sol sur lequel il se déplace. Le centre de gravité évolue dans l'espace autour de ce point fixe. Le poids du corps, auquel s'ajoutent les forces d'accélération, repose entièrement sur ce socle unique.

La surface d'appui est singulièrement moindre qu'en appui bipède. Nous l'avons dit précédemment, la santé ou la souffrance du pied dépendent essentiellement de la manière, plus ou moins heureuse, dont il accepte la charge qui lui est imposée.

Lors de la marche, le pied prend contact avec le sol par le talon (Figure 18). Il s'agit d'un véritable atterrissage et l'amortissement est essentiellement dû aux propriétés mécaniques de la sole plantaire (voir page 41). Une fois l'atterrissage réussi, l'avant-pied arrive au sol. Le rapport charge/surface est favorable mais diminue rapidement lors du soulèvement du talon. L'appoint que constitue l'appui des orteils s'avère alors essentiel. L'activité de leurs muscles fléchisseurs les appuie efficacement au sol et soulage les métatarsiens du surcroît de charge imposé par le soulèvement du talon.

L'insuffisance d'appui des orteils, en particulier le gros, est la cause principale des métatarsalgies[11]. Ces douleurs suivent immédiatement les lombalgies[12] au palmarès de nos maux les plus fréquents. Si les pressions plantaires dépassent le seuil de tolérance de la peau et des tissus sous-jacents, on observe des callosités (cors ou durillons) et même des lésions (ulcères, perforations de la peau). L'apparition de ces derniers est favorisée par le ralentissement de la marche car la charge s'exerce plus longtemps. Elle l'est aussi par la suppression

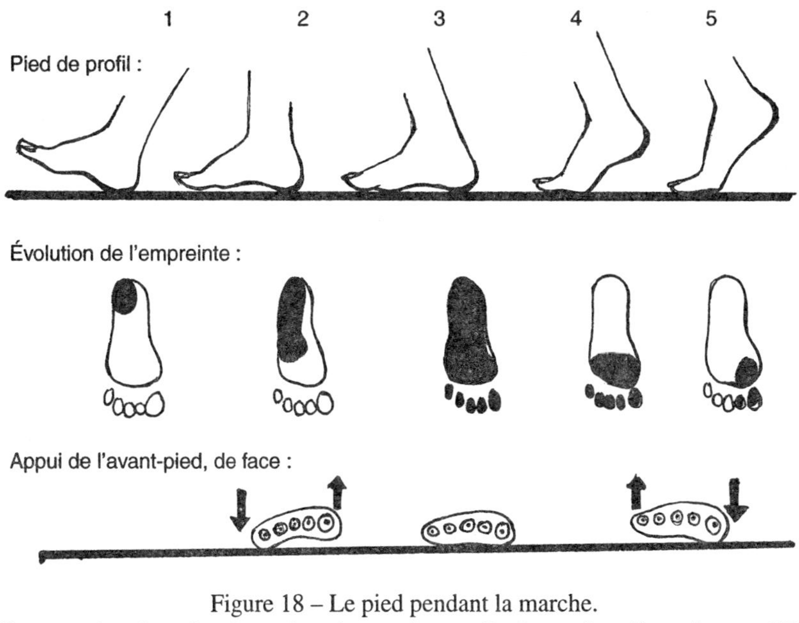

Figure 18 – Le pied pendant la marche.
Il attaque le sol par le talon et le quitte par les orteils. La surface d'appui se modifie sans cesse, au cours du pas.

11. Douleurs, le plus souvent d'origine mécanique, localisées à l'avant-pied (voir chapitre 2, p. 83 et suivantes).
12. Douleurs situées au bas du dos.

du signal d'alarme qu'est la douleur dans certaines affections comme le diabète, la lèpre.

La relation entre la charge, sa durée d'application et la surface portante conditionne ainsi l'essentiel de la pathologie du pied.

La course

La course est, comme la marche, un mouvement cyclique. Elle s'en distingue par l'alternance de phases d'appui et de phases de suspension (absence totale d'appui). La phase d'appui commence par l'attaque du pied (en effet beaucoup de coureurs n'attaquent jamais le sol par le talon mais plutôt par la partie médiane de la plante du pied). Elle se poursuit par la position intermédiaire du pied et se termine par l'élancement sur la pointe. Survient ensuite la phase de suspension dans l'air.

La vitesse de course moyenne de la plupart des coureurs de loisir se situe entre 3 et 4 m/sec (soit 12,5 km/h). À cette vitesse, la durée d'un cycle est de l'ordre de 700 millisecondes. La phase d'appui n'excède alors pas 230 millisecondes. Les meilleurs coureurs de fond montent à 5 à 6 m/sec lors des compétitions (près de 20 km/h).

La longueur du pas augmente de manière linéaire avec la vitesse, alors que la fréquence diminue. Il est intéressant de noter que chaque coureur choisit spontanément la longueur de pas qui correspond à la dépense énergétique minimale. Cette longueur atteint en moyenne 1,2 à 1,8 fois la taille du coureur. Elle diminue en montée et s'accroît en descente.

On admet que la force d'impact lors de l'attaque du talon atteint 4 à 8 fois le poids corporel. Lors d'une course d'une heure, le pied supporte en moyenne 5 100 impacts au sol (voir page 161 et suivantes).

CHAPITRE 2

Quand cette belle mécanique se dérègle

Dans le cortège des malheurs du pied, figurent en bonne place les modifications de la voûte plantaire, les douleurs et déformations de l'avant-pied (de loin les plus fréquentes), et les douleurs de l'arrière-pied.

Les modifications de la voûte

➤ *Qu'est-ce qui est normal ?*

Dans un pied normal (Figure 20), vu de l'arrière, le talon se situe dans le prolongement de la jambe. Il peut légèrement s'incliner vers le dehors. Cette légère bascule porte le terme savant de valgus physiologique du talon.

Vu de profil interne (Figure 19) le pied repose au sol par le talon et l'avant-pied ; au milieu s'observe la voûte plantaire. Celle-ci disparaît sur le bord externe du pied qui repose entièrement sur le sol. L'empreinte d'un pied normal montre donc un appui sous le talon, un autre sous l'avant-pied, unis par l'appui au sol du bord externe du pied. La largeur de cette bande externe équivaut à peu près à la moitié de celle de l'appui antérieur (voir page 50 et Figure 13).

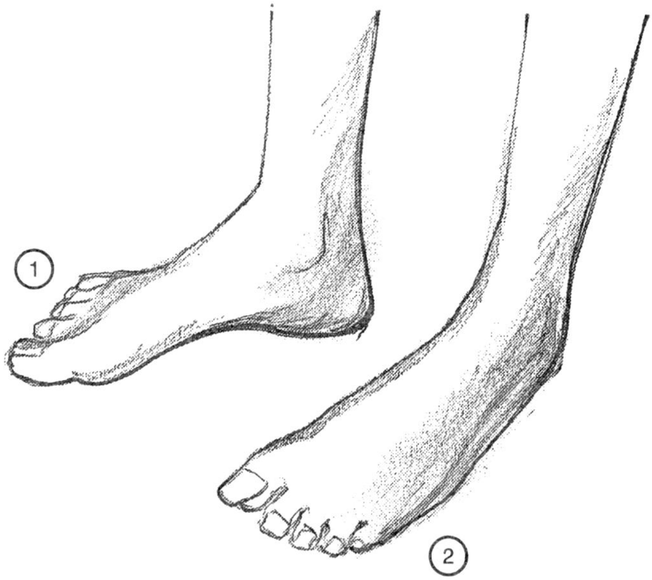

Figure 19 – Le pied normal.
① – Vu en profil interne, le pied ne repose que par le talon et l'avant-pied, alors que sa partie moyenne décrit une arche : la voûte plantaire. ② – En revanche le bord externe repose entièrement sur le sol.

➤ *L'affaissement de la voûte : le pied plat*

Dans ce pied, la voûte plantaire affaissée se rapproche plus ou moins du sol. Elle peut même s'y étaler complètement. On observe une bascule externe plus importante du talon (Figure 20) (valgus pathologique). L'empreinte du pied plat se caractérise par un élargissement de la bande externe d'appui qui peut devenir aussi large, ou même plus large que l'appui antérieur (Figure 21).

Très connu et redouté, le pied plat se rencontre fréquemment chez le très jeune enfant. Dans ce cas, il reste généralement bien mobile et se corrige le plus souvent en

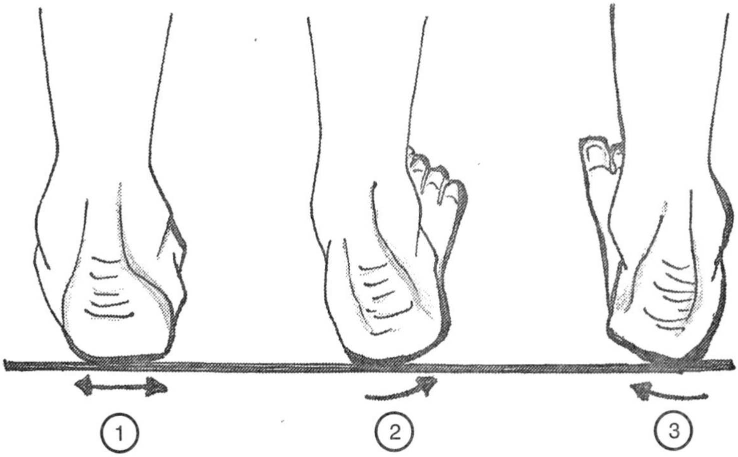

Figure 20 – L'axe du talon : valgus-varus.
① – Le pied normal avec son valgus physiologique : le talon est légèrement incliné vers l'extérieur. ② – Le pied valgus anormalement important : le pied repose sur son bord interne, la plante regarde vers l'extérieur. ③ – Le pied varus : toujours anormal, le pied repose sur son bord externe, la plante regarde vers l'autre pied.

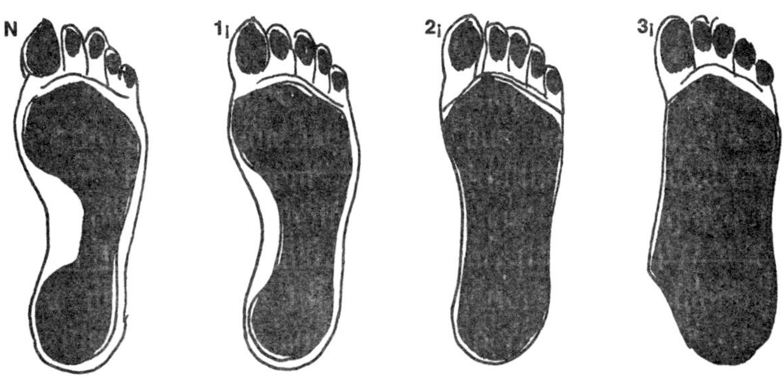

Figure 21 – Les empreintes plantaires.
Du pied normal (N) au pied plat majeur (3e degré).

quelques années. Attention toutefois aux enfants qui présentent un pied plat raide, car ce dernier cache toujours une anomalie qu'il faut rechercher ! (voir page 147).

Le pied plat se fait beaucoup plus rare chez l'adulte. Il risque surtout de provoquer des plaintes chez le sportif et chez le sujet âgé ; nous le verrons dans les chapitres qui leur sont consacrés (chapitres 6 et 7).

Il peut également compliquer certaines fractures, du calcanéum par exemple, ou se développer au cours de l'évolution d'un rhumatisme inflammatoire (chapitre 4). Son traitement sera, dans ces cas, lié à celui de l'affection causale.

Hormis ces cas particuliers, malgré sa mauvaise réputation, le pied plat est généralement bien toléré. Il peut devenir douloureux notamment lors d'une grossesse, d'une importante prise de poids, du relâchement musculaire accompagnant la ménopause ou une longue immobilisation.

Les semelles orthopédiques soulagent habituellement ces douleurs. La kinésithérapie est parfois utile pour renforcer les muscles qui s'opposent à la déformation (jambier postérieur, long péronier…) ou pour en détendre d'autres qui sont rétractés, en particulier le tendon d'Achille. Le recours à la chirurgie est donc rare.

➤ *Le pied creux*

Qu'est-ce que le pied creux ?

Dans ce pied, la voûte plantaire se creuse, elle s'écarte du sol plus que de coutume. On observe une bascule interne plus ou moins marquée du talon (savamment appelée varus) (Figure 20), toujours pathologique. L'empreinte du pied creux se caractérise par un rétrécissement de la bande externe d'appui qui peut même disparaître complètement (Figure 22).

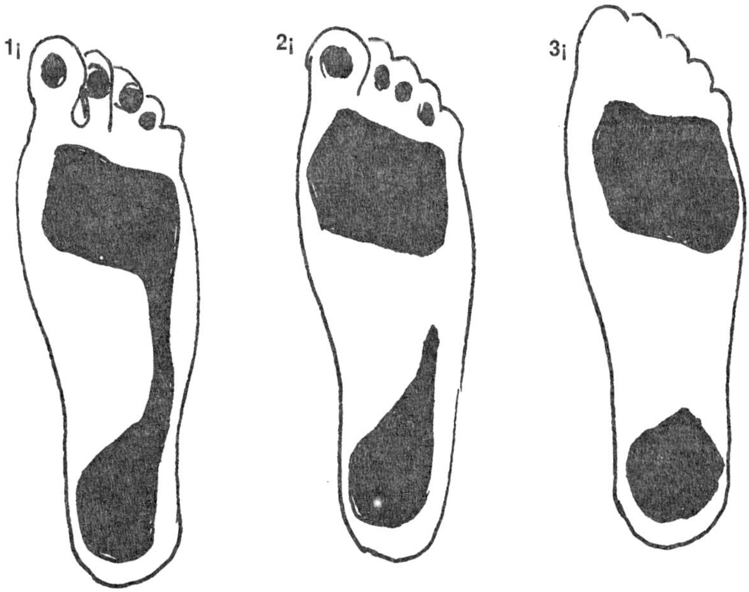

Figure 22 – Les empreintes plantaires du pied creux.
La déformation est de plus en plus importante du 1er au 3e degré. Les surfaces d'appui sont de plus en plus restreintes.

Cette déformation sera décrite de façon détaillée chez l'enfant, puisque c'est chez lui qu'elle apparaît (voir page 147).

Exagération de la voûte plantaire, le pied creux ne tend pas, contrairement au pied plat, à se corriger avec la croissance. On le retrouve donc chez l'adulte avec une grande fréquence.

Le pied creux peut être la traduction d'une maladie du système nerveux mais souvent sa cause demeure inconnue, on parle alors d'un pied creux « essentiel ».

Quelle gêne entraîne le pied creux ?

Contrairement au pied plat, le retentissement du pied creux peut être important chez l'adulte. Il se manifeste de diverses manières.

Les conflits dans la chaussure

La cambrure exagérée du dos du pied, plus ou moins convexe, bossu, peut provoquer un conflit douloureux avec la tige de la chaussure. Il n'est pas rare qu'une arthrose des articulations du dos du pied produise une construction osseuse qui pointe sous la peau et rend le conflit plus aigu. Les chaussures doivent donc être assez amples pour ne pas serrer le dos du pied au niveau de sa convexité. Elles doivent souvent comporter un talon un peu surélevé car les porteurs de pieds creux ont généralement une flexion dorsale diminuée ou nulle et n'apprécient pas les talons plats qui entraînent des tiraillements dans les mollets.

Les métatarsalgies

La souffrance de la plante au niveau des têtes métatarsiennes se rencontre très souvent. Comme le montre l'examen des empreintes plantaires, la surface d'appui est réduite. Les pressions exercées sur l'avant-pied sont donc beaucoup plus élevées. Elles provoquent des douleurs parfois intolérables. La surcharge induit l'apparition d'épaisses formations cornées, les durillons, en regard des têtes surchargées (voir page 83).

Les griffes d'orteils

Le creusement de la voûte provoque un relèvement des orteils qui souvent se déforment en griffes. Outre les douleurs dont elles sont directement responsables sur les orteils qu'elles déforment, elles entraînent, en les rétractant, une perte de leur fonction d'appui. La surface d'appui du pied diminue encore et favorise d'autant les métatarsalgies par surcharge (voir page 95).

L'instabilité de la cheville

Le sujet qui souffre de pieds creux se plaint souvent d'entorses répétées de la cheville. Le varus du talon favorise ces entorses. Le pied, en équilibre instable sur son bord externe, peut se tordre à la moindre inégalité du terrain. La surélévation du bord externe d'une semelle orthopédique vise à faire poser le pied plus à plat et suffit le plus souvent à faire disparaître ce trouble. Dans les plus mauvais cas, un traitement chirurgical sera nécessaire pour réaligner le talon.

Quand et comment traiter le pied creux ?

Contrairement à ce que suggère la sombre énumération qui précède, les pieds creux sont souvent bien tolérés.

S'ils deviennent gênants, on commence par les soins de pédicurie, l'ablation des callosités plantaires, et surtout la prescription de semelles orthopédiques. Celles-ci apportent un soulagement appréciable en prenant appui sur la voûte, en arrière des têtes métatarsiennes. Elles augmentent ainsi la surface d'appui et diminuent les pressions excessives.

On conseille également des exercices afin de restaurer l'appui des orteils au sol.

Les chaussures doivent avoir une empeigne assez haute, une languette et un laçage pour ajuster l'ouverture à la demande et prévenir toute compression de la cambrure du dos du pied.

Ces « petits soins » permettent de soulager la plupart des pieds creux, ou, à tout le moins, de les rendre parfaitement tolérables.

Les interventions majeures de correction du pied creux sont rares et réservées aux grandes déformations après échec de toutes les tentatives de traitement conservateur.

Plus fréquente et bien moins lourde sera la chirurgie de correction des griffes d'orteils, souvent douloureuses lorsqu'elles sont devenues raides.

Les douleurs et déformations de l'avant-pied

Ce sont, avec les lombalgies, les douleurs les plus fréquentes. Dans plus de 90 % des cas, elles ont une origine mécanique, notamment par une répartition non harmonieuse de la charge sur l'avant-pied.

➤ *L'hallux valgus*

Qu'est-ce qui est normal ?

Le gros orteil (en termes savants, hallux) (voir Figure 2) est globalement parallèle à ses voisins et à l'axe longitudinal du pied. Il ne prolonge pas exactement l'axe du premier métatarsien. Il se dirige légèrement vers l'extérieur, faisant avec son métatarsien un angle d'une dizaine de degrés (angle métatarso-phalangien). Il est doté d'un important appareil musculaire qui lui permet de s'appuyer fermement au sol et de supporter une part appréciable de la charge imposée à l'avant-pied lors d'activités telles que la marche ou la course (voir page 62-64). L'efficacité de ces muscles dépend étroitement de l'alignement correct du gros orteil. Le gros orteil peut être plus long (pied égyptien) ou plus court que son voisin (pied grec). Si les deux sont de même longueur, il s'agit d'un pied carré (curieusement apatride).

Qu'est-ce qu'un hallux valgus ?

C'est la déviation du gros orteil vers l'extérieur (valgus). Son extrémité pointe vers le deuxième orteil (Figure 23).

Dans l'hallux valgus, l'angle métatarso-phalangien augmente. En effet le gros orteil part vers l'extérieur tandis que

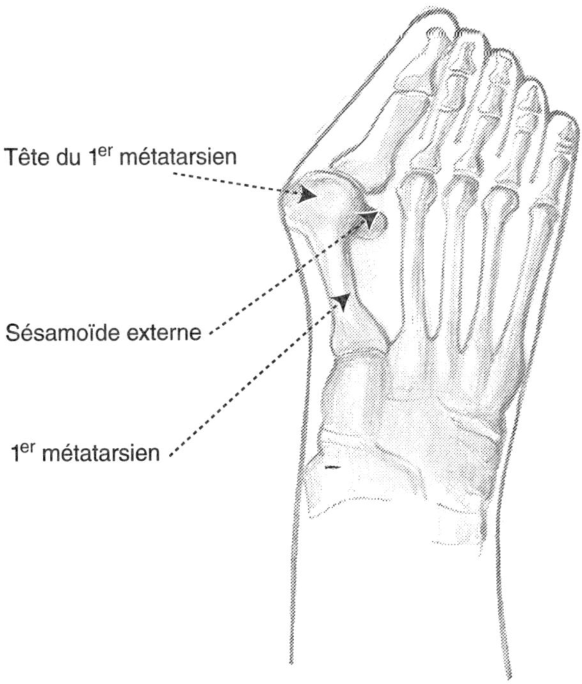

Figure 23 – Hallux valgus.

Le gros orteil est dévié en dehors et refoule le 2e orteil qu'il peut surcroiser ou sous-croiser. Le 1er métatarsien dans le même temps s'incline vers le bord interne du pied, où sa tête saille sous la peau. L'espace entre les deux premières têtes métatarsiennes augmente. Le sésamoïde externe (normalement situé sous la 1re tête, ainsi que le sésamoïde interne) tourne (ainsi que l'orteil) autour de la 1re tête et apparaît dans cet espace. L'angle de l'hallux valgus correspond à l'angulation entre l'axe du gros orteil et celui du 1er métatarsien.

le premier métatarsien s'écarte du deuxième et s'oriente obliquement vers l'intérieur. La tête du métatarsien, qui s'articule avec la base de la première phalange est moins bien couverte par celle-ci, un peu comme un chapeau qui roulerait de côté sur la tête, et vient faire saillie au bord interne du pied. C'est cette bosse arrondie, plus ou moins saillante, que l'on appelle populairement l'« oignon ».

Quelle est la cause de l'hallux valgus ?

Il n'existe pas une seule cause mais une série de facteurs plus ou moins bien connus.

LE SEXE

La déformation concerne la femme dans près de 90 % des cas. Peu d'affections présentent une telle disproportion homme/femme. On incrimine en premier lieu les chaussures, fort différentes chez l'un et l'autre.

LA CHAUSSURE

La chaussure masculine, généralement large, ronde, confortable, s'adapte bien à la forme du pied. On ne peut en dire autant de nombreuses chaussures féminines, souvent pointues, plus étroites que l'avant-pied. Leur partie la plus longue, la pointe, correspond généralement au deuxième orteil, alors que chez bien des femmes c'est le premier orteil le plus long (pied égyptien). Plus long est le gros orteil, plus le bord interne de la chaussure, s'il est oblique, le repousse vers ses voisins. En revanche, le pied grec dont le 2e orteil est le plus long s'accommode mieux d'une telle chaussure.

LA FORME DU PIED

Nous venons de le voir, le pied grec résiste mieux à la chaussure pointue que le pied égyptien.

LE FACTEUR FAMILIAL

Bien souvent une grand-mère, la mère, la fille, une sœur ou une tante ont un hallux valgus. Il apparaît parfois très tôt, voire dans l'enfance, et se manifeste dès l'adolescence, lors du port de chaussures plus contraignantes.

L'HYPERLAXITÉ LIGAMENTAIRE

Une élasticité excessive des ligaments qui unissent la phalange et le métatarsien oppose une résistance plus faible à la chaussure, et favorise la déformation.

LE PIED PLAT VALGUS

Dans ce cas, c'est l'ensemble du pied qui est trop souple : le talon bascule en dehors, l'appui sur le bord interne du pied augmente. Cette bascule externe favorise le mauvais alignement du gros orteil.

L'ÂGE

La fréquence de l'hallux valgus augmente avec l'âge. 25 % des femmes de moins de 40 ans souffrent de conflits entre l'avant-pied et la chaussure, plus de 50 % après la cinquantaine.

Cette énumération n'est pas exhaustive…

En conclusion, l'association de certains facteurs favorise probablement l'apparition de l'hallux valgus, mais le rôle important de la chaussure féminine paraît peu discutable. Cette mise en cause se trouve confortée par plusieurs études statistiques, notamment sur des populations (chinoises, japonaises, africaines…) dont les chaussures habituelles diffèrent des nôtres. La déformation apparaît pourtant parfois en dehors du port de chaussures contraignantes, ou, fait encore plus troublant, n'atteint qu'un seul pied chez une personne chaussée de façon identique des deux côtés…

Comment évolue l'hallux valgus ?

La déformation, initialement limitée au gros orteil, évolue au fil du temps et peut, en l'absence d'un traitement adéquat, désorganiser l'ensemble de l'avant-pied.

- *Premier temps* : la déformation se limite au premier rayon (hallux et premier métatarsien).
- *Deuxième temps* : le gros orteil n'assume plus le support d'une part suffisante de la charge et celle-ci se reporte notamment sur la partie centrale de l'avant-pied (2e et 3e métatarsiens). Des métatarsalgies apparaissent ainsi que

des callosités, *les durillons,* au niveau des zones surchargées. La perte de l'appui du gros orteil provoque une sensation d'instabilité, de « trou » à la marche, un peu comme un équilibriste qui aurait perdu une moitié de son balancier. Les orteils externes se crispent pour augmenter la stabilité en agrippant le sol. Point de départ de la griffe des orteils, d'abord simple contraction en flexion des orteils à chaque pas, cette flexion se fixe progressivement du fait de la rétraction des tendons et des ligaments. La déformation concerne en général d'abord le deuxième orteil, puis les autres. Elle devient rapidement très gênante pour deux raisons :

— la face dorsale de l'orteil fléchi frotte contre la chaussure ; il s'y développe un *cor dorsal* ;
— l'orteil, recroquevillé, n'appuie plus au sol par la pulpe mais par son extrémité non rembourrée. Un *cor distal* très douloureux se forme à ce niveau, sous l'extrémité de l'ongle.

• *Troisième temps* : l'avant-pied triangulaire. Au stade ultime de la griffe, l'articulation entre le métatarsien et la première phalange se disloque : la phalange passe au-dessus de la tête métatarsienne, pèse sur celle-ci et majore la pression au sol. Les durillons et les métatarsalgies augmentent encore. Cette *luxation métatarso-phalangienne* commence habituellement par le deuxième orteil et peut atteindre progressivement les suivants. Au stade ultime, l'avant-pied devient véritablement triangulaire : le gros orteil dévié en dehors, le cinquième en dedans, les trois orteils médians fixés en griffes rétractées. L'appui des orteils, essentiel au bon fonctionnement du pied, a disparu. La charge se concentre sous la partie médiane de l'avant-pied. La pression excessive génère des douleurs souvent intolérables.

Quels sont les symptômes d'un hallux valgus ?

Au tout début, il se manifeste par une sensation de tension ou de brûlure au bord interne du gros orteil, une gêne occasionnelle au port de chaussures, le plus souvent neuves ou un peu rigides. Une sensation de frottement désagréable, une rougeur cutanée apparaissent, et le besoin, de plus en plus fréquent de retirer la chaussure et masser la zone sensible. En quelques mois, une petite saillie osseuse arrondie se forme au bord interne du gros orteil, à sa base, tandis qu'il commence à se dévier vers le deuxième orteil. La déformation peut en rester là, discrète, peu gênante si on lui offre des chaussures non contraignantes.

Dans d'autres cas, la déformation augmente selon un rythme extrêmement variable. Il devient de plus en plus difficile de trouver des chaussures confortables ; la marche se fait de plus en plus pénible. Le gros orteil tourne sur lui-même et repose anormalement sur son bord interne où se forme une callosité. Des durillons plus ou moins douloureux apparaissent sous les métatarsiens voisins. Ultérieurement, la saillie interne se fait plus importante, soulevant une peau rouge, chaude, sensible, amincie. Son frottement contre la chaussure provoque parfois la formation d'une poche de liquide (un hygroma) qui augmente la distension de la peau, menacée de perforation et de surinfection. Les métatarsalgies deviennent invalidantes, limitant la marche. Les griffes d'orteils se forment, aggravent les difficultés à se chausser, et les douleurs s'étendent aux cors dorsaux et distaux. Au stade caricatural d'avant-pied triangulaire, il n'est pas rare que la plainte ne vienne plus du gros orteil, pourtant dévié de près de 90°. La patiente, habituée à la déformation depuis des années, adapte éventuellement elle-même sa chaussure en découpant un trou pour loger son oignon. Elle ne se plaint plus de son gros orteil mais elle demande un soulagement des métatarsalgies ou des douleurs intolérables liées à l'empilement des orteils les uns sur les autres.

Comment traite-t-on un hallux valgus ?

Dans tous les cas la décision thérapeutique ne peut être prise qu'au terme d'un examen du pied complété par des radiographies. Avant tout il faut préciser l'importance de la gêne afin de proposer le traitement le plus adapté.

EXISTE-T-IL UN TRAITEMENT MÉDICAL DE L'HALLUX VALGUS ?

Avant la chirurgie, un certain nombre de mesures conservatrices peuvent être utiles.

• Les appareils de correction passive. Il en existe deux types :
  — Les *séparateurs d'orteils*, ovales de mousse, que l'on intercale entre les deux premiers orteils. S'ils sont trop mous, ils sont inefficaces. Plus rigides, ils refoulent alors le deuxième orteil contre le troisième, sans modifier sensiblement la position du premier.
  — D'autres appareils maintiennent le gros orteil redressé à l'aide d'une *attelle* fixée au bord interne du pied. Leur prétention n'est pas de corriger définitivement la déformation ; seule la chirurgie le peut. Mais ils diminuent la tension des ligaments étirés, et peuvent soulager un peu la douleur. Leur encombrement ne permet pas de les utiliser dans la chaussure ; mais pendant la nuit par exemple. Nous conseillons simplement le montage moins encombrant d'un sparadrap fixé au bord interne de l'orteil et tendu autour du talon.

• Les autres petits moyens.

Devant une déformation modérée on peut proposer des gels anti-inflammatoires, des massages le soir dans un bain tiède, avec mobilisation active et passive de l'orteil, en corrigeant la déformation. Des exercices réguliers visant à écarter le gros orteil du deuxième par une contraction musculaire peuvent être utiles au début.

- Les *semelles orthopédiques.*

Elles améliorent les appuis en cas de pied plat valgus et diminuent les métatarsalgies en déchargeant les têtes métatarsiennes.

- La prévention.

La protection la plus efficace est certainement le port de chaussures confortables pour les orteils. Il est cependant bien difficile d'en convaincre les intéressées avant que la déformation et la gêne ne soient devenues réalité.

Comment choisir une chaussure adaptée à votre pied ?

Observez d'abord la semelle :
— son bord interne doit être rectiligne et non oblique vers la pointe ;
— elle doit être assez large pour supporter tous les orteils : mesurez avec une règle la plus grande largeur de votre avant-pied en appui au sol ; reportez cette largeur sur un petit carton que vous garderez toujours sur vous, afin de la comparer avec la plus grande largeur de la semelle de votre future chaussure.

Certaines astuces de fabrication concilient esthétique et confort :
— le décalage du grand axe de la semelle vers le gros orteil permet de le loger sans contrainte malgré un bord interne un peu oblique (Figure 32) ;
— un bout pointu n'est pas gênant s'il est « en plus » de la longueur du pied ;
— vous auriez moins de difficultés si les chaussures vous étaient proposées selon les règles de l'art, en plusieurs largeurs, comme cela se fait encore dans certains pays.

Le traitement chirurgical de l'hallux valgus

Seul ce traitement permet une correction définitive de la déformation. Il ne peut se limiter à un simple « rabotage » de la bosse qui n'est en fait que la partie visible de la déformation. Il doit corriger le défaut d'axe et restaurer le bon fonctionnement du gros orteil.

Le chirurgien dispose pour ce faire de plusieurs techniques :

• Les unes visent à obtenir la correction en n'agissant que sur les tissus mous, ligaments et tendons.

• Les autres portent sur l'os : ostéotomies[1] du premier métatarsien ou de la première phalange du gros orteil.

Il appartient au chirurgien de choisir la formule la plus adéquate pour chaque cas particulier.

Cette intervention a la réputation d'être douloureuse. Elle est pour cette raison souvent très redoutée. En fait la douleur varie d'un patient à l'autre, mais reste de toute manière parfaitement contrôlée par les techniques modernes d'analgésie postopératoire. Le remplacement progressif de l'anesthésie générale par diverses techniques d'anesthésie régionale contribue à diminuer le risque opératoire en améliorant le confort du patient. Les suites opératoires s'en trouvent considérablement simplifiées : la réduction ou l'absence de douleur permet la reprise précoce de la marche et un retour rapide à domicile.

Il devient ainsi possible, si les deux pieds doivent être opérés, de le faire au cours de la même session opératoire.

L'arrêt du travail varie entre un et deux mois selon le patient, le type d'intervention, l'activité plus ou moins sédentaire, l'éloignement du lieu de travail, l'âge…

Le retour aux chaussures fermées, dites *normales*, peut être gêné par la persistance d'un œdème, surtout en fin de

1. Section d'un os pour modifier sa forme, sa longueur, son orientation…

journée, parfois, mais rarement, jusqu'au quatrième mois, exceptionnellement plus longtemps.

Les candidates à la chirurgie sont prévenues que le gros orteil bien corrigé se prêtera de moins bonne grâce qu'avant l'intervention à une chaussure inappropriée, susceptible de le déformer.

QUAND FAUT-IL OPÉRER ?

- Jamais pour des motifs esthétiques.
- Quand la douleur au port de chaussures, mêmes adaptées, se fait régulière, quasi permanente, et résiste aux petits moyens.
- Impérativement quand apparaissent les problèmes de surcharge des rayons voisins (métatarsalgies, griffes...).

Enfin, pour répondre à une question souvent posée, il n'y a pas de saison particulièrement propice au traitement des « oignons ».

➤ *L'hallux rigidus*

C'est le terme habituellement utilisé pour désigner l'arthrose primitive de l'articulation métatarso-phalangienne du gros orteil. Par opposition avec l'arthrose compliquant un hallux valgus très évolué, que l'on appelle « hallux valgus arthrosique ».

Comment se constitue cette arthrose ?

Comme toutes les articulations arthrosiques, celle-ci est le siège, à la fois d'une destruction des cartilages, et d'une construction osseuse anarchique. En effet, des productions osseuses se constituent sur les faces dorsale et latérales de la tête métatarsienne qu'elles déforment. Elles pointent douloureusement sous la peau, gênent la course des tendons, infiltrent les ligaments, et contribuent à diminuer le jeu articulaire. Le cartilage qui recouvre l'articulation s'use progressivement, jusqu'à destruction complète.

Quelle en est la cause ?

Depuis les descriptions les plus anciennes, on a proposé d'expliquer cette usure des cartilages par leur compression trop importante due à une trop grande longueur de l'orteil, une surcharge mécanique, des microtraumatismes transmis par l'orteil à la tête métatarsienne. En fait, ces multiples explications couvrent notre ignorance d'un voile savant...

Comment se manifeste l'hallux rigidus ?

Il commence par une douleur survenant à la marche, à la face dorsale de l'articulation. Celle-ci d'aspect normal au début, se modifie progressivement. La tête métatarsienne s'élargit, une saillie osseuse très sensible à la palpation et lors du frottement dans la chaussure souligne son contour. La mobilité de l'articulation est douloureuse. La flexion dorsale de l'orteil diminue progressivement, jusqu'à la raideur complète, avec une perturbation croissante du déroulement du pas. Pour éviter la douleur, le sujet esquive l'appui sur cette articulation, et surcharge les articulations voisines, ce qui entraîne des métatarsalgies. Dans tous les cas, la radiographie confirme le diagnostic et précise l'importance des lésions.

Existe-t-il un traitement médical de l'hallux rigidus ?

Oui. Il faut à la fois entretenir la mobilité de l'articulation par des manipulations douces et la soulager pendant la marche à l'aide de semelles orthopédiques rigides qui diminuent les mouvements articulaires. Des infiltrations d'anti-inflammatoires dans l'articulation peuvent être efficaces dans les formes peu évoluées. Les chaussures doivent avoir un bout large et suffisamment haut pour contenir l'augmentation de volume de l'articulation. La semelle doit être rigide pour faciliter le roulement du pied comme sur un tampon buvard, sans mobiliser l'articulation douloureuse.

Si tous ces moyens n'apportent pas, ou plus, un soulagement suffisant, il faut envisager le traitement chirurgical.

Quelles interventions chirurgicales peut-on proposer ?

Nous ne citerons que celles pour lesquelles on dispose d'une expérience et d'un recul importants.

- La *chéilectomie* consiste en l'ablation de tous les butoirs osseux dorsaux et latéraux qui augmentent le volume de la tête métatarsienne, limitent la mobilité, et entretiennent les douleurs.
- L'*arthrodèse* vise à supprimer l'articulation douloureuse en obtenant une fusion osseuse entre le premier métatarsien et la phalange. Les deux versants de l'articulation sont avivés, mis en forme afin qu'ils s'appliquent parfaitement l'un contre l'autre, et sont fixés par des broches, des vis ou des agrafes.

➤ *Les douleurs plantaires de l'avant-pied*

Aussi appelées *métatarsalgies*. Ce terme désigne les douleurs de la région des métatarsiens, motif le plus fréquent de consultation en podologie. La plupart ont une origine mécanique.

Qu'est-ce qui est normal ?

Pendant la marche, le pas se déroule au sol en trois temps (voir Figure 18).

- Le premier correspond à l'attaque du talon.
- Lors du deuxième temps : la plante arrive au sol amenant successivement en appui, après le talon, le bord externe du pied et les cinq têtes métatarsiennes.

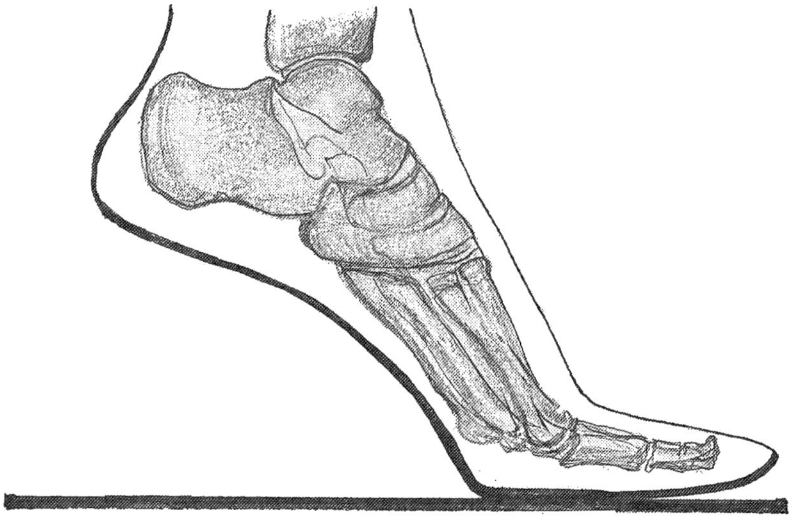

Figure 24 – La mobilité des articulations métatarso-phalangiennes. Lorsque le talon se soulève, le pied roule sur les têtes métatarsiennes dont la charge augmente.

• Au cours du troisième temps : le talon se soulève (Figure 24), le pied roule sur les têtes métatarsiennes, dont la charge augmente d'abord puis diminue progressivement, transférée plus en avant sur les orteils. Le gros orteil est le plus chargé d'entre eux et le dernier à quitter le sol.

Les métatarsiens prennent donc appui pendant les deux derniers temps, faisant de l'avant-pied la zone qui reste le plus longtemps au contact du sol. La plus chargée aussi : un tiers de la charge totale imposée au pied. Les différents métatarsiens sont mobiles, à des degrés divers (Figure 25). Leur position respective peut donc se modifier. Ceci permet à l'avant-pied de s'adapter aux inégalités du sol en maintenant les cinq têtes au contact de celui-ci, à la manière des chenilles d'un char. Chaque métatarsien reste ainsi à même de prendre à son compte à tout moment la part de charge qui lui revient. Toute perturbation de

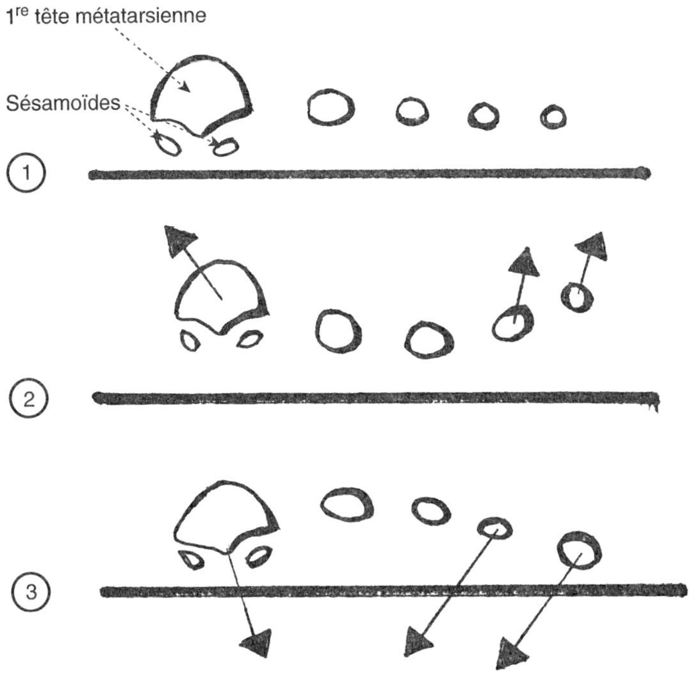

Figure 25 – L'appui des têtes métatarsiennes.
① – L'appui normal : toutes les têtes sont en appui. ② et ③ – Les 2e et 3e métatarsiens sont fixes, les 1er, 4e et 5e sont mobiles selon un axe oblique, ce qui permet l'adaptation à toutes les configurations de terrain.

ce bel agencement va rompre l'équilibre et surcharger certaines têtes métatarsiennes par rapport aux autres. Ainsi un métatarsien nettement plus long que les autres appuiera plus fort et plus longtemps que ses voisins. Des métatarsiens trop verticaux, comme dans un pied creux, subiront aussi une charge excessive.

Sous la peau de l'avant-pied existe (voir page 41), comme au talon d'ailleurs, un important coussinet graisseux riche en vaisseaux et en nerfs. C'est le capiton plantaire. Il a pour mission d'amortir les impacts et de protéger les têtes métatarsiennes de trop fortes pressions. Ce coussinet peut se détériorer, s'atrophier, devenir insuffisant. La peau est alors directement soumise aux pressions osseuses, auxquelles elle répond en s'épaississant, par la production de durillons. Chaque pas devient alors source de douleurs, de sensations de brûlures, très handicapantes. Ces modifications du capiton, véritable usure, peuvent être provoquées par des troubles de la statique du pied. Elles peuvent aussi trahir le vieillissement des tissus qui le constituent.

Les métatarsalgies médianes ou centrales

Elles siègent sous les têtes des 2e, 3e et 4e métatarsiens.

Affaissées, ces dernières peuvent donner un aspect convexe à la plante, en tampon buvard, réalisant le « pied rond », sur lequel tout appui entraîne des douleurs intolérables, souvent ressenties comme des brûlures.

Les métatarsalgies peuvent aussi se limiter à un seul de ces trois métatarsiens.

Quelles affections produisent ces métatarsalgies ?

Toutes celles qui entraînent un excès de charge ou une répartition anormale de celle-ci au niveau de l'avant-pied :

- *le pied creux* : le poids du corps repose sur une surface plus restreinte (voir page 68) ;
- *les griffes d'orteils* : la perte d'appui des orteils engendre une surcharge métatarsienne ;
- *l'insuffisance d'appui sur le premier rayon* : on l'observe le plus souvent au cours de l'hallux valgus, avec report de charge sur les têtes métatarsiennes voisines (voir page 72) ;
- *l'atrophie du capiton plantaire* : au cours de maladies plus générales comme le diabète, les rhumatismes inflammatoires.

Comment traite-t-on ces métatarsalgies ?

- *Les soins de pédicurie* éliminent les durillons. Ils soulagent immédiatement la douleur. Toutefois, le trouble de l'appui persiste, le soulagement reste temporaire.

• *Les semelles orthopédiques* (ou orthèses plantaires) visent à remettre en appui ce qui ne l'était pas ou peu, afin de décharger ce qui appuie trop. Des éléments correcteurs vont ainsi étaler l'appui sur une plus grande surface, comme la voûte et la zone des métatarsiens située en arrière de leurs têtes, soulageant d'autant ces dernières. La prescription et la réalisation de ces semelles orthopédiques doivent être précises, adaptées à chaque cas. Elles peuvent être modifiées si après un délai d'adaptation de deux ou trois semaines, le soulagement n'est pas suffisant. Quelques ajustements successifs s'avèrent parfois nécessaires, et permettent généralement d'obtenir un résultat satisfaisant.

• *La kinésithérapie* complète les traitements précédents, en luttant contre la perte de souplesse des articulations et l'affaiblissement des muscles. Quelques séances ne pourraient y suffire. Elle doit donc être assimilée et ensuite effectuée quotidiennement par le patient :

— mobilisation active et passive des orteils en extension, flexion, écartement, rapprochement ;

— ramassage avec les orteils, d'un crayon, d'une petite balle, d'une serviette ;

— massage du capiton plantaire, puis des espaces inter-métatarsiens et des orteils.

• *Le traitement chirurgical* s'avère nécessaire en cas d'échec des traitements précédents. Il s'agit le plus souvent du traitement de l'hallux valgus. Il restaure l'appui du gros orteil et du 1er métatarsien soulageant ainsi les métatarsiens voisins. On y associe, quand elles existent, le traitement chirurgical des griffes d'orteils. Le rétablissement de l'appui sur les orteils décharge la région métatarsienne. Enfin, lorsqu'il existe manifestement des anomalies de longueur ou de pente des métatarsiens centraux, susceptibles d'expliquer l'appui excessif, des ostéotomies métatarsiennes peuvent être proposées. Il en existe une grande variété. Elles visent soit à raccourcir un ou plusieurs métatarsiens trop longs, soit à diminuer leur pente par rapport au plan du sol.

Les métatarsalgies mécaniques externes

Ces douleurs siègent sous la 5e tête métatarsienne, généralement par appui excessif de cette dernière, sous laquelle se forme un durillon plantaire, et parfois même une véritable bourse inflammatoire. La gêne peut être importante. Elles peuvent traduire une position vicieuse du pied ou de l'avant-pied (pied bot, pied varus...) ou résulter d'une anomalie locale :

• Le *quintus varus* : le 5e orteil s'incline vers le 4e qu'il chevauche le plus souvent. Lorsque cette déformation congénitale devient gênante chez l'enfant, ou plus tard, son traitement sera chirurgical.

• La *bunionette*, ou *taylor's bunion* des Anglo-Saxons (l'oignon du tailleur) : la tête du métatarsien fait une saillie anormale au bord externe du pied, posant des problèmes de chaussures. Si les mesures conservatrices (chaussures adaptées, semelles orthopédiques, etc.) restent inefficaces, il reste, comme pour l'hallux valgus, la chirurgie comme traitement définitif.

Les métatarsalgies mécaniques internes

Ces douleurs siègent sous la première tête métatarsienne. On leur connaît plusieurs causes.

• Un excès d'appui en rapport avec un pied creux : dans ce cas le diagnostic s'impose, devant le creusement de la voûte et la présence d'un durillon plantaire sous la première tête.

• Une pathologie des os sésamoïdes.

Ces deux osselets ovalaires se trouvent sous la première tête métatarsienne qui roule sur eux comme sur un rail. Ils servent de relais d'insertion aux muscles fléchisseurs du gros orteil dont ils augmentent l'efficacité. Ils sont soumis à de fortes pressions et fort exposés lors de la marche, de la pratique du sport, à plus forte raison en cas d'anomalie statiquc du pied.

Une nécrose[2] de l'un de ces sésamoïdes peut survenir essentiellement chez l'adolescent. C'est la maladie de Renander. Le diagnostic est radiologique : le sésamoïde malade paraît inhomogène, morcelé. La guérison intervient en six mois environ, pendant lesquels le patient doit interrompre ses activités sportives et porter une semelle orthopédique de décharge. La nécrose peut aussi se produire chez un adulte. Il est très rarement nécessaire d'intervenir pour retirer le sésamoïde atteint.

Autre éventualité, la *fracture* d'un sésamoïde : en cas de fracture récente, une immobilisation plâtrée d'un mois est suivie d'une semelle de décharge portée jusqu'à consolidation. En l'absence de consolidation, mal tolérée, après un délai de six mois à un an, l'ablation du sésamoïde peut être envisagée.

Enfin, la *bursite sésamoïdienne* correspond à l'inflammation d'une bourse séreuse dans le tissu sous-cutané, entre un sésamoïde et la peau.

La névralgie de Morton

COMMENT SE MANIFESTE-T-ELLE ?

Douleur de la région métatarsienne, fréquente, surtout chez la femme (75 % des cas), elle siège le plus souvent dans l'espace compris entre les 3e et 4e têtes métatarsiennes. Décrite comme une crampe, une brûlure, voire une sensation de courant électrique, irradiant vers les orteils adjacents, qui sont souvent engourdis, elle survient typiquement à la marche, particulièrement dans des chaussures serrées. L'ablation de la chaussure apporte habituellement un soulagement immé-

2. Mort d'un tissu, par interruption de son apport en oxygène par exemple.

diat. À la longue, la douleur peut devenir plus permanente, en particulier nocturne, mal calmée par les antalgiques.

Quelle est la cause de la névralgie de Morton ?

C'est la compression du nerf digital. Entre les têtes métatarsiennes, le nerf chemine dans un véritable tunnel où il peut se trouver comprimé. Une autre cause possible : les bourses séreuses situées entre les têtes métatarsiennes. Elles favorisent le glissement et peuvent à la suite d'une inflammation locale ou d'une maladie rhumatismale inflammatoire, augmenter de volume et comprimer le nerf. C'est la bursite inter-métatarsienne.

Les modifications du nerf

Quelle que soit la cause de sa compression, le nerf se modifie. On observe un épaississement, une fibrose de ses membranes, et une détérioration des fibres nerveuses conductrices, formant une petite tumeur appelée névrome.

Comment traite-t-on la névralgie de Morton ?

• *Le traitement conservateur*

Toujours entrepris en premier temps, il suffit le plus souvent. Des semelles orthopédiques avec une barre d'appui en arrière des têtes métatarsiennes sont prescrites. Les chaussures doivent être suffisamment larges pour éviter toute compression transversale au niveau de l'avant-pied. Si ces mesures ne suffisent pas, des infiltrations peuvent être pratiquées dans l'espace douloureux.

• *Le traitement chirurgical*

Il n'est envisagé que lorsque les mesures précédentes n'ont pas soulagé la douleur. Si les examens réalisés en vue de visualiser le névrome (échographie, résonance magnétique) démontrent clairement son existence, on peut procéder à son ablation chirurgicale.

La maladie de Freiberg

C'est une nécrose osseuse atteignant une tête métatarsienne, le plus souvent la 2e.

Affection rare, qui touche classiquement les jeunes de 10 à 18 ans (voir page 149), elle survient plus rarement chez l'adulte. Elle prédomine chez la femme neuf fois sur dix. Elle provoque une douleur à la marche, et à la flexion dorsale de l'orteil. La palpation de la tête métatarsienne atteinte évoque la douleur et révèle, à un stade évolué, une tuméfaction dorsale, et une raideur progressive de l'articulation. La radiographie, normale au début, montre ensuite des modifications de la tête métatarsienne qui se densifie, perd sa convexité, s'aplatit ou prend même un aspect en cupule. En cas de douleur importante, un traitement chirurgical peut être proposé.

Les douleurs du talon

Il existe deux types de conflits au niveau du talon. Les uns concernent sa face postérieure, les autres la face inférieure ou plantaire. Ils sont à l'origine de douleurs que l'on appelle les talalgies.

Les tendinites du tendon d'Achille à proprement parler, concernent la zone de ce tendon située au-dessus de son insertion sur le talon, et seront envisagées plus loin.

➤ *Qu'est-ce qui est normal ?*

Le talon est constitué par le calcanéum, le plus gros des os du tarse. Allongé d'arrière en avant et légèrement ascendant, amorçant ainsi l'arche de la voûte plantaire, il repose au sol par son extrémité postérieure. Tout le poids du corps est transmis sur celle-ci lorsque, dans le premier temps du pas, le talon attaque le sol. La peau de la plante du pied est épaisse au niveau du talon. Elle est solidement fixée au calcanéum par des cloisons fibreuses qui, en l'empêchant de glisser sur l'os, assurent la stabilité de l'appui au sol. Ces cloisons délimitent entre elles des logettes qui contiennent des lobules graisseux. L'ensemble constitue un système amortisseur élastique de 1 cm d'épaisseur, mis en jeu à chaque impact du talon au sol.

À la face postérieure du calcanéum s'insère le tendon d'Achille, le plus gros et le plus puissant tendon du corps. Il est en continuité à la face inférieure du calcanéum, puis à la plante du pied avec l'aponévrose plantaire moyenne, puissante lame fibreuse qui va se terminer à la base des orteils. Tendue entre les deux extrémités de la voûte plantaire, elle la sous-tend comme la corde d'un arc. Lorsque le pied repose à plat au sol, la tension de l'aponévrose et des ligaments plantaires maintient le cintrage de l'arche (voir Figure 7).

➤ *Les talalgies postérieures*

Quelle en est la cause ?

Elles sont dues à un conflit entre la chaussure et le talon. L'un ou l'autre, ou les deux, peuvent en être responsables. En effet, un contrefort trop dur, trop serré, comprime le talon de façon agressive. Au contraire, trop lâche, il ne le maintient pas assez et provoque des frottements répétés. Mais le conflit peut aussi provenir d'une anomalie de forme du calcanéum, trop saillant vers l'arrière (maladie de Haglund). Dans les deux cas, les parties molles font les frais de ce conflit : la peau, le tissu sous-cutané, le tendon, les bourses séreuses (zones de glissement entre le tendon et la peau ou le tendon et l'os).

Comment se manifestent-elles ?

La peau, fine à la face postérieure du talon, soulevée par une saillie osseuse plus ou moins importante, s'irrite et s'épaissit. Des phlyctènes (les « ampoules ») peuvent y apparaître. Les bourses séreuses enflammées s'épaississent, s'emplissent de liquide. Elles peuvent constituer une poche liquidienne, un hygroma, sous la peau ou autour du tendon. Les mouvements de la cheville sont douloureux. De plus en plus difficile, le port de chaussures fermées en arrière peut devenir totalement impossible, le moindre contact étant intolérablement douloureux.

Comment peut-on les traiter ?

Tout dépend de l'importance de la saillie osseuse, que l'on appréciera par la palpation et surtout sur les radiographies.

Les petits moyens

Il faut dans tous les cas éviter tout frottement : c'est plus facile en été, mais en hiver les chaussures fermées seront soigneusement choisies, en évitant un contrefort trop acéré. Certains modèles, plus hauts ou plus enveloppants, permettent de loger le talon de façon plus confortable. Si la saillie osseuse siège fort haut, il peut être possible de la dégager au-dessus du contrefort, à l'aide d'une talonnette placée à l'intérieur de la chaussure. Si au contraire elle siège plus bas, on aménage un espace vide en arrière du talon, comblé par une mousse souple. Des soins de physiothérapie anti-inflammatoire (ionisations, laser) peuvent s'avérer utiles en cas de poussée inflammatoire.

La chirurgie

En cas de déformation osseuse importante, les aménagements de la chaussure ne suffiront pas. Il faut alors réséquer chirurgicalement la saillie osseuse anormale.

➤ *Les talalgies plantaires*

Elles siègent à la face plantaire du talon.

Quelles en sont les causes ?

Dues aux tiraillements répétés des insertions des muscles et de l'aponévrose plantaire sur le calcanéum, elles sont fréquentes chez certains sportifs (sauteurs, judokas, plongeurs), mais aussi sur des talons dont le coussinet sous-cutané a perdu ses qualités amortissantes.

La talalgie plantaire peut aussi connaître une origine inflammatoire et se manifester dans le cadre d'affections rhumatologiques.

Comment se manifestent-elles ?

Souvent décrites comme une douleur vive traversant les parties molles du talon, elles peuvent provoquer une boiterie par esquive de l'appui. La marche ne se fait parfois que sur la pointe du pied. La palpation appuyée de la partie interne du talon réveille la douleur.

La radiographie, souvent normale, peut montrer une calcification au niveau de l'insertion de l'aponévrose et des muscles, à la face inférieure du calcanéum. Cette calcification aplatie horizontalement, et effilée d'arrière en avant, porte le nom regrettable d'*épine calcanéenne*. Ceci entretient l'idée, tout à fait fausse, que c'est elle qui s'enfonce dans les chairs et provoque la douleur tant redoutée. Il n'en est rien. Souvent absente dans un pied douloureux, elle peut être découverte fortuitement sur un pied strictement indolore.

Comment traite-t-on les talalgies plantaires ?

Le traitement est médical. Il peut être long. Il faut diminuer la tension des tendons et aponévroses sur leurs insertions osseuses. Ceci est réalisé par des exercices d'étirement du tendon d'Achille et par une semelle orthopédique dite « en sifflet » : plus haute sous le talon que sous l'avant-pied, vers lequel elle va en s'amincissant. Quelques séances d'ultra-sons sont parfois très efficaces. Dans le cas contraire, si la douleur est invalidante, une infiltration anti-inflammatoire peut être pratiquée au niveau de la zone douloureuse. Des massages transverses profonds s'avèrent souvent efficaces. En cas d'échec, un plâtre se justifie. Le traitement chirurgical est exceptionnel.

Les déformations des orteils

➤ *Les griffes d'orteils*

Ce sont des déformations en flexion, aussi appelées orteils en marteau.

Quelle en est la cause ?

La flexion de l'orteil résulte d'un déséquilibre entre l'action de ses tendons qui place les articulations en position vicieuse. Souples et réductibles au début, elles finissent par se fixer définitivement en mauvaise position.

Les origines de ce déséquilibre tendineux sont diverses.

Nous avons signalé dans les chapitres les concernant, la fréquence des griffes dans l'hallux valgus, dans les pieds creux, l'existence de griffes congénitales chez l'enfant.

On les observe aussi dans des affections neurologiques (hémiplégies, paraplégies, maladie de Charcot-Marie) ou encore à la suite de traumatismes du membre inférieur.

Quelles déformations réalisent-elles ?

Une flexion de la 3ᵉ phalange (celle qui porte l'ongle) par rapport à la 2ᵉ provoque la *griffe distale*. L'appui excessif

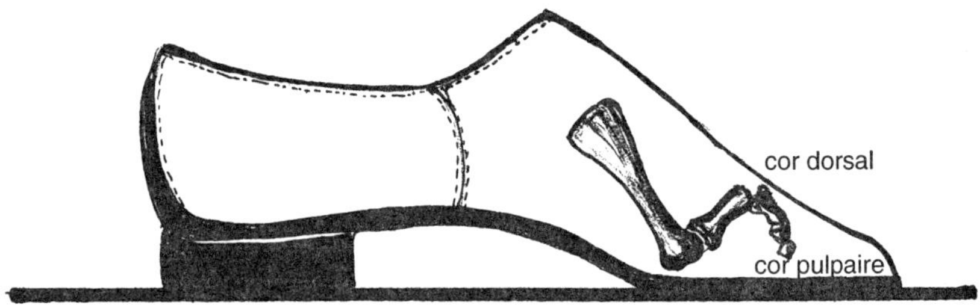

Figure 26 – Déformation en griffe et conflits avec la chaussure.

sur l'extrémité de l'orteil replié comme un petit marteau entraîne la formation d'un cor douloureux au-dessous de l'ongle, et une déformation de ce dernier.

En cas de flexion de la 2e phalange sur la 1re, on observe la *griffe proximale* (Figure 26), la plus fréquente, généralement associée à un certain degré d'extension de la 1re phalange sur son métatarsien. Le cor, dû au frottement dans la chaussure, est situé au sommet de la déformation, sur le dos de l'articulation des deux phalanges.

L'association des deux déformations précédentes réalise un orteil en boucle : c'est la *griffe totale*.

Enfin, un autre type associe une flexion de la 2e phalange sur la 1re, à une hyperextension de la phalange unguéale : c'est la *griffe inversée*. Au cor dorsal peut être associé un cor plantaire, sous la dernière articulation.

Quelles en sont les conséquences ?

L'appui excessif, les frottements dans la chaussure, au niveau de l'angle que forment les deux phalanges déformées, provoquent la formation de cors de plus en plus douloureux, obligeant au port de chaussures de plus en plus larges, de plus en plus déformées, voire découpées pour éviter tout contact.

L'extension de la 1re phalange sur son métatarsien fait perdre à l'orteil tout contact avec le sol. L'appui sur le métatarsien s'en trouve augmenté, source de métatarsalgies. L'extension croissante de l'orteil peut aboutir à sa luxation sur le dos du métatarsien, portant les métatarsalgies à leur maximum.

Comment traite-t-on les griffes d'orteils ?

Les traitements conservateurs

- *La rééducation* : tant que les griffes restent souples et réductibles, il faut préserver cette réductibilité en manipulant quotidiennement les orteils, en les redressant pour allonger les tendons extenseurs et fléchisseurs.
- *Les semelles orthopédiques* peuvent être utiles dans certains pieds creux ou hallux valgus.
- *Les soins de pédicurie* éliminent les cors et diminuent provisoirement le contact douloureux avec la chaussure. Leur effet est temporaire.
- *Les orthoplasties* sont de petits manchons, généralement en silicone, moulés sur l'orteil qu'ils engainent, pour le protéger des frottements douloureux. Ils ne corrigent pas la déformation mais la camouflent. Ils prennent un peu plus de place dans la chaussure, au risque d'augmenter les problèmes de chaussage.

Le traitement chirurgical

Il supprime la déformation et ses conséquences douloureuses. Il se réalise souvent en ambulatoire, sans hospitalisation, et sous anesthésie locale. Quelle que soit la technique, il repose sur la constatation que les tendons sont devenus plus courts que le squelette osseux de l'orteil. Pour pouvoir redresser l'orteil, il faut donc soit allonger les tendons, soit raccourcir l'os. Dans les suites, un œdème de l'orteil peut rendre le port de chaussures délicat parfois pendant plusieurs semaines.

➤ *Les déviations latérales des orteils*

Le varus du cinquième orteil

Nous avons déjà abordé les problèmes posés par cette déformation, aussi appelée *quintus varus*, dans la pathologie du 5e rayon (voir page 88).

La crosse latérale du gros orteil

Aussi appelée hallux valgus inter-phalangien, la déviation de la dernière phalange du gros orteil vers le 2e est différente de l'hallux valgus. Ici l'articulation métatarso-phalangienne reste normale. D'origine congénitale, cette déformation reste peu gênante si elle n'est pas trop prononcée.

Plus importante, avec la complicité d'une chaussure serrée, elle entraîne une pression anormale du gros orteil sur le 2e, qui peut engendrer deux sortes de troubles :

• *L'ongle incarné* : la compression des deux orteils l'un contre l'autre soulève un bourrelet de chair au bord externe de l'ongle du gros orteil qui peut s'engager dans les chairs.

• *La griffe du 2e orteil* : l'extrémité du gros orteil, déviée, oblige son voisin à remonter en se fléchissant.

Dans les deux cas, si les troubles entraînés sont suffisamment importants pour justifier un traitement chirurgical, il faut aussi corriger la déformation du gros orteil qui en est responsable : l'ostéotomie de la 1re phalange du gros orteil, enlevant un petit coin osseux à base interne, permet de réaligner l'orteil, et de supprimer le contact avec son voisin.

➤ *L'œil-de-perdrix*

Petit cor douloureux situé sur la face latérale d'un orteil, le plus souvent le 4e ou le 5e, il résulte de la pression de ces orteils l'un contre l'autre, le plus souvent au niveau du relief de la tête de leur première phalange, dans une chaussure trop étroite.

Le port d'une chaussure mieux adaptée à la forme du pied, en intercalant pendant quelques semaines, entre les deux orteils, une petite lame de mousse que l'on trouve chez le pharmacien sous le nom de « séparateur d'orteils » suffit souvent. Si le cor est important, le pédicure en fera l'ablation.

Il existe plus rarement une saillie osseuse anormalement importante qu'il faut aplanir chirurgicalement.

L'arthrose du pied

➤ *Généralités*

Qu'est-ce que l'arthrose ?

C'est une usure progressive, plus ou moins rapide, du cartilage articulaire. Il peut s'y associer des ostéophytes, proliférations osseuses qui font saillie autour des articulations atteintes, et des destructions osseuses et articulaires visibles sur les radiographies.

Comment se manifeste-t-elle ?

Elle provoque des douleurs « mécaniques », apparaissant à la marche après un délai plus ou moins long, et une diminution progressive de la mobilité articulaire.

À quoi est-elle due ?

Cette usure se fait souvent sans aucune raison apparente, comme dans l'hallux rigidus, que nous avons déjà vu (voir page 81). Elle peut aussi apparaître au décours d'un traumatisme (fracture, luxation…), ou en présence d'un trouble statique du pied (hallux valgus, pied creux…).

➤ *Localisations principales de l'arthrose du pied*

Nous avons déjà décrit la plus fréquente des arthroses du pied, l'hallux rigidus (voir page 81).

Quelles sont les autres localisations de l'arthrose au pied ?

L'arthrose de la cheville

Généralement secondaire à une fracture des malléoles, ou à des lésions des ligaments responsables d'une instabilité chronique (mouvements anormaux de l'articulation).

Souvent, la raideur douloureuse, limitant peu la marche, reste bien tolérée, soulagée par des moyens conservateurs.

Si la gêne devient invalidante, le recours à la chirurgie est nécessaire. L'arthrodèse de la cheville est l'intervention classique. Elle supprime l'articulation. La mobilité des articulations sous-astragalienne et médio-tarsienne compense en partie la perte de mobilité de la tibio-astragalienne. Les prothèses de cheville se proposent de conserver cette mobilité, tout en supprimant douleur et instabilité. Leur devenir à long terme reste actuellement à évaluer.

L'arthrose de l'articulation sous-astragalienne

Les fractures du calcanéum en sont le plus souvent responsables.

Elle se manifeste par une raideur et des douleurs articulaires, notamment lors de la marche en terrain irrégulier.

Le traitement conservateur associe antalgiques, infiltrations locales, rééducation, semelles orthopédiques, chaussures immobilisant bien l'arrière-pied.

Lorsque ces différents moyens n'apportent plus de soulagement, le traitement est l'arthrodèse qui supprime la mobilité résiduelle, très réduite, mais douloureuse.

Les autres arthroses du pied

L'arthrose de l'articulation astragalo-scaphoïdienne et l'arthrose de l'articulation de Lisfranc surviennent également après des traumatismes. Elles sont traitées par arthrodèse lorsque les moyens conservateurs cités précédemment deviennent inopérants.

Les tendinites et ténosynovites

Ce sont les affections des tendons et de leurs gaines de glissement (voir aussi page 158).

➤ *Généralités*

Quelles en sont les causes ?

Soumis à rude épreuve, les tendons du pied et leurs gaines de glissement peuvent être victimes de traumatismes ou de micro-traumatismes, notamment sportifs (dus au terrain, à la chaussure). Ils peuvent souffrir à la suite de troubles statiques (pied plat par exemple), éventuellement aggravés par une surcharge pondérale. Enfin ils peuvent être la cible d'une affection inflammatoire.

Comment se manifestent-elles ?

La douleur est le symptôme le plus constant, réveillée par la mise en tension du tendon ou par sa palpation. Celui-ci peut apparaître augmenté de volume, irrégulier, entouré d'une zone d'empâtement liquidien ou donner sous la peau une sensation de crépitation. Dans les cas les plus graves, le tendon peut se rompre.

➤ *Principales localisations*

Le tendon d'Achille

Il s'agit ici des lésions concernant le corps du tendon. Nous avons décrit avec les talalgies postérieures (voir page 92) les lésions siégeant au niveau de son insertion sur le calcanéum. Le terme de « tendinopathie » s'avère préférable ici à celui de « tendinite » car il n'existe pas à proprement parler de lésions inflammatoires. La lésion initiale semble être une rupture de quelques fibres tendineuses, suivie d'une cicatrisation spontanée sous forme de nodules dans l'épaisseur du tendon.

Il n'est donc pas étonnant que le sport en soit le principal responsable, en particulier la course à pied (50 % des cas).

La douleur en survient d'abord à l'effort, puis devient permanente. Le tendon devient irrégulier, volumineux. On perçoit un renflement nodulaire dont l'aspect peut être précisé par l'échographie. L'évolution peut aboutir à la rupture du tendon.

L'arrêt du sport est l'élément essentiel du traitement. On y associe des soins de kinésithérapie, avec en particulier des massages du tendon, des ultrasons, des ionisations, une talonnette.

La guérison est acquise dans la très grande majorité des cas, parfois après de nombreux mois.

Certains cas résistent à ces traitements, et justifient parfois, surtout chez des sportifs, une intervention chirurgicale.

Les autres localisations

LES PÉRONIERS

À la face externe de la cheville et du pied.

LE JAMBIER POSTÉRIEUR

À la face interne du pied, le tendon du muscle jambier postérieur est le siège d'une douleur, éventuellement associée à une tuméfaction, en arrière et au-dessous de la malléole interne. Une déviation progressive du talon en valgus et un affaissement de la voûte plantaire ne sont pas rares. La déformation est due à la distension du tendon puis à sa rupture. Elle se fixe progressivement et devient irréductible (voir page 169-170).

Au stade de début, les anti-inflammatoires, la physiothérapie anti-inflammatoire, les chaussures maintenant correctement le talon, les semelles orthopédiques, voire une immobilisation plâtrée sont prescrits.

En cas d'atteinte grave ou lorsque le tendon est rompu, le traitement chirurgical s'impose.

CHAPITRE 3

Les lésions traumatiques

Les fractures du pied

➤ *Généralités*

Une fracture survient lorsqu'une force traumatisante provoque une sollicitation mécanique supérieure à la résistance locale de l'os.

Le diagnostic repose essentiellement sur la douleur localisée au site de la fracture, l'existence d'une impossibilité de se servir du membre ou du segment de membre atteint, la présence d'une déformation plus ou moins évidente. Il est confirmé par la radiographie.

La consolidation des fractures se fait naturellement comme la cicatrisation des plaies.

Plus rarement l'évolution se fait, malheureusement, vers l'absence de consolidation : la douleur persiste, de même qu'une mobilité anormale. L'impotence est variable. Le trait de fracture reste visible à la radiographie et il peut apparaître une articulation anormale (pseudarthrose).

L'appréciation de la consolidation d'une fracture est parfois difficile et dépend alors beaucoup de l'expérience du chirurgien.

Le traitement peut être :

- *orthopédique* (ou conservateur) : la réduction est obtenue par des manœuvres externes et la contention assurée par un plâtre, une attelle ou une traction continue ;
- *chirurgical* : le foyer est ouvert et réduit par manipulation directe. La contention est généralement assurée par un matériel d'ostéosynthèse.

➤ *Les fractures de la cheville*

Ce sont les fractures d'une ou des deux malléoles. (Figure 27).

Ces fractures associent très souvent des dégâts osseux et ligamentaires. Ces derniers sont parfois plus graves que la fracture elle-même.

Le traitement orthopédique est réservé aux fractures non déplacées ou aux fractures pour lesquelles on a obtenu une réduction orthopédique parfaite et stable.

Le traitement chirurgical s'adresse aux fractures instables.

➤ *Les fractures de l'astragale*

LES FRACTURES DU CORPS DE L'ASTRAGALE

Ces fractures sont rares et toujours consécutives à un traumatisme très violent (chute de plusieurs étages, accident de roulage).

Plus fréquentes sont les fractures parcellaires.

Parfois improprement appelées ostéochondrites, elles surviennent après une entorse et siègent le plus souvent sur la berge externe ou sur la berge interne de la poulie astragalienne. Le diagnostic doit être évoqué lorsqu'il existe des épisodes de blocage de la cheville. Il est confirmé par la radiographie ou, éventuellement, le scanner. Le traitement est le plus souvent chirurgical.

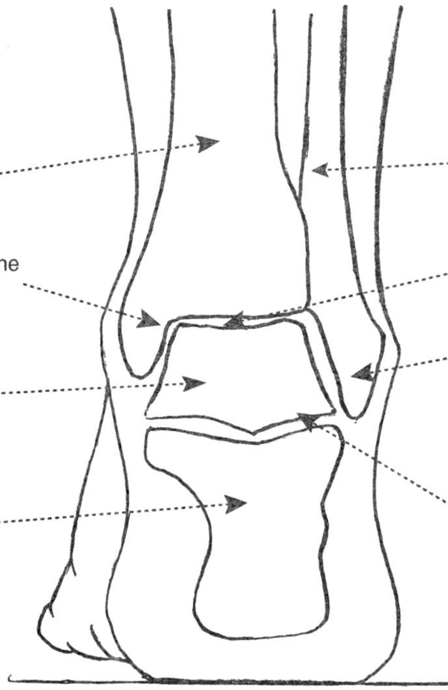

Figure 27 – La cheville vue de face.

LES FRACTURES DU COL DE L'ASTRAGALE

Rares et souvent associées à une luxation sous-astragalienne, leur mécanisme est une flexion dorsale forcée du pied sur la jambe avec une atteinte souvent sévère des tissus mous avoisinants. La vascularisation de l'astragale est compromise en cas de luxation associée. Une nécrose de l'os peut apparaître. Dans ce cas, le tissu osseux, mort, s'avère plus fragile. L'astragale peut se tasser secondairement.

Le traitement comprend la réduction orthopédique de la fracture et de la luxation sous-astragalienne. En cas d'échec, le traitement chirurgical s'impose.

➤ *Les fractures du calcanéum*

On distingue les fractures qui intéressent l'articulation sous-astragalienne (fractures thalamiques) et celles qui ne l'intéressent pas (fractures parcellaires ou apophysaires). Le mécanisme est le plus souvent une compression verticale avec cisaillement. Le pronostic dépend de la gravité de l'atteinte sous-astragalienne.

Le traitement dépend du type de fracture :
• *fonctionnel* : rééducation d'emblée, associée à une période initiale de décharge pour les fractures thalamiques non déplacées et les fractures parcellaires ou apophysaires ;
• *orthopédique* : contention plâtrée pour les fractures présentant un risque de déplacement secondaire ;
• *chirurgical* pour les fractures thalamiques déplacées.

Les séquelles de ces dernières sont fréquentes en cas d'enfoncement articulaire et plus graves si aucune tentative de réduction n'a été faite. Citons parmi ces séquelles :

— l'élargissement de l'os donnant un talon globuleux ;
— la surélévation persistante de la tubérosité postérieure du calcanéum avec diminution de l'efficacité du triceps ;
— la déviation en valgus engendrant un pied plat ;
— l'arthrose de l'articulation sous-astragalienne.

➤ *Les fractures du scaphoïde tarsien*

Elles sont rares (2,5 % de toutes les fractures). On distingue les fractures du corps et les fractures parcellaires. Signalons aussi la fracture de fatigue, fréquente chez les coureurs.

Le traitement dépend du type de fracture :
• *fracture non déplacée* : contention plâtrée avec phase initiale de décharge, maintenue jusqu'à consolidation ;
• *fracture déplacée* : traitement chirurgical.

➤ *Les fractures du cuboïde*

Très rares, elles résultent le plus souvent d'un enfoncement lors d'une éversion forcée du pied. Le traitement de ces lésions est généralement chirurgical.

➤ *Les fractures des métatarsiens*

On les rencontre assez souvent, en particulier la fracture de la base du 5e métatarsien et la fracture de fatigue, notamment chez le sportif. En cas de déplacement modéré sans altération de l'appui des cinq têtes métatarsiennes au sol, le traitement conservateur sera préféré. Autrement, une ostéosynthèse est indiquée.

➤ *Les fractures des orteils*

Généralement bénignes, sauf en cas de déformation majeure. Une attention particulière doit être apportée au traitement des fractures articulaires des phalanges du gros orteil, pour lesquelles une réduction correcte s'impose.

➤ *Les fractures des sésamoïdes*

Rares, elles intéressent le plus souvent le sésamoïde interne. Si l'articulation entre la tête métatarsienne et le sésamoïde est respectée, un traitement par décharge, plus ou moins prolongée, suffit. L'exérèse d'un sésamoïde est exceptionnelle.

Les entorses

➤ *Généralités*

L'entorse est l'étirement ou la rupture d'un ligament lors d'un mouvement forcé d'une articulation. Celle-ci retrouve ensuite sa configuration habituelle mais des lésions ligamentaires peuvent persister. Des mouvements anormaux deviennent possibles : c'est l'instabilité articulaire.

La gravité de l'entorse s'apprécie par des tests évaluant la stabilité de l'articulation et par des radiographies en position forcée.

➤ *Les entorses tibio-tarsiennes*

La lésion siège le plus souvent au niveau du ligament latéral externe de la cheville.

C'est, de loin, la lésion la plus fréquente, et aussi la plus mal soignée, de toutes les lésions de l'appareil locomoteur.

Elle survient après un mouvement de bascule forcée du pied sur son bord externe ou après une rotation externe excessive de la jambe alors que le pied est fixé au sol.

La lésion engendre une douleur parfois syncopale, un gonflement immédiat (hématome en forme de « ballon » ou d'« œuf de pigeon ») et une impotence variable. Lorsque ces signes sont présents, il faut impérativement consulter un médecin.

En cas d'entorse grave, il faut assurer une contention qui empêche la répétition du mouvement traumatisant (plâtre, attelle ou chevillère limitant l'inversion du pied). Cette immobilisation n'est que trop rarement proposée, ou s'avère souvent trop légère. Dans ce cas, l'instabilité persistera, porte ouverte aux entorses à répétition. Le traitement de l'instabilité chronique devient alors chirurgical.

➤ *Les entorses de la sous-astragalienne*

Le plus souvent évoquées lors de la persistance de douleurs et de sensations d'instabilité au niveau de l'arrière-pied, au décours d'une entorse mal définie, ces lésions s'inscrivent dans une entité plus vaste dénommée « syndrome du sinus du tarse ».

Les luxations

➤ *Généralités*

Le terme luxation désigne la perte persistante des rapports anatomiques normaux d'une articulation, après l'action d'une force traumatisante. L'articulation est déboîtée.

Le traitement est *urgent* : réduction orthopédique par des manipulations ou, au besoin, chirurgicale, suivie d'une contention appropriée.

➤ *Les luxations tibio-tarsiennes*

Les luxations de la cheville, en l'absence de fracture associée, sont rarissimes et consécutives à un traumatisme très violent (ouverture cutanée, lésions neurologiques et vasculaires fréquentes).

➤ *Les luxations sous-astragaliennes*

Ces lésions engendrent une luxation de tout le pied par rapport à l'astragale. À cette lésion s'associe parfois une fracture du col de l'astragale.

➤ *Les luxations de l'interligne de Lisfranc*

Elles intéressent l'interligne tarso-métatarsien dans sa totalité (luxations complètes) ou se limitent à certains rayons (luxations partielles), éventuellement associées à des fractures d'orteils ou de métatarsiens. Le traitement comprend la réduction orthopédique ou chirurgicale et la fixation par des broches ou des vis car les pertes de correction surviennent souvent.

➤ *Les luxations d'orteils*

Relativement rares, faciles à réduire et de bon pronostic. Une exception existe : la luxation métatarso-phalangienne du gros orteil généralement associée à une fracture d'un ou des deux sésamoïdes. Elle engendre souvent une raideur douloureuse.

Les lésions musculaires et tendineuses

On les trouve souvent associées à un processus dégénératif comme une tendinite. Elles surviennent parfois après un traitement de la tendinite par des infiltrations à l'aide de produits dérivés de la cortisone. Ceux-ci diminuent certes la douleur et l'inflammation mais fragilisent plus encore le tendon. Les plus fréquentes intéressent le tendon d'Achille et le jambier postérieur (voir page 160).

➤ *La rupture du tendon d'Achille*

La plus fréquente, elle affecte surtout les sujets d'âge mûr lorsqu'ils reprennent, sans préparation adéquate, une activité physique longtemps interrompue ou qu'ils fournissent un effort exceptionnel (pousser sa voiture). Elle affecte aussi les sujets très âgés. Dans ce cas la rupture survient sur un tendon dégénéré, pour un traumatisme le plus souvent mineur (rater une marche). La douleur ressentie comme un coup de fouet s'accompagne d'une impotence immédiate. Comme le tendon fait normalement saillie sous la peau, la rupture se palpe facilement. Plutôt réservée aux personnes âgées en cas de risque opératoire, l'immobilisation, par un plâtre notamment, laisse le plus souvent persister une perte de force. On lui préfère donc le traitement chirurgical.

➤ *La rupture du jambier postérieur*

Elle survient le plus souvent au cours d'une tendinite chronique (voir page 103), éventuellement favorisée par un pied plat. Il existe une douleur sous la malléole interne. On observe l'apparition ou l'aggravation d'un affaissement de l'arche interne. Le traitement est généralement chirurgical (voir aussi pages 169-170).

CHAPITRE 4

Le pied, reflet de votre santé

Outre les lésions engendrées par les multiples et incessantes contraintes liées à la station debout, le pied peut souffrir de nombreuses affections plus générales comme certains rhumatismes, ou d'autres affections métaboliques, vasculaires, neurologiques…

Les affections rhumatismales

➤ *L'arthrite rhumatoïde*

Qu'est-ce que l'arthrite rhumatoïde ?

Cette affection touche 1 à 2 % de la population et résulte d'une inflammation évolutive de la membrane synoviale. Cette membrane tapisse les articulations et les gaines tendineuses. Elle sécrète un liquide lubrifiant, la synovie. Dans l'arthrite rhumatoïde, cette membrane attaque et détruit progressivement le cartilage, puis l'os, ainsi que les ligaments et les tendons. Aussi appelée polyarthrite chronique évolutive (PCE), elle touche un nombre plus ou moins grand d'articulations (mains, hanches, genoux). L'atteinte du pied, à des degrés divers, est présente dans 90 % des cas et concerne aussi bien l'avant-pied que l'arrière-pied.

Quels en sont les symptômes ?

On observe les signes classiques de l'inflammation : gonflement des articulations, chaleur locale, douleurs, raideur progressive et, enfin, déformations articulaires.

Au niveau de l'avant-pied, les destructions articulaires provoquent des remaniements souvent anarchiques. Un hallux valgus important se constitue souvent. L'atteinte des autres articulations métatarso-phalangiennes entraîne une luxation progressive des orteils, qui adoptent des positions insolites ou s'inclinent vers l'extérieur, en « coup de vent ». Ils forment des griffes souples, puis fixées. Le pied s'étale transversalement, le capiton plantaire sous-cutané s'amincit. Des durillons plantaires extrêmement douloureux se forment sous les têtes métatarsiennes saillantes sous la peau.

L'atteinte des articulations de l'arrière-pied se manifeste par un empâtement douloureux et une limitation de la mobilité. Elle engendre des déformations telles qu'un pied plat souvent caricatural : le talon bascule en valgus, l'arche interne effondrée vient au contact du sol.

Ces déformations, dont les radiographies permettent de préciser l'importance, s'aggravent par poussées, handicapent lourdement la marche, qui devient lente, sans déroulement du pas. Leur aspect caractéristique et leur association à d'autres localisations permettent d'identifier la maladie.

Comment soulager la souffrance du pied rhumatoïde ?

Le traitement nécessite les soins du rhumatologue, du podologue, du kinésithérapeute, et, éventuellement, du chirurgien.

Il faut d'abord traiter la maladie rhumatoïde : anti-inflammatoires, dérivés de la cortisone et autres traitements plus spécifiques, comme les sels d'or, sont du ressort du rhumatologue.

Lors des poussées inflammatoires, la mise au repos des articulations est importante pour éviter les déformations :

- la marche avec des béquilles s'avère parfois nécessaire ;
- les stations debout doivent se limiter au minimum indispensable ;
- des gouttières, de petites attelles moulées sur le pied, le maintiennent en bonne position pendant la nuit ;
- un arceau au pied du lit évitera le poids des couvertures sur les orteils.

Les chaussures doivent être réalisées dans un cuir souple, avec un bon contrefort, maintenant bien le calcanéum. Il faut une semelle rigide, éventuellement convexe, en tampon buvard, pour compenser la perte de flexion dorsale du pied. L'avant sera large, le talon ne peut dépasser 2 à 3 cm. La chaussure féminine (à talon haut et bout pointu), très vivement déconseillée, favorise les déformations de l'avant-pied. Lorsque celles-ci gagnent en importance, la confection de chaussures sur mesure s'avère nécessaire : elles doivent être légères, moulées sur la déformation, tout en restant satisfaisantes sur le plan esthétique. Il faut éviter le port permanent de pantoufles chez les patients qui sortent peu ou pas de chez eux : le pied n'étant plus maintenu, s'étale et sa déformation s'aggrave plus rapidement.

Les orthèses plantaires aident à soulager les métatarsalgies, à soutenir la voûte. Les petites orthèses d'orteils soulageront un conflit ponctuel. Les soins de pédicurie, une excellente hygiène locale sont particulièrement recommandés. La rééducation, prudente et douce, indolore, prescrite entre les poussées, préserve la mobilité résiduelle et la force musculaire, pour que la marche reste possible.

Quelle est la place du traitement chirurgical du pied rhumatoïde ?

On y recourt souvent (trop) tardivement, devant des déformations évoluées, handicapantes.

La correction de l'avant-pied donne des résultats très satisfaisants dans la grande majorité des cas. Elle supprime les conflits cutanés, atténue la douleur, restaure un pied plus facile à chausser, une marche moins pénible, à défaut d'être tout à fait normale.

La correction de l'arrière-pied vise à le stabiliser, à prévenir ou corriger les déformations majeures.

Ces interventions doivent, bien entendu, se planifier en tenant compte des autres localisations de l'affection, des traitements et opérations éventuelles qu'elles vont justifier et des handicaps qu'elles provoquent.

➤ *Les spondylarthropathies*

Outre l'atteinte du pied, ces affections inflammatoires ont en commun diverses autres manifestations, au niveau notamment de la colonne vertébrale (lombalgies, raideur du dos), à laquelle d'ailleurs elles doivent leur nom.

L'atteinte du pied se manifeste très fréquemment par une *talalgie* inflammatoire (voir page 94), plantaire, éventuellement tenace, rebelle au traitement habituel.

L'avant-pied peut aussi en souffrir et présenter des aspects caractéristiques : destruction des articulations des orteils, inflammation des gaines tendineuses.

Le traitement de ces manifestations passe d'abord par celui de l'affection causale. Les traitements locaux diffèrent peu de ceux de la polyarthrite rhumatoïde.

La goutte

Tout le monde connaît la représentation caricaturale de la crise de goutte : un bon vivant, aux rondeurs opulentes, témoins de son goût pour la gastronomie et les bonnes bouteilles, demeure allongé, le pied surélevé, le gros orteil dénudé, rouge et tuméfié.

➤ *Qu'est-ce que la goutte ?*

Un excès d'acide urique dû soit à une production excessive, soit à une élimination insuffisante. En trop grande quantité dans le sang, il précipite sous la forme de cristaux et déclenche une violente réaction inflammatoire. La crise a des localisations préférentielles et atteint le plus souvent l'articulation métatarso-phalangienne du gros orteil.

➤ *Comment se manifeste-t-elle ?*

Le plus souvent par un accès inflammatoire aigu de l'articulation métatarso-phalangienne du gros orteil : gonflée, chaude, d'une rougeur intense, douloureuse et extrêmement sensible au moindre attouchement. La crise peut être déclenchée par une déshydratation, un traumatisme ou une intervention chirurgicale.

➤ *Comment la traite-t-on ?*

La crise aiguë répond rapidement à un traitement anti-inflammatoire, notamment à la colchicine. Le traitement de fond de l'excès d'acide urique associe le régime, une hydratation correcte et des médicaments qui inhibent la synthèse de l'acide urique ou facilitent son élimination par le rein.

Le diabète

➤ *Qu'est-ce que le diabète ?*

On peut comparer l'organisme à une chaudière qui fournit de l'énergie grâce à la combustion des aliments. Ceux-ci sont essentiellement composés de protéines, de graisses et de sucres. Après leur ingestion, ces sucres sont transformés en glucose, aisément transportable par le sang. Le glucose constitue la source d'énergie la plus facilement utilisable par les différentes cellules de l'organisme. La glycémie mesure la quantité de glucose présente dans le sang. Un repas, surtout s'il contient des sucres, engendre donc une augmentation de la glycémie. Cette augmentation peut être plus ou moins rapide. Certains sucres sont en effet rapidement absorbés (confitures, limonades…) d'autres plus lentement (pain, pâtes alimentaires, fruits…). Pour maintenir la glycémie à des niveaux acceptables, il faut que le sucre pénètre dans les cellules pour y être consommé ou stocké. L'insuline favorise cette pénétration du glucose dans les cellules de l'organisme. Cette substance fabriquée par le pancréas assure donc le contrôle de la glycémie. En cas de diabète sucré, on observe une élévation de la glycémie (hyperglycémie) et, en cas d'élévation suffisamment importante, une partie du sucre en excès est éliminée dans les urines (glycosurie). Une glycémie trop élevée engendre à long terme des complications à différents niveaux de l'organisme, comme le rein, le système nerveux…

L'hyperglycémie peut résulter d'une sécrétion insuffisante d'insuline. C'est le cas dans certaines affections du pancréas dont les cellules ne fournissent plus suffisamment d'insuline. La bonne santé du patient dépend alors d'un apport extérieur d'insuline. Ce type de diabète affecte surtout des sujets jeunes. C'est le diabète insulinodépendant ou diabète de type 1.

Dans d'autres cas, la sécrétion d'insuline est suffisante mais l'absorption cellulaire demeure insuffisante. Comme s'il y avait une certaine résistance des tissus à l'activité de l'insuline, ou une disproportion entre la quantité d'insuline disponible et le volume des tissus corporels. C'est surtout le cas des personnes d'âge mûr, sédentaires, qui présentent un excès pondéral. On parle alors de diabète non insulinodépendant, de diabète « gras » ou de diabète de type 2. Un régime, éventuellement associé à la prise de médicaments, suffit souvent à contrôler ce diabète. Parfois, malgré ces mesures, la quantité d'insuline disponible demeure insuffisante et l'adjonction d'insuline devient nécessaire. On parle alors de diabète de type 2 insulinoréquérant.

Longtemps considéré comme une forme bénigne de diabète, le diabète de type 2 est devenu un véritable problème, voire une urgence, de santé publique. La sédentarité et l'excès pondéral provoquent une progression épidémique de la maladie diabétique et de ses complications redoutables. On estime que le nombre de patients diabétiques dans le monde dépassera les 350 millions en 2030 alors qu'on en dénombrait moins de 100 millions en 1975.

En France, le coût du diabète, essentiellement lié à la prise en charge de ses complications, dépasse les 5 milliards d'euros. Ce prix en fait une des maladies les plus coûteuses pour la collectivité.

➤ *Quelles sont les complications du diabète ?*

Le diabète majore le risque de maladie cardiovasculaire (infarctus, accident vasculaire cérébral) surtout s'il s'associe à l'hypertension, à l'obésité et au tabagisme. L'atteinte des artères périphériques diminue l'apport en oxygène aux tissus. La cicatrisation des plaies s'en trouve retardée, favorisant l'infection, la gangrène. Le diabète est devenu la première cause d'amputation des membres inférieurs dans notre monde civilisé.

L'atteinte vasculaire intéresse aussi les petits vaisseaux des yeux avec une diminution de l'acuité visuelle voire même la cécité. Il en va de même pour le rein dont la fonction s'altère, justifiant parfois le recours à la dialyse. Enfin la persistance d'un taux sanguin élevé de glucose s'avère nocive pour le système nerveux. L'atteinte des nerfs périphériques (neuropathie) diminue ou abolit la sensibilité, notamment à la douleur.

➤ *Quel rapport entre le pied et le diabète ?*

Le pied représente une cible privilégiée des complications du diabète. Particulièrement exposé aux traumatismes directs (plaies, fractures…) ou indirects (chaussures inadéquates), il est aussi souvent le siège d'anomalies qui altèrent la répartition harmonieuse de la charge sur la surface d'appui plantaire (griffes d'orteils, hallux valgus ou rigidus…). Lorsque le diabète évolue depuis plusieurs années, la neuropathie diminue la sensibilité jusqu'à supprimer le signal d'alarme qu'est la douleur. Souvent la diminution de l'acuité visuelle augmente le risque d'accident et diminue la possibilité d'en apprécier les conséquences. Le diabétique s'abîme les pieds sans le savoir… Par ailleurs l'atteinte vasculaire diminue l'apport en oxygène aux tissus et rend la cicatrisation plus aléatoire. Des plaies initialement bénignes peuvent s'infecter, s'approfondir et pénétrer les tissus mous jusqu'à l'os ou l'articulation. C'est l'*ulcère diabétique*. Cette complication est redoutable car l'ouverture du rempart cutané et la diminution des systèmes de défense favorisent les infections fulminantes, les destructions osseuses ou même la gangrène. Au problème local, s'ajoute la décompensation du diabète qui devient plus difficile à contrôler. Il n'est hélas pas rare de voir un ulcère initialement négligé provoquer des destructions tissulaires tellement étendues ou des répercussions générales tellement dangereuses qu'elles justifient l'amputation partielle ou totale du pied, ou même de la jambe, pour sauver la vie du patient.

Une autre complication redoutable, *le pied de Charcot* se manifeste par la destruction plus ou moins étendue d'une ou de plusieurs articulations, à l'insu du patient. Ces lésions font le plus souvent suite à un traumatisme méconnu par abolition de la sensibilité douloureuse. Elles intéressent le plus souvent la cheville, les articulations du tarse postérieur et moyen. Elles peuvent engendrer des déformations considérables : pied plat majeur, en tampon buvard, pied varus parfois caricatural.

➤ *Que faire ?*

La prévention est essentielle !

Il faut absolument dépister et équilibrer le diabète. Une fois le diagnostic posé, il faut rechercher la neuropathie diabétique et apprécier le degré d'atteinte vasculaire. Ceci revient au médecin.

Il faut au niveau du pied rechercher les facteurs de risque : déformations, griffes d'orteils, durillons… et les protéger par des pansements, des orthoplasties (petits appareils moulés sur certaines déformations, comme les griffes d'orteils), des semelles, voire des chaussures adéquates. Ceci suppose une collaboration entre le chirurgien orthopédiste, le podologue et le technicien chausseur.

Le patient doit être informé du risque qu'il court. Il doit régulièrement examiner, ou faire examiner (en cas d'atteinte visuelle) ses pieds à la recherche d'excoriations ou de plaies. En cas de lésion, un avis médical s'impose. Des soins infirmiers réguliers sont indispensables en cas d'ulcère débutant.

Il faut maintenir les pieds propres et secs. Le port de chaussettes en coton, renouvelées quotidiennement, diminue considérablement le risque de lésions par frottement. Enfin, le chaussage doit être adéquat : pas de chaussures trop étroites ou mal ajustées.

Il faut insister sur le fait que la prise en charge du diabète en général et du pied diabétique en particulier fait appel à une collaboration à différents niveaux :

- au niveau *médical* : médecin de famille, endocrinologue, neurologue, chirurgiens orthopédique et vasculaire ;

• au niveau *paramédical* : infirmière, assistante sociale, podologue et technicien chausseur ;
• au niveau *familial* : le patient lui-même et, en cas d'atteinte sévère, notamment visuelle, son entourage.

Les affections neurologiques

Ces affections, extrêmement nombreuses, associent souvent une atteinte de la sensibilité et de la motricité. Au niveau du pied, l'une ou l'autre de ces atteintes domine le plus souvent le tableau.

➤ *Les atteintes sensitives autres que le diabète*

D'autres affections peuvent affecter la sensibilité. La lèpre provoque une neuropathie très semblable à celle du diabète. Citons aussi l'alcoolisme, certaines carences en vitamines, la syphilis…

La compression d'un nerf peut aussi entraîner une altération de la sensibilité dans le territoire innervé par ce nerf. Par exemple, la compression du nerf tibial postérieur derrière la malléole interne engendre des troubles de la sensibilité au niveau des orteils et de la plante des pieds (syndrome du canal tarsien).

➤ *Les atteintes motrices*

Dans ces affections, l'atteinte neurologique perturbe le fonctionnement normal des muscles et se traduit donc par des anomalies de la motricité. Les paralysies sont certainement les plus fréquentes. Pertes partielles ou totales de la motricité d'un membre ou d'un segment de membre, elles peuvent résulter de lésions au niveau du cerveau, de la moelle épinière ou des nerfs périphériques.

Quelles sont les principales paralysies du pied ?

Les lésions cérébrales qui affectent souvent le pied sont :

- L'anoxie néonatale (diminution de l'oxygénation du cerveau du nouveau-né lors d'un accouchement difficile), chez l'enfant.
- L'accident vasculaire cérébral, chez l'adulte : destruction d'une partie du tissu cérébral par une hémorragie ou par l'obstruction d'un vaisseau cérébral. Il peut entraîner la paralysie plus ou moins étendue d'un côté du corps (hémiplégie) ou des atteintes plus limitées (pied ballant).

Les lésions de la moelle épinière sont essentiellement :

- Des traumatismes qui peuvent, selon le niveau de l'atteinte médullaire engendrer : des paralysies des quatre membres (tétraplégie, lésion située au niveau cervical), des deux membres inférieurs (paraplégie, lésion dorsale ou lombaire haute) ou des lésions plus limitées lors d'atteintes lombaires basses.
- La poliomyélite : pratiquement éradiquée de nos pays par la vaccination systématique, cette affection est due à un virus et frappe surtout les enfants en bas âge dans les pays où la vaccination n'est pas systématique. La paralysie observée dépend du niveau et de l'étendue de l'atteinte médullaire. Les membres inférieurs et les pieds sont très souvent atteints. La paralysie peut atteindre différents muscles et provoque de nombreuses déformations du pied : pied équin ou varus équin par paralysie des releveurs ; pied talus (inverse de l'équin) par paralysie du triceps ; pied plat ou pied creux…

Les lésions des nerfs périphériques atteignent surtout :

- Le nerf sciatique poplité externe (branche externe du nerf sciatique) : il innerve les releveurs du pied dont la paralysie provoque une chute du pied en équin. Causes principales :

compression au niveau de la colonne lombaire par une hernie discale (« sciatique ») ou au niveau du col du péroné (fracture). La chute du pied engendre une altération caractéristique de la marche : le steppage (augmentation de la flexion du genou, côté paralysé, pour permettre l'avancée du membre inférieur que la chute du pied rend fonctionnellement trop long).

• Le nerf sciatique par une fracture de la colonne vertébrale.

➤ *Les affections congénitales*

Certaines maladies neurologiques proviennent d'anomalies des chromosomes et se transmettent donc des parents aux enfants. Ces anomalies chromosomiques peuvent engendrer des complications qui seront systématiques d'une génération à l'autre (transmission à caractère dominant) ou sporadiques (transmission à caractère récessif). Certaines de ces affections intéressent le pied. Ainsi la maladie de Friedreich associe des pieds creux à des troubles cérébelleux et sensitifs. La maladie de Charcot-Marie-Tooth associe des troubles sensitifs, une atrophie des muscles de la jambe et des pieds creux. Cette affection peut être d'emblée très agressive avec des pieds creux très marqués et une aggravation rapide. Elle peut aussi se limiter à l'existence de pieds plus ou moins creux, relativement bien tolérés.

Pied et circulation

Divers troubles, comme une gêne douloureuse, un œdème du pied, de la jambe, peuvent provenir d'un problème cardiaque ou rénal, habituellement évidents.

Insistons plutôt sur les troubles liés aux perturbations de la circulation dans les membres inférieurs.

➤ *La circulation dans les membres inférieurs*

Comme dans le reste du corps, la circulation dans les membres inférieurs passe par les artères, les capillaires et les veines. La pression initiale et l'élasticité de la paroi des artères favorisent la progression du flux sanguin dans des artérioles de plus en plus fines, pour le faire parvenir dans les capillaires où se font les échanges avec les différents tissus, en particulier les muscles. Le retour vers le cœur s'effectue au niveau des veines.

La circulation sanguine des membres inférieurs se distingue par le fait :

• qu'il existe deux réseaux veineux, l'un profond, enfoui dans la masse musculaire, l'autre superficiel, sous la peau, qui peut être le siège de varices ;

• d'autre part, que la colonne sanguine veineuse, dans son trajet ascendant, doit lutter contre la pesanteur qui tend à la faire redescendre. Ce retour est interdit par un système de valvules qui, normalement, se referment sous le poids du sang, après son passage.

Il ne faut pas oublier, enfin, les vaisseaux lymphatiques qui se terminent dans les grosses veines, près du cœur. De petit calibre, ils ramènent un liquide jaunâtre visqueux, la lymphe. Celle-ci contient diverses substances collectées au contact des tissus et des cellules destinées à la défense de l'organisme.

➤ *Les jambes lourdes*

Elles traduisent l'incapacité des veines d'assurer le retour du sang dans des conditions normales. La paroi veineuse peut se distendre dans certaines conditions et rendre les valvules inefficaces. Le sang stagne alors dans le membre pendant la station debout, ce qui favorise le passage d'une plus grande quantité de liquide dans les tissus voisins. Ceci explique le gonflement.

Comment traite-t-on les jambes lourdes ?

Il faut d'abord éviter les facteurs favorisant leur apparition :

- les stations debout prolongées (favorisées par certaines professions) ;
- les longues stations assis ou immobile (travail, voyages ; elles doivent être entrecoupées de marche et de mobilisations des membres inférieurs) ;
- l'exposition à la chaleur, qui dilate les veines (exposition au soleil, bains chauds, cire chaude pour épilation) ;
- la surcharge pondérale qui gêne la circulation de retour ;
- les vêtements localement trop serrés (pantalons, bas ou chaussettes) qui font garrot.

Il faut marcher. L'activité des muscles favorise le retour du sang, comme une pompe. D'une façon plus générale il faut encourager l'exercice physique. Parmi les sports, la natation, particulièrement, conjugue les bienfaits de la contraction des muscles de la jambe et ceux du bain frais qui contracte les veines. La position allongée, ou mieux encore pieds du lit surélevés, de même que la simple surélévation des pieds en position assise diminuent l'œdème et la sensation de jambes lourdes.

Les traitements proprement dits :

Certains médicaments diminuent la perméabilité des capillaires et diminuent l'œdème. D'autres augmentent le tonus de la paroi veineuse.

Les bas de contention élastique existent en plusieurs longueurs (mollet, cuisse, collant), et plusieurs degrés de contention. À condition d'être bien adaptés (pour en être sûr il faut les essayer avant de les acheter), ils s'avèrent très efficaces. Aujourd'hui, leur aspect diffère peu de celui des bas normaux.

Enfin, les varices, lorsqu'elles sont gênantes, peuvent être traitées, selon leur importance, par les injections sclérosantes, ou par la chirurgie.

➤ *La maladie artérielle chronique*

Moins fréquente que la maladie veineuse, elle concerne néanmoins 20 % des personnes de plus de 70 ans.

Comment se manifeste-t-elle ?

L'oblitération progressive d'une artère par des dépôts graisseux diminue le débit sanguin. Elle se traduit au début par une sensation de refroidissement, une pâleur des orteils. Plus tard survient un symptôme très caractéristique : la claudication intermittente. C'est une douleur du mollet le plus souvent. Elle survient à la marche et impose l'arrêt après une certaine distance. Calmée par quelques minutes de repos, elle réapparaît lorsque la même distance a été parcourue. Lorsque la maladie s'aggrave, elle engendre une sensation de brûlure plus ou moins permanente de l'avant-pied et des orteils.

Certaines maladies augmentent le risque d'oblitération artérielle : le diabète, l'hypertension, l'excès de cholestérol, le tabagisme…

Comment la traite-t-on ?

• Par la lutte contre les facteurs de risque que nous venons de citer. C'est une étape essentielle du traitement, à plus forte raison si ces facteurs de risque sont associés, et font redouter des complications graves.

• Par l'entretien de la marche : en s'entraînant régulièrement à dépasser la distance après laquelle apparaît la douleur, on parvient en quelques mois à élargir notablement le périmètre de marche.
• Par le maintien d'une parfaite hygiène des pieds.
• Par la chirurgie : justifié dans les cas graves, le traitement chirurgical rétablit par diverses méthodes un débit sanguin normal.

➤ *Les affections du système lymphatique*

Qu'est-ce que le lymphœdème ?

Toute entrave à la circulation lymphatique entraîne une stagnation de la lymphe dans les vaisseaux, puis dans les tissus : le lymphœdème. Il débute au niveau de l'avant-pied, épaissit la peau, puis monte vers la jambe. Il est d'abord intermittent, puis permanent.

Il peut survenir à la suite de traumatismes, d'une radiothérapie, mais aussi être congénital et apparaître tôt dans la vie. Il faut, chez le jeune, le distinguer des grosses jambes dues non pas à un trouble circulatoire, mais à un excès de graisses sous-cutanées.

Comment traite-t-on le lymphœdème ?

Le traitement repose sur des règles d'hygiène de vie comme pour la maladie veineuse, et sur des procédés mécaniques :
• le drainage lymphatique (d'une grande efficacité) : à l'aide de pressions cutanées, il réactive la circulation lymphatique ;
• la pressothérapie : la pression est ici imprimée par des manchons gonflables ;
• les bas de contention forte également très utiles.

La maladie de Ledderhose

C'est un épaississement de l'aponévrose plantaire analogue à la maladie de Dupuytren à la main. L'aponévrose s'épaissit, se rétracte. Elle forme des nodules qui adhèrent à la peau plantaire, et peuvent rendre l'appui douloureux. On n'envisage l'excision chirurgicale que si la gêne est importante, car les récidives sont possibles.

Les tumeurs

Tous les tissus constitutifs du pied peuvent être le siège de tumeurs, dans l'ensemble assez rares. Nous ne parlerons que des plus fréquentes.

Les tumeurs cutanées seront envisagées dans le chapitre consacré à la peau (voir chapitre 8).

Les lipomes, constitués de tissu graisseux, se présentent comme une petite masse molle et indolore, bien limitée.

Les kystes synoviaux peuvent être observés au pied, comme dans tout l'appareil locomoteur, en regard d'une articulation, ou sur le trajet d'un tendon, souvent à la face dorsale du pied ou sur le cou-de-pied. Ils prennent l'aspect d'une petite masse liquidienne arrondie, tendue, ferme, indolore.

Les lipomes et les kystes synoviaux sont des tumeurs bénignes. Elles ne sont préoccupantes que lorsque leur développement ou leur emplacement entraînent une gêne au port de chaussures ou des frottements désagréables. Leur ablation est en général une intervention simple.

Les enchondromes, des tumeurs cartilagineuses bénignes, diminuent la résistance de l'os. Elles se manifestent donc souvent par une fracture. Les phalanges sont souvent leur site d'élection.

Les exostoses sous-unguéales : ces tumeurs osseuses bénignes atteignent la dernière phalange, généralement celle du gros orteil. Elles font saillie sous l'ongle, le débordent à la longue, soulevant la peau. Lorsqu'elles deviennent gênantes, on procède à leur ablation chirurgicale.

Les kystes osseux forment des cavités de taille variable, situées à l'intérieur de certains os, particulièrement le calcanéum, rencontrées surtout chez l'enfant ou le jeune adulte. Ils peuvent être révélés par des douleurs généralement discrètes, ou bien découverts lors d'un examen radiographique réalisé pour une autre raison.

Les tumeurs malignes du pied, qu'elles soient primitives ou secondaires, sont très rares. Insistons toutefois sur le mélanome, transformation cancéreuse d'un grain de beauté. Il faut impérativement voir un médecin lorsque l'aspect d'un nævus se modifie, ou qu'une tache noirâtre s'étend, éventuellement sous un ongle.

CHAPITRE 5

Le pied de l'enfant

Le pied du nouveau-né

➤ *La formation et la croissance du pied*

De tous les segments de membres, le pied termine sa croissance le premier.

On peut distinguer deux périodes dans la formation du pied.

Première période ou période embryonnaire

Au cours de cette période, l'enfant va récapituler dans sa croissance organique (ontogenèse) tous les stades antérieurs de l'évolution de l'espèce (phylogenèse), comme s'il relisait son histoire dans le grand livre de l'évolution.

Entre la 5e et la 8e semaine, les éléments constitutifs du pied se mettent en place, et c'est alors que peuvent apparaître des malformations, sous l'action de divers facteurs nocifs.

À la 5e semaine après la conception, l'ébauche de chaque membre inférieur apparaît chez l'embryon sous la forme d'un renflement qui va croître rapidement.

À la 7e semaine, cette ébauche est séparée par des sillons en 3 segments qui constitueront la cuisse, la jambe, et à son extrémité, le pied. Celui-ci se présente sous la forme d'une palette arrondie et plate, au sein de laquelle des sillons délimitent les 5 futurs rayons (métatarsien et orteil). Les deux pieds tournés se regardent par la plante, le dos du pied orienté vers l'extérieur. Le pied se trouve en équin, dans le prolongement de la jambe, la plante tournée vers l'intérieur (comme un pied bot). C'est la position « de prière » caractéristique de la fin de la période embryonnaire.

À la 8e semaine on distingue bien les 5 orteils. *À cette date le pied a sa forme définitive et tous ses constituants sont en place.* Tous les os existent, sous la forme de « modèles réduits », de maquettes cartilagineuses dont l'ossification commence immédiatement pour certains, après la naissance pour d'autres.

Deuxième période ou période fœtale

Au cours du troisième mois, le pied se met en flexion dorsale au niveau de la cheville. Un certain degré d'équin et de supination persiste. Au début du 4e mois, le pied se porte en pronation, l'équin disparaît. La pronation se poursuit durant le reste de la période fœtale. Un certain degré d'adduction de l'avant-pied (varus métatarsien) persiste jusqu'à la naissance (voir page 43).

Entre le 3e mois et la naissance, la taille du pied passe de 1 cm à 7,5 cm. La taille de l'embryon augmente aussi considérablement. Ceci explique la possibilité en fin de grossesse, de conflits mécaniques à l'origine de déformations que l'on appelle *malpositions*, de pronostic habituellement favorable.

L'étroitesse de la cavité utérine comprime les pieds du fœtus et lui donne à la naissance, un aspect assez disgracieux, le talus physiologique. Cette forte flexion dorsale de la cheville met la face dorsale du pied en contact avec la face antérieure de la jambe. Fort heureusement, cette attitude se corrige très rapidement et spontanément.

Le développement du squelette

Le développement osseux prénatal passe par trois stades :

- Le stade *mésenchymateux* : vers la 6e semaine, le mésenchyme, tissu embryonnaire initial, se condense, formant les différents rayons du pied. Le tarse apparaît peu après.
- Le stade *cartilagineux* : le mésenchyme se transforme progressivement en cartilage et les différents éléments du squelette apparaissent. Ce processus s'achève à la fin de la vie embryonnaire par la formation du squelette cartilagineux du tibia et du péroné.
- Le stade *osseux* : la transformation du cartilage en os (ossification) commence par l'avant-pied (du 3e au 4e mois) et se poursuit au niveau de l'arrière-pied : le calcanéum du 4e au 5e mois, l'astragale au 8e mois et après la naissance. Les autres os du tarse s'ossifient après la naissance.

Le développement articulaire

- *Période embryonnaire* : à la 6e semaine, l'astragale est coincé entre l'extrémité distale du tibia et du péroné. Le calcanéum se trouve à côté, en contact avec le péroné. À la fin de la 7e semaine, le calcanéum passe entièrement sous l'astragale et perd tout contact avec le péroné. *Cette migration sous-astragalienne du calcanéum va donner la voûte plantaire.*
- *Période fœtale* : les remaniements intéressent surtout les rapports relatifs des différents os, notamment *la diminution de la divergence entre le 1er et le 2e métatarsien.*

Ces remaniements se poursuivent après la naissance mais *les deux caractères d'humanité du pied sont dès à présent installés.*

La croissance du pied

Relativement à la longueur du membre inférieur, le pied du fœtus est plus de deux fois plus grand que celui de l'adulte. À la naissance, il mesure environ 7,5 cm et n'est que très partiellement ossifié. Il grandit beaucoup la première année et jusqu'à 5 ans, et dépasse alors les 17 cm. Une croissance annuelle moyenne de 9 mm se poursuit jusqu'à 12 ans chez la fille, 14 ans chez le garçon. À cet âge, il a atteint 90 % de sa taille définitive (autour de 24 et 26 cm respectivement) qui est acquise, elle, vers 14 et 16 ans.

À la naissance, les os du pied se présentent comme des maquettes cartilagineuses des futurs os. Certains (astragale, calcanéum, métatarsiens), contiennent déjà en leur sein un noyau d'ossification qui, pour d'autres n'apparaît que dans les premiers mois ou même années (scaphoïde, cunéiformes). Depuis ce noyau, l'ossification va s'étendre en tache d'huile du centre de l'os vers sa périphérie. Pour certains os, elle ne sera complète qu'à 18 ou 20 ans.

➤ *Les anomalies d'évolution favorable*

Le talus valgus

Association d'une forte flexion dorsale et d'une déviation telle que la plante regarde vers l'extérieur, le talus valgus se laisse corriger passivement sans difficulté. L'apparition de mouvements dans toutes les directions, en particulier dans le sens inverse de la déformation, en réponse à une stimulation du pied que l'on chatouille achève de rassurer. La récupération se fait spontanément en quelques semaines.

Le pied varus souple

C'est la déformation inverse : la plante du pied regarde globalement vers l'autre pied, évoquant le pied bot. Mais ici, la déformation reste souple. La stimulation cutanée provoque l'apparition de mouvements qui corrigent la déformation. La pratique de cette petite gymnastique accompagnera ici aussi la guérison en quelques semaines.

Le metatarsus varus

Malformation congénitale fréquente (10 % des motifs de consultation), à l'origine de laquelle on invoque le plus souvent une cause mécanique : mauvaise position intra-utérine, anomalies d'insertions tendineuses, déséquilibre musculaire, mais aussi, chez le nourrisson, position de sommeil sur le ventre, pieds reposant sur leur bord externe. Il peut être découvert dès la naissance, ou dans les premiers mois.

Il se présente comme la déviation de l'avant-pied vers le dedans, c'est-à-dire vers l'autre pied. L'arrière-pied reste normal. La déformation peut être plus ou moins marquée, souple ou fixée. Cette déformation fréquente dans la petite enfance disparaît des consultations après l'âge de 5-6 ans. 95 % des pieds guérissent quel que soit le traitement utilisé. Voire, pour certains, même en l'absence de traitement.

Les parents comprennent difficilement ce qui précède, et s'il est raisonnable d'éviter des traitements inutilement lourds, astreignants et coûteux, on leur conseillera utilement l'une ou l'autre des mesures simples suivantes :

- Quelques séances de kinésithérapie, auxquelles ils peuvent prendre part, permettent le plus souvent d'obtenir une correction progressive.
- Certains proposent la surveillance des positions de sommeil, pour éviter celles qui majorent la déformation.

• On pourra, si l'enfant est plus grand, inverser les chaussures (la droite à gauche et vice versa) pour éviter les chutes.

Dans les cas plus résistants, on proposera le port d'attelles, de plâtres.

Dans les très rares formes sévères, un traitement chirurgical doit être envisagé.

➤ *Le pied bot*

Généralités

Ce terme, dérivé du germanique *butta*, émoussé, désigne une déformation du pied désaxé par rapport à la jambe. Le plus fréquent est le pied bot varus équin. Par rapport à la jambe, le pied s'oriente vers le dedans et vers le bas. L'avant-pied se présente également enroulé vers le dedans par rapport à l'arrière-pied (voir Figure 28).

La déformation globale s'avère plus ou moins importante, et plus ou moins réductible.

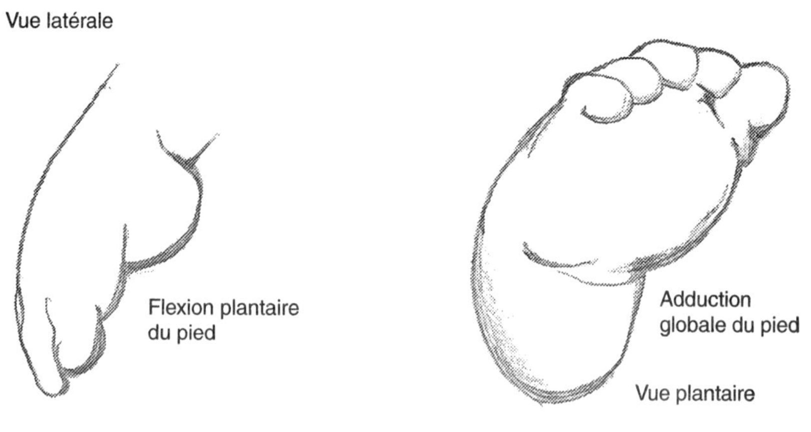

Figure 28 – Déformations caractéristiques du pied bot.

Les radiographies permettent de la mesurer, et, par la suite, d'apprécier l'évolution en cours de traitement.

Le pied bot est congénital. Son origine reste discutée. On considère généralement qu'il s'agit d'un arrêt du développement embryonnaire (voir page 134, formation et croissance du pied).

Traitement

La raideur s'oppose à la correction. Le premier but du traitement sera donc l'assouplissement des structures rétractées, afin d'obtenir une correction progressive de l'équin et de l'enroulement du pied.

• *Les manipulations* tentent d'atteindre cet objectif. Dès les premiers jours après la naissance, des kinésithérapeutes particulièrement entraînés effectuent des séances d'étirement des ligaments et tendons qui s'opposent à la correction. À ce stade, les tissus mous rétractés s'avèrent beaucoup plus résistants que les os encore cartilagineux. Il convient donc d'agir avec précaution afin de ne pas les déformer. La stimulation de l'activité musculaire privilégie l'éveil des mouvements actifs qui vont dans le sens de la correction, puis leur renforcement. Chaque séance se termine par la fixation des pieds sur des attelles, dans la position de correction obtenue. Au début, les séances ont lieu chaque jour, puis, selon le résultat, on adapte leur rythme jusqu'au moment où l'enfant commence à marcher, à l'âge habituel, avec des chaussures montantes normales. Les manipulations se poursuivent. Aussi longtemps qu'il les accepte l'enfant porte des bottillons en cuir moulé pendant la nuit et la sieste. Au moment où il acquiert la station debout, on décide sur base d'un bilan clinique et radiologique, si l'on poursuit le traitement fonctionnel.

• *Le traitement chirurgical* s'avère nécessaire, dans 50 % des cas environ, si des défauts inacceptables subsistent. Ce taux varie considérablement selon le degré de raideur initiale du pied, selon la précocité, la qualité des manipulations. Le chirurgien libère les rétractions des tissus mous, restaure une anatomie aussi proche que possible de la normale. Après l'opération, une immobilisation plâtrée maintient la correction obtenue pendant six à huit semaines. Si une intervention relativement précoce n'a pas été pratiquée, des déformations osseuses définitives apparaissent. Elles nécessiteront chez l'enfant plus âgé une chirurgie plus lourde : ostéotomies, transplantations tendineuses, arthrodèses.

➤ *Le pied convexe*

Cette déformation, heureusement rare, mais plus grave encore que le pied bot varus équin, donne à la plante du pied un aspect convexe. Il s'agit d'un effondrement complet, voire d'une inversion de la voûte. Le traitement chirurgical s'impose le plus souvent.

➤ *Les malformations des orteils*

Un certain nombre de malformations des orteils s'observent dès la naissance.

Les anomalies de nombre

- La polydactylie : il existe un ou plusieurs orteils en trop.
- Les amputations congénitales d'orteils : un ou plusieurs orteils manquent, souvent les trois orteils moyens, et parfois leurs métatarsiens, réalisant une déformation en « pince de homard ». Dans la maladie des « brides amniotiques », il peut exister une amputation complète d'orteils, ou un rétrécissement d'un ou de plusieurs orteils, par un sillon profond.

Les anomalies de forme

• Les syndactylies : ce terme désigne l'accolement plus ou moins complet de deux ou plusieurs orteils. Elles ne gênent généralement pas.
• Les déviations sagittales d'orteils, ou camptodactylies : flexion congénitale d'orteils « en griffe » ou « en marteau ». Ces déformations peuvent s'avérer gênantes et nécessiter une correction chirurgicale, si les petits soins (manipulations, orthèses) ne suffisent pas.
• Les déviations latérales d'orteils, ou clinodactylies, affectent surtout le premier ou le cinquième rayon.

Sur le premier rayon il s'agit de l'*hallux valgus congénital*. On le retrouve chez d'autres membres de la famille. Sa fréquence, loin d'être négligeable, avoisinerait les 10 % chez les enfants de moins de 15 ans. Il est rare qu'il soit d'emblée gênant au point de justifier une intervention chirurgicale. En revanche celle-ci s'avérera éventuellement nécessaire plus tard, car l'hallux valgus congénital peut s'aggraver.

Plus souvent s'observe chez l'enfant la déviation externe de la phalange unguéale du gros orteil. C'est la *crosse latérale* qui peut devenir gênante par conflit avec le deuxième orteil (voir page 98).

Sur le cinquième rayon, le *quintus varus* désigne une déviation du petit orteil en dedans. Celui-ci tend à chevaucher l'orteil voisin. Le conflit avec la chaussure rend parfois la chirurgie nécessaire (voir page 88).

Au niveau des orteils moyens, on peut constater le chevauchement d'un orteil par son voisin. Il suffit en général de maintenir en place l'orteil dévié, à l'aide d'un petit sparadrap. La correction s'obtient à condition de commencer ce traitement le plus tôt possible, et d'avoir la patience de le prolonger quelques semaines.

➤ *L'acquisition de la station debout et de la marche*

L'ontogenèse, développement de l'individu, nous offre en raccourci, un impressionnant parallèle avec l'évolution de l'espèce, ou phylogenèse. L'enfant apprend en quelques années ce que ses ancêtres ont appris en quelques millions d'années. L'acquisition de la marche suit de près le développement du système nerveux. Celui-ci s'achève vers 6 ans. À cet âge, la marche de l'enfant acquiert toutes les caractéristiques de la marche adulte.

Quand et comment ?

Le jeune enfant parvient à tenir la tête droite à 3 mois, à s'asseoir à 6 mois, et quelques mois plus tard, il commence « à quatre pattes » une timide découverte du monde. Il devient bipède, occasionnel d'abord, vers 9 mois. Il se redresse sur les membres inférieurs, en agrippant des mains les barreaux de son lit. À l'âge d'un an, il acquiert progressivement la station debout et la marche. La marche alterne appuis bipodaux et unipodaux, c'est-à-dire positions d'équilibre et de déséquilibre. Il n'est donc pas surprenant que la maîtrise d'un exercice aussi complexe nécessite un long apprentissage, dans lequel on distingue deux phases :

• La première dure environ cinq mois. Au cours de celle-ci l'écartement des membres inférieurs et la durée du double appui, qui limitent l'instabilité, diminuent progressivement. Par ailleurs, la vitesse de progression augmente rapidement, ainsi que la longueur du pas.

• La deuxième phase se déroule sur cinq ou six années au cours desquelles la marche s'affine progressivement pour se rapprocher de celle de l'adulte. La phase d'appui unipodal, initialement très réduite, s'allonge. Le pied, qui jusque-là se posait à plat, attaque de plus en plus souvent le sol par le talon. L'enfant, qui se trouvait en situation de chute à la fin du simple appui, apprend à se propulser grâce au contrôle de plus en plus efficace de la station unipodale. Il acquiert également un contrôle anticipatif, temporel et spatial, de la progression, contrôle qui n'existait pas au début (voir page 279 et suivantes).

Le contrôle de la marche

Le contrôle de la marche résulte plus d'un apprentissage que de réflexes innés. *Le rôle des informations visuelles est essentiel.* Les enfants aveugles ne présentent aucune tendance à marcher spontanément. Il faut qu'on les entraîne à la marche. Ils apprennent alors à compenser la perte des informations visuelles par une plus grande utilisation des autres sources d'informations : vestibulaires et sensitives.

Il est intéressant de noter que les premières manifestations de l'acquisition du langage apparaissent en même temps que celles de la marche, qui permet de multiplier les relations avec le monde extérieur : le premier mot vers 11 à 14 mois, les combinaisons de mots vers 20 mois, les premières phrases à 23-24 mois.

La station érigée va de pair avec le développement de l'intellect. Chez des enfants grabataires dès la naissance, du fait de handicaps à la fois physiques et psychiques, la verticalisation, grâce à des traitements kinésithérapiques, voire chirurgicaux, s'accompagne souvent d'une progression des possibilités intellectuelles, certes relative, mais que les psychologues peuvent chiffrer. Cette influence, même modeste, de la station érigée sur l'intellect nous rappelle le parallélisme entre l'acquisition de la station érigée et le développement cérébral chez nos ancêtres, il y a plusieurs millions d'années.

Le pied du jeune enfant

Certaines anomalies se dévoilent avec la station debout et la marche. Elles suscitent l'inquiétude des mamans et remplissent les consultations d'orthopédie pédiatrique.

➤ *Les pieds qui tournent*

Un des motifs de consultation les plus fréquents.

Classiquement, les parents ont constaté que l'enfant tourne les pieds vers l'intérieur. Les pointes des pieds se rapprochent ou même se heurtent, provoquant des chutes. En fait cette rotation trouve son origine au niveau du pied, mais aussi plus haut.

• Au début, l'enfant marche comme il peut, les pieds en dedans, et le phénomène se corrige vers 2 ans et demi.

• Il existe parfois une adduction du pied, le metatarsus varus, décrit précédemment (voir page 137).

• La torsion fémorale : le plus souvent, la rotation interne vient de la hanche. Lorsqu'on regarde attentivement l'enfant marcher, on constate que le pied tourne vers l'intérieur, mais le genou aussi : la rotule « louche » vers l'autre genou. C'est donc tout le membre qui tourne. Ceci résulte d'une torsion interne du fémur sur son axe longitudinal. Cette torsion, physiologique, plus ou moins marquée à la naissance, diminue spontanément en quelques années. Aucun traitement n'a d'effet sur cette détorsion programmée, le plus souvent complète vers 8 ans.

• La torsion jambière : dans certains cas l'examen des axes transversaux du genou et de la cheville montre une torsion dans le squelette jambier. Chez l'adulte existe une torsion du tibia telle que son extrémité inférieure se trouve en rotation externe d'une vingtaine de degrés par rapport à son extrémité supérieure. À la naissance cette torsion peut être absente ou incomplète. Dans la grande majorité des cas, elle se constitue spontanément au cours des cinq ou six premières années.

La marche en rotation externe est beaucoup plus rare.

Le plus souvent, les torsions fémorale et tibiale ont un caractère familial et réalisent des « profils » caractéristiques, appelés morphotypes. Un morphotype donné se retrouve chez les différents membres d'une même lignée. Il s'acquiert vers 4 ou 5 ans. Ainsi certains marcheront toujours en légère rotation interne, d'autres, comme Charlot, en rotation externe parfois très importante. Certains morphotypes s'accompagnent d'une déformation ou d'une usure rapide des chaussures qui motivent parfois la consultation. Il est illusoire, voire dangereux, d'y vouloir changer quelque chose.

Les anomalies rotationnelles

Les variations de torsion des membres inférieurs sont extrêmement fréquentes. Il s'agit le plus souvent d'une torsion interne. Celle-ci peut siéger dans le pied ou la jambe, mais le plus souvent au niveau du fémur.

Il faut donc examiner le membre inférieur dans sa totalité, pas seulement le pied. Ces troubles, le plus souvent bénins, se corrigent spontanément avec la croissance.

La surveillance doit être maintenue périodiquement afin de s'en assurer, en tenant compte de morphotypes familiaux particuliers.

➤ *Le pied plat*

Ce terme désigne un vaste ensemble dans lequel il convient de distinguer divers tableaux. En effet, par pied plat, on désigne l'affaissement plus ou moins important de l'arche interne du pied, constituée par un agencement d'os et d'articulations : calcanéum, astragale, scaphoïde, premier cunéiforme, premier métatarsien (Figures 3 et 5). Cette arche, que l'on peut représenter comme un triangle à grande base inférieure, sur le pied vu de profil, peut s'affaisser au niveau de l'une ou l'autre des articulations, voire de plusieurs d'entre elles. Rappelons que les mouvements de l'arrière-pied ne se produisent pas dans un seul plan, mais bien dans les trois plans de l'espace. Ceci rend compte de la complexité de la déformation et de la multiplicité de ses aspects (voir page 66).

Le pied plat du jeune enfant

Il suscite les inquiétudes maternelles les plus fréquentes. Chez l'enfant de 2 ou 3 ans, debout, le bord interne du pied repose sur le sol dans sa totalité et ne présente pas de voûte. Le talon est en valgus (Figure 20). Cependant lorsqu'on demande à l'enfant de se dresser sur les pointes, le talon tourne vers le dedans, les pieds se cambrent et la voûte apparaît. La torsion interne du membre inférieur, caractéristique du petit enfant, contribue à cet affaissement de la voûte. Plusieurs études portant sur un grand nombre d'enfants montrent que l'évolution vers un pied normal se fait naturellement dans plus de 90 % des cas. Le port de semelles orthopédiques ne modifie en rien cette évolution.

Le pied plat du petit enfant s'accompagne souvent d'un genu valgum : les genoux se touchent, les jambes s'écartent et quelques centimètres séparent les deux chevilles l'une de l'autre. L'obliquité de la jambe amène le pied à poser au sol par son bord interne et majore l'impression de pied plat. Ce genu valgum, très fréquent, se corrige spontanément dans l'immense majorité des cas.

Les formes extrêmes de l'enfant

Il s'agit de pieds dont la voûte est totalement effondrée avec un valgus du talon très important. En l'absence d'amélioration spontanée vers l'âge de 6-7 ans, la prescription de semelles orthopédiques s'impose. Devant une déformation qui ne se corrige pas après un traitement conservateur bien conduit pendant plus d'un an, on peut envisager une intervention chirurgicale. Ces cas restent exceptionnels (1 à 2 % des pieds plats).

Le pied contracturé de l'adolescent

Il se distingue du pied plat usuel parce qu'il est raide et douloureux. Il n'existe aucune mobilité de l'articulation sous-astragalienne. Lorsque le sujet se met sur la pointe des pieds, les talons restent en valgus et la voûte n'apparaît pas. Ce pied cache souvent une soudure anormale entre certains os du tarse. Les radiographies et, mieux, le scanner montrent un pont osseux (synostose) entre l'astragale et le calcanéum, ou entre le calcanéum et le scaphoïde. Cette soudure empêche toute correction de la déformation. En cas de douleur importante, associée le plus souvent à une déformation majeure, un traitement chirurgical doit être envisagé.

➤ *Le pied creux*

Décrit précédemment (voir page 68), le pied creux est trop cambré. L'arche interne se creuse (Figure 9).

Chez l'enfant, les pieds creux se constituent vers 6 à 8 ans. Ils ont souvent un caractère familial. La déformation se fixe progressivement. Contrairement au pied plat, trop souple, le pied creux est raide. Les orteils se mettent souvent en griffes. La déformation peut rester stable ou aussi s'aggraver avec la croissance, en particulier à la période pubertaire. Il faut donc une surveillance régulière.

Quelles sont les causes du pied creux ?

On distingue classiquement les pieds creux constitutionnels et ceux qui trahissent une maladie neurologique. Dans tous les cas donc, un examen neurologique s'impose afin de rechercher certaines affections qui se traduisent par des pieds creux. Certaines sont héréditaires comme la maladie de Charcot-Marie ou la maladie de Friedreich. À défaut de trouver une origine neurologique, on considère le pied creux comme « essentiel ». Ce terme désigne une affection pour laquelle on n'a pu identifier une cause précise. On considère souvent le pied creux essentiel comme une forme fruste de l'une de ces affections neurologiques.

Traitement du pied creux de l'enfant

Aucun traitement en l'absence de gêne (majorité des cas).

Les semelles orthopédiques ont un intérêt en cas de douleurs plantaires (peu fréquentes chez l'enfant) ou en cas d'entorses à répétitions.

Un pied creux important et mal toléré peut justifier un traitement chirurgical.

Diverses études effectuées sur des populations scolaires ont montré que :
la fréquence du pied plat diminue de la première enfance à la fin de la croissance, passant de plus de 50 % à 6 % ;
la fréquence du pied creux passe dans le même temps de 2 % à 7 %.

Les douleurs de croissance

Elles traduisent habituellement des remaniements de l'os en croissance, au niveau de ses extrémités (épiphyses) ou de protubérances (apophyses) sur lesquelles s'insèrent des tendons. Considérées classiquement comme des troubles de la vascularisation de l'os, on tend à les expliquer plutôt par des sollicitations mécaniques excessives, notamment les tractions des tendons, sur un squelette fragilisé par sa transformation progressive de cartilage en os définitif. Bien connues au niveau du genou, elles peuvent toucher les os du pied.

➤ *L'ostéochondrite du scaphoïde (maladie de Köhler-Mouchet)*

Elle se manifeste par une douleur au bord interne du pied, survenant à la marche, qui se fait parfois sur le bord externe du pied, pour esquiver la douleur. La radiographie montre une condensation osseuse et une fragmentation du scaphoïde, qui se répare spontanément en douze à dix-huit mois. Une orthèse plantaire soutenant la voûte peut s'avérer utile, associée au repos sportif.

➤ *L'ostéochondrite de la 2e tête métatarsienne (maladie de Freiberg)*

C'est une nécrose affectant une tête métatarsienne, la deuxième le plus souvent, surtout chez la fille après 12 ans. Les radiographies, normales au début, objectivent l'affection après quelques semaines. La tête se déforme, s'aplatit plus ou moins, gênant le fonctionnement de l'articulation. C'est chez l'adulte (voir page 91), une cause classique de métatarsalgies. Au début, l'arrêt complet des activités sportives s'impose. Une orthèse plantaire bien adaptée peut soulager les douleurs. Au stade de séquelles mal tolérées, la chirurgie s'avère nécessaire.

➤ *L'apophysite calcanéenne (maladie de Sever)*

Elle provoque des douleurs au niveau du talon, surtout chez de grands enfants qui ont une activité sportive intense. La palpation du talon les évoque, tout comme la flexion dorsale du pied qui met le tendon d'Achille en tension. La restriction temporaire de l'activité sportive suffit généralement. Éventuellement, le patient bénéficiera du port d'une talonnette qui diminue la tension du tendon et amortit les impacts du talon. Tout se normalise à la fin de la croissance.

➤ *L'ostéochondrose (ou ostéochondrite) de l'astragale*

Elle engendre chez un enfant de 10 à 15 ans, des douleurs et un gonflement de la cheville. Une radiographie révèle une image en coup d'ongle sur la poulie astragalienne, ou bien la présence d'un fragment séparé du reste de l'os. La suppression de l'appui, voire l'immobilisation plâtrée, mènent à la guérison dans certains cas. Parfois un fragment osseux se détache complètement et se loge dans l'articulation. S'il est de petite taille on se contente de l'enlever par arthroscopie de la cheville. S'il est de taille importante, il faut le remplacer par une greffe osseuse.

D'autres ostéochondroses peuvent toucher un os sésamoïde du gros orteil ou un scaphoïde accessoire (os surnuméraire accolé à la face interne du scaphoïde). Une semelle orthopédique permet habituellement d'en attendre la guérison.

Le pied neurologique de l'enfant

Nous ne ferons qu'effleurer ce chapitre qui concerne entre autres le pied de l'infirme moteur cérébral. Les différentes déformations statiques que nous avons décrites se rencontrent éventuellement chez lui. La plus fréquente est l'équin, isolé ou associé au varus ou au valgus. Ces déformations posent, dans ce contexte, des problèmes très particuliers et justifient une approche pluridisciplinaire (neurologue, chirurgien, prothésiste, kiné…).

Le chaussage de l'enfant

Le problème du chaussage se pose aux parents dès les premières tentatives de station debout, et, plus encore, les premiers pas. La marche nu-pieds s'avère bénéfique et souhaitable pour l'enfant puisqu'elle lui apporte un maximum d'informations sensitives et laisse toute liberté à son activité musculaire. Il faut l'encourager, particulièrement sur des sols meubles comme les pelouses et le sable. Pour des raisons évidentes (climat, protection physique du pied), le port de chaussures s'avère cependant nécessaire dès les premiers pas. Face aux multiples affirmations formulées quant au choix de la chaussure, il faut s'en tenir au bon sens et se méfier des dogmes.

➤ *Les premières chaussures*

Elles doivent avoir une tige montante, tout simplement parce qu'une chaussure basse ne tient pas convenablement sur un petit pied. Pour être bien stables sur celui-ci, elles doivent avoir un contrefort postérieur ferme qui épouse bien le talon. Sinon la chaussure risque de tourner autour de ce dernier. Il faut s'assurer d'une largeur et d'une longueur adéquates ; ne pas compenser une insuffisance de largeur par une longueur plus grande. La croissance du pied, rapide à cet âge, impose de changer souvent de pointure.

➤ *À partir de 4-5 ans*

La chaussure à tige basse s'adapte plus correctement. Le pied mesure alors environ 17 cm contre 7 seulement à la naissance. Pour les mêmes raisons de stabilité, la chaussure disposera d'un bon contrefort postérieur. Elle doit aussi rester stable d'avant en arrière, grâce à un bon rapport entre cambrure et talon, pour éviter le déchaussement. Il faut aussi qu'elle soit souple : la semelle se laissera plier aisément dans la région métatarsienne, pour permettre un déroulement correct du pas.

Elle ne doit cependant pas être trop souple et se laisser tordre comme une serpillière : elle n'assurerait alors pas une bonne stabilité latérale au pied.

Elle doit être de préférence en cuir, matière qui respire, contrairement aux matières synthétiques dans lesquelles le pied macère. Ce qui amène à rappeler que les chaussures de sport sont faites pour le sport ! (voir chapitre 9, « La chaussure »).

CHAPITRE 6

Le pied du sportif

La seconde moitié du XXe siècle a vu l'explosion des activités sportives. Celle-ci s'est faite dans deux directions : le sport professionnel et le sport de loisir.

La médiatisation des grands événements sportifs et la masse d'argent qu'ils brassent ont produit une nouvelle catégorie de travailleurs : les sportifs professionnels. Ceux-ci souffrent, comme les autres, de maladies professionnelles parfois très spécifiques, souvent liées au surentraînement ou au caractère abusivement répétitif d'un geste donné lors de la pratique intensive d'une activité sportive.

D'autre part, la généralisation des loisirs, l'augmentation du temps qui leur est consacré, l'allongement de la durée de vie bien au-delà de l'âge de la retraite amènent un nombre croissant de sujets dont la condition physique n'est pas optimale à pratiquer une activité sportive avec plus ou moins d'à-propos. Dans ce cas, les lésions résultent surtout de la mauvaise exécution d'un geste sportif ou d'un entraînement insuffisant.

Les années 1970 ont ainsi vu l'extraordinaire développement du jogging. Ce sport s'impose comme un véritable phénomène social lorsqu'il mobilise à travers les rues de nos villes toutes les classes d'âges et toutes les couches de notre société.

Le sport professionnel, avec en tête le football et le tennis, et le sport de loisir, avec le jogging et la marche, ont un organe cible commun : le pied. Le caractère dynamique des activités sportives expose le pied, souvent le seul appui au sol, à des sollicitations mécaniques plus importantes ou différentes de celles qu'impose la vie de tous les jours. Les lésions dépendent du type de sport, du port ou non de chaussures, du gabarit du sportif, de son niveau technique et du type, ou de l'état du terrain de sport.

Les lésions traumatiques

➤ *Les traumatismes usuels*

Les sportifs de toutes catégories s'exposent bien entendu, et souvent plus dangereusement, aux traumatismes classiques : entorses, fractures et luxations. Le chapitre 3 aborde ce sujet. Les sports violents comme les sports de combat, le rugby ou le football américain ou les sports d'altitude, comme l'escalade, le parachutisme, engendrent souvent des lésions d'emblée plus graves qu'en traumatologie courante.

➤ *Les traumatismes spécifiques*

Les hématomes sous-unguéaux résultent d'une hémorragie sous l'ongle. Ces lésions surviennent très souvent chez les danseurs, les joueurs de football ou de rugby, chez les joueurs de tennis et les patineurs. Mal traités, ils peuvent passer à chronicité et déformer l'ongle définitivement. Le choix des chaussures et le bandage préventif en limitent les dégâts.

Les lésions cutanées par érosion ou par brûlures au niveau des orteils ou de la plante sont monnaie courante dans les sports de combat, grands pourvoyeurs de lésions des articulations métatarso-phalangiennes des orteils. D'autres entités s'avèrent plus spécifiquement liées au geste sportif comme le syndrome de la queue de l'astragale ou le syndrome exostosant antérieur.

Le syndrome de la queue de l'astragale (Figure 29)

Il associe un tableau douloureux de l'arrière-pied à l'existence d'un os trigone. Le versant postérieur de l'astragale se développe à partir d'un noyau secondaire d'ossification qui se soude au corps de l'astragale vers 12 ans. Dans certains cas, la soudure ne se fait pas, laissant

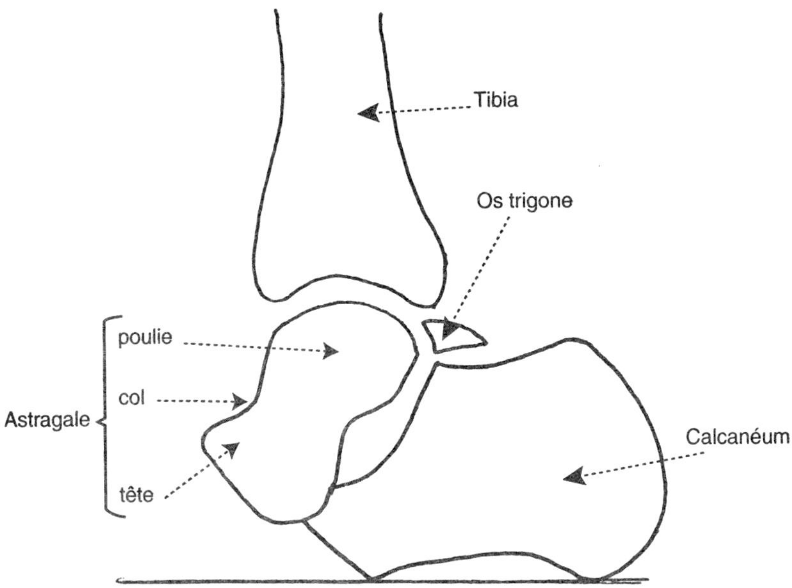

Figure 29 – Arrière-pied et cheville de profil.
Coincé entre le bord postérieur du tibia et le calcanéum, l'os trigone peut être le siège de douleurs lors des mouvements de flexion plantaire (danseurs, footballeurs).

ainsi un fragment osseux triangulaire : *l'os trigone.* Cet osselet engendre parfois des plaintes sous la forme d'une douleur subite et violente à la face postérieure de la cheville lors d'une flexion plantaire importante (shoot, mise sur pointes). L'examen réveille une douleur derrière les malléoles lors de la palpation ou de la mise en flexion plantaire forcée. Les radiographies objectivent un isolement osseux plus ou moins volumineux à la face postérieure de l'astragale. Lors de la flexion plantaire forcée, l'os trigone se fait coincer entre le calcanéum et le rebord postérieur du tibia, provoquant la douleur. Lié à la flexion plantaire forcée, ce tableau se rencontre chez les joueurs de football, mais aussi chez les danseurs, les triple sauteurs et les sauteurs en longueur.

Le syndrome exostosant antérieur

Les manifestations se voient surtout sur les radiographies : disparition de la configuration arrondie du rebord antérieur du tibia, formation d'exostoses, notamment sur le versant dorsal du col astragalien. Ces remaniements semblent significativement liés à la pratique sportive puisqu'on en retrouve 45 % chez les sportifs contre 15 % chez les non-sportifs. Ils demeurent asymptomatiques dans la majorité des cas.

Des calcifications analogues sont également décrites sur les versants latéraux de la cheville, notamment chez les joueurs de football, et constituent un tableau radiologique caractéristique appelé « cheville chronique du footballeur ». Ces remaniements contrastent avec la bonne tolérance clinique en général.

Les lésions de fatigue et de surcharge

➤ *Les fractures de stress, ou fractures de fatigue*

La répétition cyclique d'épisodes de mise en charge et de décharge caractérise la marche et la course. Ce traumatisme peu intense mais répétitif peut provoquer une microfracture au niveau des os ainsi sollicités. La lésion engendre une douleur aiguë, élective au niveau du foyer de fracture, survenant parfois après l'effort. Elle s'accompagne généralement d'une tuméfaction locale et d'une impotence plus ou moins marquée. Ces lésions surviennent souvent lorsqu'il y a disproportion entre le potentiel physique du sportif (le plus souvent un coureur) et la performance réalisée. Un chaussage inadéquat, un terrain trop dur peuvent aussi être incriminés. Les localisations les plus fréquentes siègent au niveau du pied : les métatarsiens, la malléole externe, le calcanéum, le scaphoïde tarsien. Les métatarsiens très exposés dans la plupart des sports sont de loin les plus souvent lésés. L'atteinte d'autres os par contre dépend du type de sport : le scaphoïde tarsien chez les coureurs sur piste, le calcanéum lors des sauts ou du judo, les sésamoïdes chez les marcheurs… Le traitement passe par la mise en décharge, puis le remplacement par une activité différente (natation ou cyclisme) afin de conserver la condition physique. S'il existe un trouble statique favorisant, il doit être corrigé, à l'aide d'une semelle par exemple.

➤ *Les douleurs tibiales internes*

Également dénommées périostites tibiales ou *shin splints*, ces douleurs siègent à la partie inférieure et interne du tibia. Apanage du coureur à pied, elles semblent étroitement liées à un mécanisme de pronation excessive (bascule excessive du talon en valgus) lors de la prise de contact avec le sol. Le phénomène peut être facilité par une condition physique défectueuse, des chaussures inadéquates ou un terrain trop dur. Le jambier postérieur contrôle la pronation de l'arrière-pied. Son amarrage sur le versant inférieur du tibia devient le siège d'une inflammation chronique du périoste. Le traitement initial s'appuie sur le repos, l'application de glace. Ensuite, une orthèse limitera la pronation excessive. La course peut être reprise progressivement, sur terrain meuble, avec des chaussures adéquates.

➤ *La fasciite plantaire (ou aponévrosite plantaire)*

Cause extrêmement fréquente de douleurs du talon chez le coureur à pied, la fasciite plantaire traduit une inflammation chronique de l'aponévrose plantaire au niveau de son insertion sur la tubérosité postérieure du calcanéum. La douleur siège au talon (voir page 94), apparaît au début ou à la fin de l'effort. Le plus souvent, repos, massages transverses profonds, voire anti-inflammatoires suffisent à résoudre le problème. Une semelle comprenant un élément amortissant sous le talon est indiquée dans les douleurs chroniques.

➤ *Les lésions tendineuses*

Le tendon présente essentiellement trois problèmes : la *tendinite*, inflammation aiguë ou chronique du tendon, la *tendinose*, processus dégénératif, et la *rupture*, perte de la continuité d'un tendon.

La tendinite (voir page 101)

L'inflammation rend difficile voire impossible, la réalisation des mouvements propres au tendon atteint. Sa palpation est douloureuse. Il peut être épaissi. L'échographie est l'examen de choix pour apprécier le volume et la consistance du tendon ainsi que les remaniements de sa gaine. Les facteurs favorisants sont au nombre de trois :

• les facteurs *constitutionnels* : la morphologie du pied favorise la souffrance de certains tendons : par exemple la tendinite du jambier postérieur, plus fréquente en cas de pied plat ;

• les facteurs *mécaniques* : interviennent ici les traumatismes directs et les microtraumatismes, d'origine externe (terrain dur, chaussure mal adaptée) ou interne (tendons surnuméraires, excroissance osseuse près du tendon, etc.) ;

• *l'entraînement* : les tendinites se montrent bien plus souvent chez le sportif débutant que chez le sportif entraîné : ce phénomène témoigne de l'adaptation progressive du tendon aux sollicitations qu'il subit. L'échauffement préalable à l'effort joue un rôle préventif certain.

Le traitement reste le plus souvent conservateur.

Il comprend au stade aigu : le repos, la glace, éventuellement les anti-inflammatoires, l'immobilisation plâtrée en cas d'échec. Une fois la phase aiguë passée, la rééducation vise essentiellement à récupérer la fonction et à corriger les fautes de techniques souvent responsables de la lésion. Une orthèse de correction ou de protection peut s'avérer utile.

Le traitement chirurgical ne s'avère que rarement nécessaire.

Les tendinoses

Divers processus dégénératifs affectent le tendon : vieillissement, inflammations, surcharge, infiltrations répétées... Cette dégénérescence du tendon joue un rôle majeur dans les accidents de rupture tendineuse.

Les ruptures tendineuses (voir page 112)

On en distingue deux types :

• Les ruptures sur une tendinose se rencontrent le plus souvent. Elles résultent d'une diminution de la résistance mécanique d'un tendon dégénéré, souvent chez des sujets d'âge mûr qui reprennent une activité sportive après plusieurs années d'interruption.

• Les ruptures traumatiques intéressent un tendon préalablement sain. Rares, elles surviennent généralement chez des individus jeunes. On observe alors parfois une disproportion entre la masse musculaire, très développée par la pratique intensive d'un sport et le calibre du tendon qui la prolonge.

Répartition topographique

• *Le tendon d'Achille* : ce tendon souffre souvent de processus dégénératifs : calcifications dans le tendon, ruptures partielles, inflammation de la gaine… Les ruptures surviennent à quelques centimètres au-dessus du calcanéum ou, plus rarement, au niveau de la jonction entre le tendon et le jumeau interne, dans le mollet (tennis).

• *Les péroniers* : leur souffrance résulte de sollicitations en inversion et se manifeste le plus souvent derrière la malléole externe ou sur le bord externe du talon.

• *Les jambiers* : la souffrance du jambier postérieur accompagne souvent un valgus du talon. Celle du jambier antérieur se voit chez les coureurs et les danseurs. Elle siège le plus souvent au voisinage de son insertion sur le versant interne du pied.

• *Les fléchisseurs et les extenseurs* : ces tendinites se rencontrent rarement. Celles des fléchisseurs s'observent souvent chez les sauteurs. Les danseurs présentent une atteinte caractéristique du long fléchisseur du gros orteil. Elle provoque une douleur très vive derrière la malléole interne lors de la mise « sur pointes ».

➤ *Les entésopathies*

Ce terme, ou celui d'*entésite,* désigne les problèmes qui surviennent au niveau du site d'insertion des ligaments et des muscles sur l'os. Dans cette zone se fait la transformation progressive du tendon en os, protégeant ainsi l'arrimage. L'origine des entésopathies s'apparente à celle des tendinites. La zone transitionnelle peut faire l'objet de microfractures suivies d'un processus de réparation, associé parfois à des dépôts calciques. Les entésites ligamentaires siègent le plus souvent au niveau du versant antérieur de la cheville, du cou-de-pied, des ligaments latéraux de la cheville. Les entésites tendineuses se voient le plus souvent au niveau des sites d'insertion du tendon d'Achille, des péroniers latéraux, des jambiers, à la face inférieure du calcanéum. Si ces remaniements deviennent symptomatiques, le traitement rejoint celui des tendinites.

➤ *Les « ostéochondrites » ou dystrophies osseuses*

Ces affections surviennent en période de croissance lors de l'ossification des os du pied. Elles affectent donc essentiellement les enfants et les adolescents. La surcharge mécanique liée au sport peut favoriser les manifestations cliniques de ces processus dont l'origine reste obscure. Le nom de ces affections varie en fonction de leur site (voir page 149).

Le pied face à différents sports

➤ *La course à pied*

La majorité des activités sportives nécessite, à des degrés divers, de courir. Il existe différentes façons de courir : le jogging, le sprint, la course de demi-fond, la course de fond, le marathon, le cross-country…

Les conseils qui suivent, valables pour le coureur, le sont aussi pour tous les sportifs amenés à courir.

Courir trop tôt, courir trop vite, courir trop longtemps… voici les principales sources d'ennui du coureur à pied.

Pour éviter les problèmes, il suffit d'un peu de bon sens.

Bien se préparer, adapter ses performances à ses possibilités physiques, doser la quantité d'effort sur le long terme en se ménageant des périodes de récupération.

Il faut une préparation musculaire adéquate :

- faire des exercices d'échauffement préalables, réalisés lentement ;
- si l'on reprend la course après une longue période d'arrêt, commencer prudemment. Rien de plus dangereux que le coureur du week-end qui dépasse ses possibilités, initialement limitées.

Si des douleurs dans les jambes ne disparaissent pas au repos, si des difficultés respiratoires, autres qu'un banal essoufflement, ou des douleurs thoraciques sont ressenties, il faut impérativement consulter un médecin.

Des vêtements et des chaussures adéquats s'avèrent indispensables, ainsi qu'un régime alimentaire adapté. Il n'est pas indiqué de manger moins de trois heures avant un effort athlétique. S'hydrater suffisamment pendant l'effort reste par contre essentiel.

Une personne sédentaire d'âge moyen ne se lancera pas d'emblée dans des efforts de plus de 30 minutes, cinq jours par semaine. L'adaptation doit être progressive, échelonnée sur six mois. Au début, il faut éviter les côtes et les terrains accidentés.

Il existe différents styles de course. Chaque coureur adopte inconsciemment le sien, car le plus efficace au vu de sa morphologie. Les sprinters ont une course digitigrade : ils atterrissent et quittent le sol par les orteils sans appui sur le talon. Les autres coureurs ont une course plantigrade. Les uns atterrissent sur le talon *(rearfoot strikers)* les autres sur la partie médiane du pied *(midfoot strikers)*.

Les lésions les plus fréquemment rencontrées au niveau des pieds des coureurs sont cutanées ou mécaniques :

- lésions *cutanées* : ampoules, hématomes sous-unguéaux, dermatite de contact liée à un des composants de la chaussure, ongles incarnés, mycoses…
- lésions *mécaniques* : fasciite plantaire, tendinite d'Achille, périostite tibiale…

➤ *Le football*

Durant un match de football, le joueur parcourt facilement 8 à 15 km.

L'entorse de cheville s'impose comme la lésion de loin la plus fréquente. Souvent négligée, elle laisse des chevilles chroniquement instables. Il n'est pas rare de les voir évoluer vers l'arthrose. On n'insiste jamais assez sur la prévention, par le port d'une contention *(taping)*, et sur l'impérieuse nécessité d'un traitement correct de l'accident aigu.

Les entorses de la médio-tarsienne sont également légion.

Le football s'avère aussi grand pourvoyeur de petits traumatismes comme les hématomes sous-unguéaux, les traumatismes d'orteils. L'arthrose métatarso-phalangienne du gros orteil, ou l'hallux valgus, survient souvent. Certaines pathologies sont plus spécifiques comme le syndrome de la queue de l'astragale et le syndrome exostosant antérieur. Les fractures de fatigue des métatarsiens surviennent fréquemment. Leur localisation peut dépendre de la disposition variable des crampons sur la chaussure de football.

Celle-ci doit avoir un contrefort rigide, une tige ferme, une semelle flexible en avant et 6 à 8 œillets de laçage. Le nombre et le type des crampons sont souvent laissés au choix du joueur mais cet aspect du chaussage, en particulier son impact sur les charges imposées à l'avant-pied, mériterait une approche plus scientifique.

➤ *Le tennis*

Les lésions des membres inférieurs sont, chez le joueur de tennis, moins fréquentes qu'au membre supérieur.

On retrouve en bonne place les hématomes sous-unguéaux, les entorses, tibio-tarsiennes mais aussi médio-tarsiennes, les ruptures du tendon d'Achille et, plus particulièrement chez le tennisman, la rupture du jumeau interne. Citons aussi la fracture, traumatique ou de fatigue, du cinquième métatarsien.

La fasciite plantaire survient chez le joueur adulte alors que la maladie de Sever (voir page 150) est fréquente chez le jeune tennisman, comme chez le jeune footballeur.

La chaussure de tennis dispose d'un talon amortissant pour absorber les chocs lors de l'impact du talon. Le contrefort doit être résistant, la semelle renforcée sous la première tête métatarsienne et la pointe suffisamment vaste pour absorber des impacts lors du service.

➤ *Le golf*

Le golf peut provoquer trois types de lésions au niveau du pied : liées au swing, liées à la marche prolongée, liées aux chaussures.

Le swing se montre peu nocif pour le pied s'il est exécuté correctement. Des gestes mal coordonnés engendrent des inflammations des ligaments latéraux externes de la cheville ou des entorses du versant externe des articulations du médio-pied.

Le golfeur qui réalise un parcours de 18 trous marche environ 8 à 10 km. Il s'expose donc aux lésions propres à la marche prolongée : fractures de stress, inflammation de l'aponévrose plantaire.

Les conflits avec une chaussure mal adaptée sont multiples : bursites, hématome sous-unguéaux, maladie de Haglund (voir page 92, calcanéum trop saillant vers l'arrière).

Enfin, le golf révèle souvent un hallux rigidus par ailleurs bien toléré (voir page 81).

➤ *La danse classique*

Elle requiert une condition physique parfaite.

Le danseur de ballet doit être un sportif en condition optimale. Le talent nécessaire à danser « en pointe » ne s'acquiert qu'après un long apprentissage et notamment la maîtrise parfaite des autres pas de danse. Passer trop tôt à cet exercice reste très dangereux.

Le chausson de ballet se termine par une pointe rigide, horizontale. Un 2e orteil trop long (pied grec) s'exposera particulièrement lors de la mise sur pointe. De même la contrainte en flexion sur le premier rayon s'avère considérable.

Une voûte creusée améliore l'esthétique de toute la jambe. Elle doit pourtant rester souple afin d'accomplir avec grâce des pas rapides et difficiles. Tous les muscles du pied doivent être parfaitement développés pour assurer la stabilité du premier rayon et assister les ligaments dans le support des sollicitations considérables que suppose ce type d'exercice.

La lésion typique est la tendinite du fléchisseur propre du gros orteil, spécifique du ballet classique. Citons aussi les problèmes cutanés (cors, érosions), les hématomes sous-unguéaux, les entorses de cheville, les fractures (la plus commune, celle du 5e métatarsien après une chute de la position demi-pointe), les fractures de stress (des 2e et 3e métatarsiens), les atteintes du premier rayon (hallux valgus et rigidus), les griffes d'orteils.

Une surface de danse trop dure, en ciment par exemple, prédispose aux traumatismes.

Cette liste ne peut être exhaustive.

Chaque sport a sa spécificité. La spécialisation du sportif dans telle ou telle activité influence sa morphologie mais aussi ses malheurs. Pour prévenir et traiter au mieux ces derniers, il faut d'abord connaître la nature et les exigences d'un geste sportif donné afin d'apprécier au mieux les contraintes spécifiques qu'il exerce sur l'appareil moteur et le pied en particulier.

Ne pas négliger non plus le terrain sur lequel se déroulent ces activités car il est à même d'en modifier considérablement les effets éventuellement nocifs.

CHAPITRE 7

Le pied du senior

Chez le sujet âgé, les problèmes de pied sont de deux ordres :

- l'aggravation d'anomalies anciennes ;
- l'installation de troubles nouveaux propres à l'âge.

Parfois ces problèmes se gèrent avec fatalisme (par le médecin) et résignation (par le patient). Pourtant, à notre époque, la durée de vie s'allonge régulièrement. Les seniors représentent une part de plus en plus importante de la population. Notre souci doit être de les maintenir actifs le plus longtemps possible en leur proposant un traitement réel de leur handicap et non un pis-aller qui les installe dans l'invalidité.

L'aggravation des troubles préexistants

➤ *L'hallux valgus*

Nous l'avons longuement décrit dans un chapitre précédent (voir page 72).

Avec le temps, ses conséquences vont, souvent, s'avérer plus gênantes.

La gêne au niveau du gros orteil

La déformation peut devenir très importante et le chaussage de plus en plus problématique. Le frottement dans la chaussure provoque une inflammation de la peau et des tissus sous-cutanés, la bursite. Parfois, le seul chaussage possible reste la pantoufle et, dans les cas extrêmes, à condition d'y découper un orifice pour loger la bosse. Il existe parfois une véritable impression d'instabilité à la marche, parce que le gros orteil n'assure plus sa fonction d'appui. Enfin, l'arthrose de l'articulation entre l'orteil et son métatarsien peut compliquer de ses douleurs et de sa raideur un hallux valgus ancien.

La gêne au niveau des autres orteils

L'hallux valgus engendre sur les rayons voisins des déviation des orteils vers l'extérieur, des griffes, des cors, des durillons et des métatarsalgies. Au pire, il se forme un « pied triangulaire » dans lequel premier et cinquième orteils convergent. Entre les deux, les trois orteils médians se chevauchent et s'entrecroisent, rendant la station debout et la marche extrêmement pénibles.

Comment le soigner ?

Le traitement s'apparente à celui des patients plus jeunes : chaussage adapté, semelles orthopédiques éventuellement, soins de pédicurie. Si ces mesures conservatrices n'apportent pas le soulagement souhaité, la chirurgie reste le seul espoir d'amélioration. Contrairement aux idées reçues, le traitement chirurgical trouve sa place chez un sujet âgé en bonne condition pour éviter l'accumulation des handicaps locomoteurs. Les anesthésies loco-régionales, peu agressives, les techniques chirurgicales actuelles, qui autorisent une reprise rapide de la marche, se font à la satisfaction des intéressés dans la majorité des cas.

➤ *Les métatarsalgies*

Les métatarsalgies restent à tout âge un des motifs de consultation les plus fréquents, qu'elles accompagnent un hallux valgus, un pied creux, ou des griffes d'orteils. Ces différentes affections créent une hyperpression au niveau des têtes métatarsiennes, qui s'aggrave avec le temps. À cela s'ajoute le vieillissement du capiton plantaire. Cet important amortisseur s'atrophie et la peau s'épaissit en formant des durillons. Les orthèses plantaires sont souvent efficaces. La chirurgie peut prendre le relais lorsqu'elles échouent.

➤ *Le pied creux*

Il se manifeste surtout par l'aggravation des durillons plantaires, des métatarsalgies et des griffes d'orteils. Il peut éventuellement aussi se manifester par des douleurs au dos du pied, en cas d'arthrose du médio-pied. Généralement, une semelle orthopédique suffit à les soulager.

➤ *Le pied plat*

Le plus souvent, il reste peu gênant. Avec le temps, la voûte plantaire peut se tasser quelque peu. Ceci allonge le pied et impose éventuellement d'augmenter la pointure des chaussures.

Dans certains cas, la déformation devient pourtant très importante. La voûte s'effondre et vient au contact du sol. Le pied repose sur le bord interne et le valgus du talon s'exagère. Cette évolution fait suspecter une tendinite du jambier postérieur. Ce tendon contourne la cheville par sa face interne, se termine sur le scaphoïde, au sommet de la voûte plantaire. Il maintient par sa tension le creusement de l'arche interne. Fragilisé, il se distend progressivement. Il finit parfois par se rompre lors d'un traumatisme anodin, provoquant l'effondrement irréversible de la voûte. Le traitement dépend du stade de la lésion :

• Les petits moyens (semelles orthopédiques, etc.) s'avèrent le plus souvent inefficaces.

• Au stade de tendinite sans rupture, l'immobilisation plâtrée de la cheville, éventuellement répétée, peut mener à la guérison.

• Lorsque le tendon est rompu, le traitement devient chirurgical.

Impact du vieillissement sur le pied et la marche

➤ *Le vieillissement affecte tous les éléments du pied*

Les téguments

Le capiton plantaire s'atrophie, en particulier sous les têtes métatarsiennes. La peau, elle-même, devient mince, sèche, cornée dans les zones d'appui. La pilosité se raréfie. Les ongles s'épaississent et se déforment. Leur entretien devient difficile du fait de la difficulté grandissante à fléchir la hanche et le genou, et de la baisse de l'acuité visuelle. Les soins de pédicurie prennent ici tout leur intérêt.

Le tissu osseux

Comme le reste du squelette, les os du pied souffrent à des degrés divers d'une raréfaction osseuse (ostéoporose) qui les fragilise et augmente le risque de fractures. Le maintien d'une bonne activité physique, la marche préviennent cette déminéralisation.

Les articulations

Elles perdent leur souplesse et le pied des personnes très âgées devient raide. L'arthrose métatarso-phalangienne du gros orteil, ou hallux rigidus, se rencontre souvent (voir page 81).

Les muscles

Ils perdent leur force et leur élasticité, du fait de l'appauvrissement de leur structure. Certains tendons se raccourcissent, en particulier le tendon d'Achille : il s'ensuit une diminution de la flexion dorsale du pied et une fréquence accrue de l'équinisme. La marche se fait sur l'avant-pied sans que le talon repose au sol, justifiant un traitement par kinésithérapie voire un allongement chirurgical du tendon. *Les personnes qui marchent beaucoup, qui conservent une activité physique résistent mieux à ce vieillissement musculaire.*

➤ *Altérations de la perception sensorielle liées à l'âge*

Comme tous les autres éléments constitutifs du pied, le tissu nerveux vieillit aussi, particulièrement les nerfs sensitifs. Le nombre de fibres nerveuses diminue. Leur vitesse de conduction se ralentit. La perception sensitive se détériore. Toutes ces modifications peuvent engendrer une perturbation plus ou moins importante de l'équilibre, a fortiori s'il existe, hélas souvent, une défaillance des autres organes sensitifs (œil, oreille interne). Une étude portant sur des sujets de plus de 60 ans[1] montre une « détérioration avec l'âge de la posture

1. Enjalbert, Rabischong & coll., « Sensibilité plantaire et équilibre », dans Ph. Villeneuve (dir.), *Pied, Équilibre et Posture*, Paris, éd. Frison Roche, 1996.

statique et dynamique ». Il existe une augmentation d'amplitude des oscillations corporelles (voir page 48 et Figure 12) dans toutes les directions, plus importante les yeux fermés, qui s'accentue encore en appui sur un seul pied. Ceci retentit inévitablement sur la marche. On observe ainsi un raccourcissement du pas, un allongement de la durée d'appui. Les pieds s'écartent pour améliorer la stabilité en élargissant la base de sustentation. Ils s'élèvent péniblement au-dessus du sol sur lequel ils tendent plutôt à glisser. Le corps s'incline vers l'avant. Tout appui, mur, meuble, est le bienvenu, et la crainte de tomber augmente. Les troubles de l'équilibre et de la marche, fréquents chez le sujet âgé, provoquent d'ailleurs chutes et traumatismes divers avec pour conséquence la perte d'autonomie, le confinement à une activité de plus en plus réduite, le repli sur soi. Il s'ensuit une diminution des stimuli sensoriels parvenant au cortex cérébral, un appauvrissement des réponses motrices. Un cercle vicieux très préjudiciable s'installe ainsi. *La reconnaissance du rôle de la diminution de la sensibilité du pied dans la genèse des troubles de la posture et de la marche est relativement récente. Il faut retarder autant que possible son installation et son aggravation.*

Comment résister au vieillissement du pied ?

Sachant que des troubles de la vision ou de l'oreille interne peuvent handicaper la marche, il ne viendrait à l'esprit de personne de discuter l'intérêt de les traiter.

De même, la pathologie « mécanique » du pied (hallux valgus, griffes d'orteils...), lorsqu'elle devient invalidante peut et doit être traitée. Il en va de même pour d'autres troubles, comme l'équinisme, la raideur articulaire.

Durillons et cors font obstacle à la sensibilité. Le bon état cutané doit être préservé par des soins réguliers de pédicurie. Vos pieds méritent bien une visite chez le pédicure aussi fréquente que vos cheveux chez le coiffeur. N'hésitez pas à leur offrir le réconfort d'une crème hydratante, après votre toilette. Profitez-en pour leur accorder un doux et affectueux massage, à la fois profond, des muscles, et de la peau, en essayant de stimuler la sensibilité à l'effleurement, à la pression, au pincement.

Et puisque nous avons pris conscience de l'importance de la sensibilité du pied dans le contrôle de l'équilibre et la marche, essayons de l'entretenir par un certain nombre d'exercices :

- la reconnaissance par la palpation, d'objets placés sous les pieds (l'agnosie, ou incapacité de faire cette reconnaissance est fréquente chez les personnes âgées qui souffrent de troubles de la marche) ;
- la perception par toute la plante, d'une balle que l'on fait rouler sous le pied nu ;
- l'entraînement à la préhension d'objets par les orteils ;
- des exercices de marche en déroulant complètement le pas, devant un miroir, afin d'en corriger les défauts, puis de même les yeux fermés ;
- la reconnaissance des positions du pied par rapport à la jambe, puis de tout le membre inférieur ;
- la réaction à des poussées entraînant un léger déséquilibre ;
- le maintien de l'équilibre en station debout sur un seul pied, yeux ouverts puis fermés, etc.

Ces exercices doivent être commencés tôt, à la soixantaine, avant la survenue de troubles plus importants, dans l'espoir justement d'en retarder l'apparition. De pratique récente, leur efficacité n'a pas encore d'évaluation avec un recul suffisant. Mais, plutôt que d'assister passivement à une lente dégradation, réagissons de façon positive afin de lutter contre la perte d'autonomie, contre l'immobilité, facteurs de vieillissement.

Le chaussage

La chaussure enfin doit être confortable, suffisamment large mais légère et tenir au pied. Elle sera faite d'un cuir souple, sans couture intérieure, avec un contrefort ferme. Le talon, large et stable, ne doit pas dépasser 35 mm. En fonction d'éventuels handicaps associés, elle doit être facile à mettre et à retirer, d'ouverture large, avec un système de fermeture pratique. Les pantoufles ne doivent pas devenir le mode de chaussage habituel. Certes confortables, elles ne tiennent pas bien au pied et ne permettent pas une bonne perception de l'appui plantaire. Les chaussures de sport conviennent pour les longues promenades, à condition d'être légères et faciles à mettre.

CHAPITRE 8

La peau de vos pieds

Oui, c'est la peau de vos pieds qui vous crée le plus souvent du souci.

D'une structure originale et admirablement adaptée à son ingrate fonction, plus épaisse que partout ailleurs sur le corps, oubliée et enfouie dans une chaussette et une chaussure si souvent inhospitalières, elle y subit les agressions les plus variées.

Qui n'a au moins une fois dans sa vie souffert d'un cor au pied, et découvert à cette occasion que cet organe lointain et jusqu'alors muet, fait réellement partie de son corps et non pas de la chaussure !

Les cors, l'œil-de-perdrix, les durillons

Ce sont des épaississements de la couche cornée de la peau, soumise à des pressions anormales.

➤ *Comment les distingue-t-on ?*

Les cors sont des épaississements arrondis qui s'enfoncent dans l'épiderme comme un clou. Situés à la face dorsale des orteils, en regard d'une articulation, ou à la face latérale du petit orteil, voire à l'extrémité de l'orteil sous l'ongle, ils traduisent un frottement excessif avec la chaussure. Pour avoir une idée de la gêne qu'ils provoquent, introduisez un petit caillou dans votre soulier. Une chaussure mal adaptée peut en être seule responsable mais bien souvent ils traduisent une déformation de l'orteil en griffe, qui frotte contre l'empeigne de la chaussure (voir page 96).

L'œil-de-perdrix est un cor situé à la face latérale d'un orteil, le plus souvent le 4e ou le 5e, dû à la pression de ces orteils l'un contre l'autre, en général dans une chaussure trop étroite.

Les durillons se développent à la plante du pied, sur une plus large surface que les cors. Ils traduisent toujours une anomalie de la structure du pied, et tout particulièrement un excès d'appui au niveau d'une ou de plusieurs têtes métatarsiennes.

➤ *Comment les traite-t-on ?*

Dans un premier temps, les cors doivent être confiés au pédicure. Lorsqu'ils récidivent, leur traitement devient chirurgical : c'est celui de la griffe d'orteil qui les provoque.

Le pédicure-podologue se charge de l'œil-de-perdrix et des durillons plantaires : ablation du cor, du durillon, orthèse plantaire…

Évitez la « petite chirurgie de salle de bains » : vous ne disposez pas des instruments stériles adéquats, la vue a baissé, la main tremble peut-être un peu…

Évitez les coricides : contrairement au pédicure, les substances corrosives qu'ils contiennent ne font pas, elles, la différence entre la corne et la peau saine !

Tout au plus, après avoir fait tremper le pied dans l'eau tiède une dizaine de minutes, et avoir continué de ramollir la corne en la massant avec quelques gouttes d'une huile douce, vous pouvez frotter le cor ou le durillon à l'aide d'une pierre ponce, en vous arrêtant avant le saignement. Vous pouvez ensuite appliquer un petit pansement circulaire dont le trou centré sera placé au-dessus du cor, afin d'éviter les frottements.

Souvenez-vous, surtout si vous êtes diabétique ou atteint de troubles circulatoires, que vous devez absolument vous abstenir de tout autotraitement local.

Les affections virales et infectieuses

Le pied nu en contact avec le milieu extérieur est particulièrement exposé aux traumatismes qui favorisent les contaminations virales, bactériennes, ou fongiques.

➤ *Les verrues plantaires*

Motif fréquent de consultation chez les enfants et les jeunes adultes pour les douleurs d'appui qu'elles provoquent, ce sont de petites tumeurs cutanées très contagieuses, dues à un virus. La contamination se fait à partir de surfaces abrasives humides et infestées : sols de douches ou de piscines, d'où la localisation habituelle aux surfaces d'appui de la plante : talon et avant-pied. Pour cette raison, il n'est pas toujours facile de les distinguer des durillons dont c'est aussi la localisation, d'autant plus qu'elles peuvent aussi être recouvertes par une couche de corne. Il faut alors amincir cette dernière au scalpel pour voir apparaître leur surface blanchâtre circulaire bien délimitée.

Elles peuvent être isolées, plus ou moins grosses ou multiples et de petite taille.

Leur évolution s'avère assez imprévisible. En général elles croissent lentement, mais elles peuvent aussi disparaître spontanément, ou récidiver après leur ablation.

En présence d'une verrue assez grosse, isolée, l'ablation sous anesthésie locale, à la curette, permet de l'énucléer d'un bloc. La marche est immédiatement possible avec un pansement et la cicatrisation est obtenue en deux ou trois jours. Cette ablation peut se faire au laser, mais la cicatrisation prend plus de temps.

S'il existe un grand nombre de verrues, on peut en outre utiliser les préparations verrucides. Efficaces et indolores mais astreignantes, elles nécessitent des applications quotidiennes, sous pansement occlusif la nuit, et doivent être précédées d'un grattage de la verrue.

La vie des verrues conserve une part de mystère. Leur sensibilité à l'hypnose ou à d'autres pratiques « magiques » est à rapprocher des résultats obtenus avec des médicaments placebos, particulièrement chez le jeune enfant. Ceci incite à relativiser l'efficacité des traitements. Et à garder un petit chausson ou des tongs, au bord d'une piscine.

➤ *Les infections bactériennes*

Elles sont fréquentes au pied, une égratignure pouvant se compliquer d'une infection plus ou moins étendue.

Qu'est-ce que l'impétigo ?

Il s'agit d'une infection cutanée superficielle due au streptocoque ou au staphylocoque, parfois aux deux. Elle est favorisée par une mauvaise hygiène. Il faut y penser quand une plaie se couvre de croûtes jaunâtres, adhérentes, à bords rouges, sans tendance à la guérison.

Seuls les antibiotiques en viennent rapidement à bout : pénicilline orale associée à des pommades qui décollent les croûtes.

Qu'est-ce que l'érysipèle ?

C'est une infection profonde due au streptocoque. Elle siège souvent à la jambe ou au dos du pied. Elle succède à une lésion minime de la peau. L'association de rougeur et de douleur avec une fièvre souvent élevée, peut évoquer une phlébite dont il faut le différencier.

Un traitement antibiotique doit rapidement être institué. La guérison se fait alors en une dizaine de jours.

Qu'est-ce que la cellulite infectieuse ?

C'est une infection profonde qui touche les tissus sous-cutanés et musculaires. Le pied apparaît rouge, douloureux avec des plages noirâtres inquiétantes. L'hospitalisation s'impose d'urgence pour instaurer un traitement médical et chirurgical.

➤ *Les mycoses, ou infections à champignons*

Les facteurs favorisants

Les champignons colonisent facilement notre peau. Ces mycoses superficielles sont la plupart du temps bénignes, parfois gênantes, en règle générale facilement accessibles aux traitements quoique très récidivantes. Les dermatophytes sont les champignons les plus fréquents au niveau des pieds. Certains facteurs locaux favorisent les mycoses : la transpiration et la macération, l'humidité et la chaleur. Ils expliquent les localisations préférentielles dans les plis et entre les orteils. La contamination peut être directe, humaine, ou se faire à partir du sol.

La localisation

L'atteinte des espaces interdigitaux, le plus souvent entre les 4e et 5e orteils, revient au dermatophyte anthropophile, dont la transmission est exclusivement humaine. La chaleur humide liée à la transpiration du pied enfermé dans la chaussure de sport constitue la condition idéale à son développement. Aussi a-t-on baptisé cette localisation « pied d'athlète[1] ».

Il fissure le fond de l'espace interdigital qui devient rouge, suintant, prurigineux. Il peut s'étendre à la plante ou au dos du pied et envahir les ongles.

Le diagnostic repose sur l'aspect clinique mais on peut aussi s'aider d'un prélèvement pour identifier les champignons.

Comment les traiter ?

Le plus souvent un traitement de quinze jours à base d'antifongiques locaux, crème ou lait dermique, suffit, associé à la désinfection des chaussures à l'aide de sprays ou de poudres.

Quelques conseils de prévention :

- Lavez-vous les pieds au moins une fois par jour. Les champignons se nourrissent de la couche cornée superficielle de la peau, que le lavage élimine. Le séchage sera soigneux surtout entre les orteils, et de préférence au sèche-cheveux.
- Choisissez des chaussures faites de matières naturelles : cuir, toile, qui respirent et laissent l'humidité s'échapper. Les san-

---

1. On a prétendu qu'à l'origine de ce nom de baptême se trouvaient les préoccupations des fabricants américains d'un antifongique dont les ventes avaient baissé. Une campagne publicitaire fut alors lancée pour la promotion de ce produit dans la lutte contre ce qu'il fut décidé d'appeler « le pied de policier ». Quelques mois plus tard les ventes ayant littéralement dégringolé, le constat fut fait que décidément peu de monde avait envie de se voir associé à l'image d'un policier, et quelqu'un eut l'idée qu'en revanche tout le monde s'imaginerait avec plaisir en athlète. « Athlete's foot » fit fortune.

dales sont idéales en été et dans les pays chauds. Laissez sécher vos chaussures au repos au moins deux jours avant de les porter de nouveau. Introduisez-y une poudre antifongique en été.

• Changez de chaussettes après chaque lavage, et plusieurs fois par jour si elles sont humides. Portez des chaussettes en fibres naturelles qui absorbent l'humidité : coton ou mieux, laine légère.

➤ *Les infections parasitaires*

Pendant les vacances nous sommes nombreux à marcher pieds nus. Nous pouvons ainsi être contaminés par des parasites.

Qu'est-ce que la « larva migrans » ?

Au retour d'un voyage exotique, peuvent apparaître des lésions de la peau très particulières réalisant un petit « cordon » très fin, serpigineux, qui se déplace de jour en jour et qui démange. Il peut s'agir éventuellement de la progression sous la peau des larves de différents parasites fréquents sous les tropiques. La contamination se fait aussi sur les plages de sable, par les déjections de chiens contaminés. Le traitement relève d'un médecin spécialiste en parasitologie.

Qu'est-ce qu'une myiase ?

C'est le développement dans la peau de larves de mouches. Il se forme un « bouton » rouge suintant et prurigineux. Souvent multiples, les lésions ressemblent à des furoncles. Un traitement local suffit.

Qu'est-ce que la tungiase ?

Pénétration depuis le sable d'une petite mouche à travers la peau, le plus souvent unique, elle siège entre les orteils et ressemble à un nodule inflammatoire. Le traitement consiste à l'extraire chirurgicalement.

Notre conseil : La mode est aux voyages dans des régions humides et chaudes. Mieux vaut s'y protéger par le port de chaussures y compris sur le sable.

L'eczéma

Les pieds en souffrent souvent. Il s'y manifeste par des démangeaisons accompagnées de plaques rouges et de petites vésicules. En cas de lésions chroniques, il faut pratiquer des tests afin de trouver la cause d'une allergie.

Il apparaît souvent de petites vésicules qui démangent et qui pèlent sur les faces latérales des orteils et sur la voûte plantaire : il s'agit d'une forme particulière d'eczéma qu'on appelle *dysidrose*. La dysidrose est parfois saisonnière, liée aux premières chaleurs. Elle provient d'une infection à champignons qui siège entre les orteils.

Le traitement est local.

Les tumeurs cutanées

Le pied peut présenter tous les types de tumeurs.

Insistons sur le problème du mélanome. C'est la transformation maligne d'un grain de beauté, favorisée par l'exposition prolongée au soleil ou par des traumatismes répétés (frottement, grattage). *Il faut impérativement voir un dermatologue si un grain de beauté se met à grandir, change d'aspect ou de couleur.*

Les lésions thermiques

Les brûlures du pied connaissent des origines diverses : eau bouillante, produits chimiques, électricité, feu.

Superficielles (premier degré), elles ne touchent que l'épiderme et ressemblent à un coup de soleil. Elles guérissent en quelques jours.

Moyennes (second degré), elles atteignent le derme et s'accompagnent d'œdème, de vésicules. Elles cicatrisent plus lentement, en une quinzaine de jours.

Profondes (troisième degré), elles détruisent la peau et peuvent toucher les muscles.

Plus la surface atteinte est grande, plus la brûlure est grave.

Que faire ?

Faire couler sur la brûlure de l'eau froide pendant cinq minutes, ce qui soulage la douleur et peut arrêter l'extension des lésions en profondeur. À partir du deuxième degré le médecin doit être consulté.

Les lésions liées au froid

Le froid provoque des lésions différentes selon son intensité et la durée d'exposition. Différents termes sont utilisés pour traduire un mécanisme conduisant au même résultat.

➤ *Les gelures*

Des conditions climatiques extrêmes et une protection vestimentaire insuffisante sont à l'origine des troubles qui débutent par des sensations de froid et de fourmillements. Ensuite apparaît une impression de chaleur locale, parfois de brûlure, une diminution de sensibilité. Plus la température du pied diminue, plus la perte de sensibilité augmente, pour aboutir à l'anesthésie. L'aspect de la peau, rouge au début, devient cireux. À un stade plus avancé, apparaissent des bulles, une nécrose cutanée.

Le traitement consiste à réchauffer rapidement le pied dans de l'eau chaude et à calmer la douleur liée au réchauffement. Dans les cas sévères, l'hospitalisation s'impose.

Certaines circonstances de survenue ont fait parler de « pied de tranchées », de « pied de bottes de marins »…

➤ *Les engelures*

Forme la plus légère du refroidissement du pied, l'engelure survient le plus souvent chez des jeunes et plutôt des femmes. L'atteinte débute dès les premiers froids, particulièrement dans les pays tempérés et humides. Il existe une sensation locale de froid et de démangeaisons. La peau apparaît violacée, lisse, tendue. Elle guérit en une quinzaine de jours. Le meilleur traitement reste la protection contre le froid et l'humidité.

L'excès de transpiration ou hyperhidrose

Chez certaines personnes, favorisée par le port de chaussures et de chaussettes synthétiques, la transpiration se fait anormalement importante. Elle provoque une macération qui favorise les dermatoses décrites ci-dessus. Elle s'accompagne d'odeurs nauséabondes, la *bromidrose*, qui peut constituer une véritable gêne sociale.

Les déodorants n'agissent qu'en neutralisant les odeurs désagréables. Les antiseptiques en revanche limitent la croissance des bactéries dont la décomposition est à l'origine de la bromidrose.

Les antiperspirants limitent la sécrétion excessive de sueur en obstruant l'orifice des canaux excréteurs des glandes sudorales. Ils doivent être utilisés sur une peau bien sèche et non irritée. Ce sont des sels d'aluminium qui se présentent sous forme de crèmes, sticks, sprays ou poudre. Les sticks et les crèmes, plus concentrés en sels d'alumine, s'avèrent plus efficaces que les sprays.

L'*ionophorèse* est un procédé électrolytique. Le pied repose dans une cuvette d'eau entre deux électrodes traversées par un courant de faible intensité. Chaque séance dure une vingtaine de minutes. Il faut sept à huit séances étalées sur trois semaines pour constater une amélioration. Le résultat s'entretient ensuite à raison d'une séance par semaine.

Les mesures d'hygiène seront, elles, définitives.

Les ongles

➤ *L'ongle normal*

Comment est-il fait ?

L'ongle, structure complexe, comprend trois portions distinctes :

• La partie proximale, située sous la peau, n'est pas visible. Elle correspond à la matrice, la plus importante pour la qualité de l'ongle. Lorsqu'un ongle est malade, il existe presque toujours une atteinte matricielle.

• La lame unguéale correspond à la partie visible de l'ongle. Son épaisseur avoisine 1 mm ou plus pour les orteils. La lunule, visible à travers la lame, à la base de l'ongle, sous la forme d'un croissant blanchâtre correspond à la partie distale de la matrice.

• Le bord libre est la partie la plus éloignée du point d'ancrage de l'ongle.

L'ongle est très dur. Il se compose d'une kératine fibreuse riche en cystine et en soufre.

Comment se déroule la vie de l'ongle ?

Si l'ongle n'est pas traumatisé ou coupé, il pousse indéfiniment. La vitesse de pousse varie mais avoisine 0,05 mm par jour. L'ongle d'un orteil met douze à dix-huit mois pour repousser complètement.

À quoi sert l'ongle ?

Il sert d'abord de protection, mais représente aussi un moyen de perception tactile fine. Enfin, il peut servir de parure, notamment chez la femme.

➤ *Les ongles striés*

Les stries longitudinales sont à l'ongle ce que les rides sont à la peau : les marques du temps. Elles peuvent aussi provenir d'un psoriasis[2] ou d'un lichen plan[3]. Les stries transversales traduisent en général un traumatisme de la matrice, des soins inadaptés.

➤ *Les taches*

Les taches blanches

On les appelle *leuconychies*. Elles ne correspondent pas à un déficit en fer ou en vitamines, mais résultent de traitements

---

2. Dermatose chronique caractérisée par des plaques rouges recouvertes d'épaisses squames blanches.
3. Affection cutanée prurigineuse caractérisée par de petites papules violacées, sèches et dures.

infligés à la cuticule (qui recouvre la base de l'ongle), ou de maladies plus générales : psoriasis, pelade[4], mycose...

Les taches brunes

Elles méritent plus d'attention.

Il peut s'agir d'un *hématome sous-unguéal*, de diagnostic évident si vous vous souvenez du traumatisme. Mais il s'agit parfois de petits traumatismes répétés qui passent inaperçus. Le diagnostic repose alors sur la progression de la tache, avec la pousse de l'ongle.

Il peut exister une bande longitudinale brune ou noire, nommée *mélanonychie*. Elle peut toucher un ou plusieurs ongles. Elle survient souvent chez les personnes de peau noire.

En présence d'une pigmentation d'apparition récente qui ne touche qu'un seul ongle, il faut prendre l'avis du dermatologue. En effet cette pigmentation peut révéler l'apparition d'un *mélanome*, dont le diagnostic doit être affirmé sans retard.

Toute tache noire qui ne se déplace pas avec la pousse de l'ongle doit conduire à consulter.

➤ *Les mycoses*

La présence de champignons microscopiques dans l'ongle définit une maladie infectieuse dénommée *onychomycose*. En l'absence de traitement, les lésions intéressent progressivement tout l'ongle puis contaminent les autres ongles et la peau avoisinante. D'où la nécessité d'un diagnostic précoce et d'un traitement efficace.

L'atteinte des ongles est extrêmement fréquente. L'onychomycose représente 30 % de toutes les mycoses superficielles, 30 à 35 % de toutes les affections des ongles, et

4. Maladie qui fait tomber par plaques les cheveux et les poils.

touche environ 8 % de la population générale. Les ongles des orteils, le gros surtout, sont plus souvent touchés que ceux des doigts. La fréquence de l'infection augmente avec l'âge.

Y a-t-il des facteurs favorisant le développement de ces champignons ?

Oui, et ils sont nombreux :

- la présence d'une autre infection à champignons, située par exemple entre les orteils ;
- les traumatismes répétés (soins de pédicurie trop agressifs, sports intensifs) ;
- l'existence d'un milieu favorable au développement des champignons : humidité, macération dans les chaussures ;
- la fréquentation de lieux collectifs : piscines, gymnases… ;
- l'utilisation d'objets contaminés : serviettes, limes à ongles, pierre ponce…

Il existe vraisemblablement des personnes plus sensibles à ce genre d'infections.

Comment se manifestent-elles ?

Une tache jaunâtre visible par transparence apparaît près du bord libre de l'ongle et progresse vers la racine. L'ongle devient friable, s'épaissit. Il se décolle partiellement ou totalement, tombe ou se détruit entièrement.

Comment fait-on le diagnostic ?

Bien souvent par le seul examen clinique. Mais une confirmation s'avère nécessaire avant un traitement long et onéreux. Le prélèvement mycologique fait dans un laboratoire spécialisé permet d'identifier le champignon responsable.

Quel est leur traitement ?

Il comporte au minimum un traitement local, quotidien ou hebdomadaire selon les produits (et leur prix), associé au meulage de l'ongle. Ce traitement est astreignant (moins depuis l'apparition de vernis à mettre en place une fois par semaine) et long : il doit être poursuivi pendant six à dix-huit mois sous peine de récidives.

Un traitement antifongique par voie orale est souvent associé dans les premiers mois, surtout s'il existe une atteinte de la matrice.

➤ *Les ongles incarnés*

L'ongle incarné correspond à la pénétration de l'ongle, celui du gros orteil le plus souvent, dans le bourrelet cutané qui le borde latéralement.

Quelle en est la cause ?

- une déformation de l'ongle, incurvé au niveau de ses bords, ou convexe, « en tuile de Provence » ;
- une hypertrophie du bourrelet, constitutionnelle, ou par compression contre l'orteil voisin, dans une chaussure trop serrée, ou du fait d'une crosse latérale du gros orteil (voir page 98) ;
- la mauvaise coupe de l'ongle laisse sur les coins du bord libre un éperon qui pénètre dans la chair et permet la pénétration des germes. C'est le plus souvent le facteur déclenchant.

L'ongle incarné s'infecte donc souvent. Le sillon de l'ongle suinte. Le bourrelet devient rouge, volumineux, douloureux. Il s'y forme un bourgeon charnu, rouge et saignant facilement : le *botryomycome*.

Le traitement

- *Traitement de l'ongle incarné infecté* : deux ou trois bains par jour dans une solution de Dakin dilué permettent au bout de quelques jours au pédicure de travailler sur un orteil plus propre, moins inflammatoire, moins douloureux. Il s'avère alors possible de retirer l'éperon. En continuant traitement antiseptique et soins de pédicurie, on parvient progressivement à séparer ongle et bourrelet.

• *Traitement de la cause* : en présence d'une déformation de l'ongle nous donnons la préférence à l'*orthonyxie*. Il s'agit d'une petite plaquette ou d'un filament rigide collé à la base de l'ongle. Elle sert de tuteur pendant la repousse et empêche l'ongle de s'incurver. Cette méthode simple, non traumatisante, permet le plus souvent d'éviter l'intervention chirurgicale.

CHAPITRE 9

La chaussure

Histoire de la chaussure

Nos ancêtres les plus lointains ont probablement cherché à protéger leurs pieds des intempéries et du sol, en les recouvrant d'un fragment de peau de bête ou de végétal, fixé par des liens. En Espagne, des peintures rupestres datant d'environ 13 000 ans avant J.-C. représentent des sujets, hommes ou femmes, dont les jambes semblent revêtues de peaux ou de fourrures qui pourraient être les premières esquisses de bottes.

Les plus ancicnnes représentations de la chaussure que nous connaissions figurent sur des vases funéraires en terre cuite. Ils ont survécu à leur modèle plus fragile mais attestent néanmoins de son existence. Ce rituel funéraire nous indique de plus que l'homme de Sumer, il y a 5 000 ans, ou le Perse, il y a 4 000 ans, avaient déjà investi la chaussure d'une mission symbolique touchant au sacré, même si l'on ne peut aujourd'hui affirmer le sens exact de ce message.

Les plus anciennes chaussures qui nous soient parvenues sont de simples semelles munies de lanières. En provenance d'Égypte, elles précèdent la sandale, que l'on retrouve dans toutes les cultures méditerranéennes jusqu'à nos jours. Déjà, il y a plus de 3 000 ans, la finesse de l'ordonnancement des fibres de palmier tressé dénote manifestement plus qu'un simple souci de protection.

Chez les Grecs, la *crèpis* est la chaussure d'homme, la *sandalion* celle de la femme. Mais surtout il existe une distinction chez les acteurs qui jouent la comédie chaussés de sortes de pantoufles, alors que pour la tragédie ils sont juchés sur les *cothurnes*, dont la semelle de hauteur variable selon la fonction du personnage, peut atteindre 25 cm. Cette surélévation ajoute à la stature de l'acteur, mais présente également l'intérêt de rehausser la portée de sa voix dans le vaste théâtre antique.

Chez les Étrusques, habiles artisans, l'ensemble du pied est protégé par une peau qui l'enveloppe, fendue sur le dessus, nouée par des liens. On en retrouve de nombreux dérivés chez les Grecs et les Romains. C'est l'ancêtre du soulier qui peut remonter à la cheville comme une bottine ou recouvrir toute la jambe par l'entrecroisement de courroies. Ce précurseur de la botte, surtout faite pour monter à cheval, devint vite le symbole du cavalier, du conquérant, du chef. Ce qui lui conféra longtemps une marque de supériorité, de prestige, d'autorité. Certaines expressions le rappellent, comme « être à la botte de… », « être sous la botte de… », etc.

À partir du Moyen Âge, il semble que la notion de formes asymétriques soit tombée dans l'oubli. Il n'y avait plus de côté gauche ou droit, les deux chaussures étaient identiques. Les formes asymétriques ne réapparurent qu'au XIXe siècle. Ainsi les soldats de Napoléon ont arpenté l'Europe et fait la campagne de Russie dans des souliers destinés à être portés indifféremment par l'un ou l'autre pied, sans tenir compte de leur forme respective.

Au XIIIe siècle, apparut la mode de la chaussure à la poulaine, qui submergea l'Europe. C'était une chaussure très étroite, à bout pointu et recourbé comme une corne, probablement très incommode pour la marche. Elle fit néanmoins fureur pendant plus de deux siècles. Cet appendice érigé devint démesurément long et s'attira les foudres de l'Église dont une bulle interdit cette mode « lascive et provocante ». Sans succès. Elle ne disparut, au XVe siècle, que lorsqu'on en fut lassé, pour laisser place à une nouvelle mode radicalement différente, celle de la chaussure très large et à bout très carré, de la Renaissance.

Le talon serait apparu en Perse au XIIe siècle, chez les cavaliers, et introduit en Occident au XVIe. Il y avait été précédé, à une époque où, en l'absence de macadam, il fallait se protéger le pied des souillures de la rue, par plusieurs systèmes, tels les *patins* de bois sur lesquels reposait la chaussure. Ou la *chopine*, chaussure dont la semelle, véritable socle ornementé, rappelait les cothurnes du théâtre antique grec. Pouvant atteindre 40 à 50 cm de haut, elle fut en vogue surtout à Venise au XVIe siècle. Juché sur cette chopine, il n'était possible de se déplacer qu'avec le soutien de deux personnes. L'apparition du talon à la même époque (et, il faut le souligner, d'abord dans la chaussure masculine) fut donc un progrès : moins instable, il rehaussait la taille, et la dignité de l'allure, en cambrant les reins, et en bombant le torse. Ainsi, Louis XIV qui n'était pas très grand, portait de hauts talons qui ajoutaient à sa majesté, comme le montrent certains portraits « sur pieds » du Roi-Soleil au musée du Louvre. Ses talons étaient rouges, couleur réservée au roi et aux notables. De même la mule papale est rouge comme l'étaient les souliers des empereurs romains.

Les femmes ne tardèrent pas à comprendre quels avantages elles pourraient en tirer elles aussi, et adoptèrent à leur tour le talon. Dès la fin du XVIIIe siècle, l'escarpin féminin différait déjà peu de celui d'aujourd'hui. La hauteur du talon atteint par moments des sommets défiant l'équilibre, d'où la mode de la canne féminine. Comme toujours en matière de mode, ces excès ont amené la disparition du talon à la veille de la Révolution. Il ne devait réapparaître qu'au milieu du XIXe siècle, et se maintenir jusqu'à notre époque.

L'industrialisation de la chaussure a commencé à la fin du XIXe siècle, favorisée par l'invention des machines américaines à couturer le cuir et à agrafer les semelles.

G. Godillot, fournisseur de l'armée, fut probablement le premier industriel de la chaussure, à laquelle son nom reste indéfectiblement lié. La guerre de 1914-1918 accéléra, pour les besoins de l'armée, le mouvement de production en série. Celle-ci, la paix revenue, se reconvertit dans la production de chaussures de mode. De là datent certaines marques encore présentes aujourd'hui.

Elles ont leur musée !

Le musée de la Chaussure de Romans (Drôme) abrite, dans l'ancien couvent de la Visitation qui remonte au XVIIIe siècle (inscrit à l'inventaire supplémentaire des monuments historiques), de très importantes collections de chaussures (en particulier celle du Musée national du Moyen Âge – Thermes de Cluny de Paris), de l'Antiquité égyptienne à notre époque. Outils, machines, formes et documents audiovisuels retracent l'histoire de la mégisserie, de la tannerie, de la chaussure. 12 000 pièces (la plus ancienne est une sandale égyptienne en papyrus tressé, d'environ 1 500 ans avant J.-C.) illustrent son rôle de témoin de civilisation et d'objet d'art.

La chaussure, pourquoi ?

Nous l'avons dit, la chaussure vise d'abord à protéger le pied et faciliter la marche, quelles que soient les conditions extérieures. Elle doit donc accompagner les mouvements du pied et les contrarier le moins possible.

Mais déjà il y a plus de 3 000 ans, les Égyptiens tressaient des sandales à partir de feuilles de palmiers, avec un souci décoratif et une fantaisie qui dépassaient la simple fonction utilitaire. La chaussure devient très vite un élément du costume, et comme lui évolue en fonction des époques, des saisons, et des modes. Elle constitue le complément indispensable à l'élégance du vêtement, à la personnalité, au charme, au mystère de la silhouette. Son choix, son aspect, les soins apportés à son entretien, trahissent souvent la personnalité de son propriétaire. Son rôle ne se limite donc plus à l'utilitaire. Comme les talons rouges de Louis XIV, la qualité de leur peausserie, de leur patine, la beauté des lignes de certaines chaussures peuvent aujourd'hui encore suggérer le rang social de leur possesseur (car elles sont chères), être choisies pour cela, mais aussi témoigner de son goût, de son raffinement[1].

Cette connotation « sociale » se double, chez la femme, d'un souci de coquetterie que nous serons les premiers à louer. La cambrure du pied offerte par le décolleté d'un impalpable escarpin, le galbe du mollet que souligne un talon élancé, la démarche aérienne qui effleure le sol... voici autant d'arguments charmants qui ajoutent à la séduction, et dont nos compagnes ne veulent, à juste titre, pas se priver.

Ainsi, le désir de faire paraître le pied plus petit, plus étroit, en un mot, plus délicat, reste aujourd'hui aussi profondément ancré chez nous qu'il l'était dans les civilisations

1. Il existe par exemple un club dont les membres sont sélectionnés, parmi ses clients, par l'une des plus célèbres créatrices de chaussures masculines, Madame Olga Berluti. En le baptisant du nom de « Club Swann », elle introduit, au-delà de toute connotation sociale, l'évocation nostalgique d'un certain art de vivre, l'attachement à la notion de qualité, à la noblesse du beau travail artisanal.

orientales il y a des milliers d'années. Encore faut-il que ce ne soit au détriment de sa santé, de son intégrité, et finalement de sa beauté. Craignons que, par méconnaissance de règles élémentaires, le soulier ne devienne instrument de torture.

Éléments essentiels de la chaussure

Pour bien choisir une chaussure, il faut savoir comment elle est fabriquée. Le soulier masculin se prête le mieux à cette description (Figure 30).

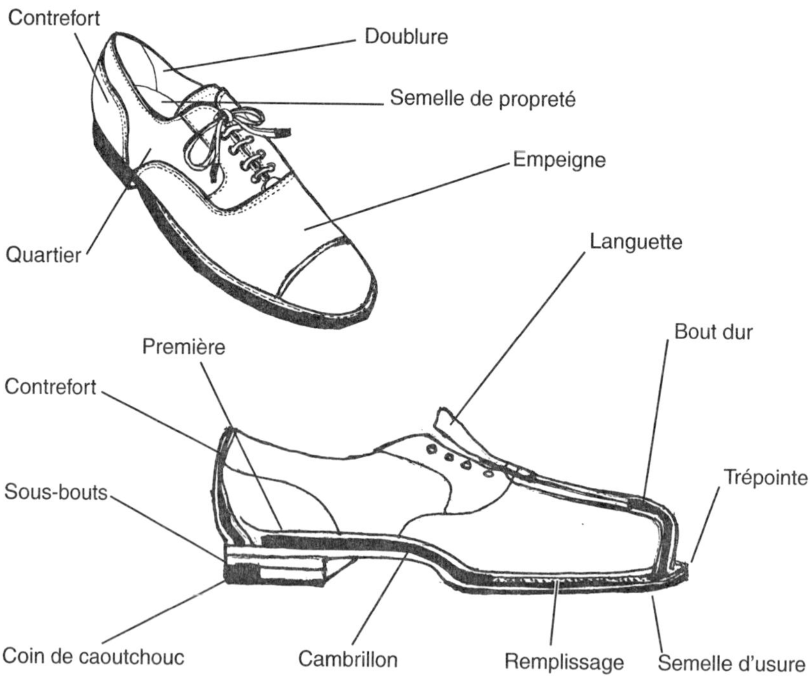

Figure 30 – Les éléments qui constituent la chaussure.

➤ *De quels éléments se compose la chaussure ?*

De deux parties : la *semelle* (complétée en arrière par le talon), sur laquelle repose le pied, et la *tige*, qui enveloppe le pied.

La tige comprend elle-même :

• en arrière, deux *quartiers* qui se réunissent derrière le talon, formant l'*emboîtage*, renforcé par le *contrefort* ;

• en avant, l'*empeigne* (ou *claque*) étendue de la pointe jusqu'au laçage, lui-même séparé du dos du pied par la *languette*.

Un certain nombre de renforts viennent compléter le maintien du soulier : outre le contrefort en arrière, le *bout dur* au niveau de la pointe, et, un peu moins fermes, les *ailettes*, sur les côtés.

Une *doublure* de cuir fin et très résistant recouvre la face intérieure de l'empeigne. En arrière, cette doublure est parfois retournée, afin que sa face mate adhère au talon et l'empêche de sortir de la chaussure, à la marche.

➤ *Comment ces éléments sont-ils assemblés ?*

La chaussure est montée sur une *forme* en bois, idéalement sculptée par un *formier*, à partir des mensurations du pied dont elle représente un moule fidèle. Pour la fabrication de la chaussure de série, une forme standard est utilisée, construite à partir de mensurations moyennes, statistiques. Sur cette forme, le bottier tend la tige et l'assemble au feuillet supérieur de la semelle, la *première*. La tige et la première sont cousues l'une à l'autre par l'intermédiaire d'une étroite bande de cuir, la *trépointe*, qui les solidarise étroitement et assure l'étanchéité de la chaussure. Sous la première se trouve, à partir du milieu du talon, une lame d'acier ou de cuir dur, d'une dizaine de cm de long sur 1,5 cm de large, le *cambrillon* : il assure la cambrure de la chaussure, et soutient celle du pied.

Une *seconde* semelle est collée sur le cambrillon et autour de lui, sur un *remplissage* fait de morceaux de liège. Viennent ensuite la *semelle d'usure*, qui prend contact avec le sol, et le *talon,* formé de la superposition de plusieurs couches de cuir. À l'intérieur de la chaussure, une *semelle de propreté* sur laquelle reposera le pied recouvre la première.

Les différentes chaussures

➤ *La chaussure masculine*

Il existe une multitude de modèles, qui dérivent en fait de trois grands classiques (Figure 31) :

Le Derby

Les deux quartiers sont cousus par-dessus l'empeigne. Ils forment, en avant, deux « oreilles » que l'on peut à la demande rapprocher ou éloigner l'une de l'autre, selon le serrage des lacets. Il s'agit donc d'une chaussure que l'on peut ouvrir largement et enfiler facilement. Elle s'avère idéale pour les pieds larges et les cous-de-pied forts.

Le Richelieu

L'empeigne est cousue sur les quartiers dont elle limite l'écartement. Alors que le Derby est une chaussure « de ville », de marche, le Richelieu est une chaussure « habillée ». Encore faut-il que le serrage des lacets permette de rapprocher les deux quartiers l'un au contact de l'autre. C'est impossible si le pied n'cst pas suffisamment étroit : la languette, sous la poussée du cou-de-pied, fait alors saillie entre les quartiers écartés, source d'inélégance et d'inconfort.

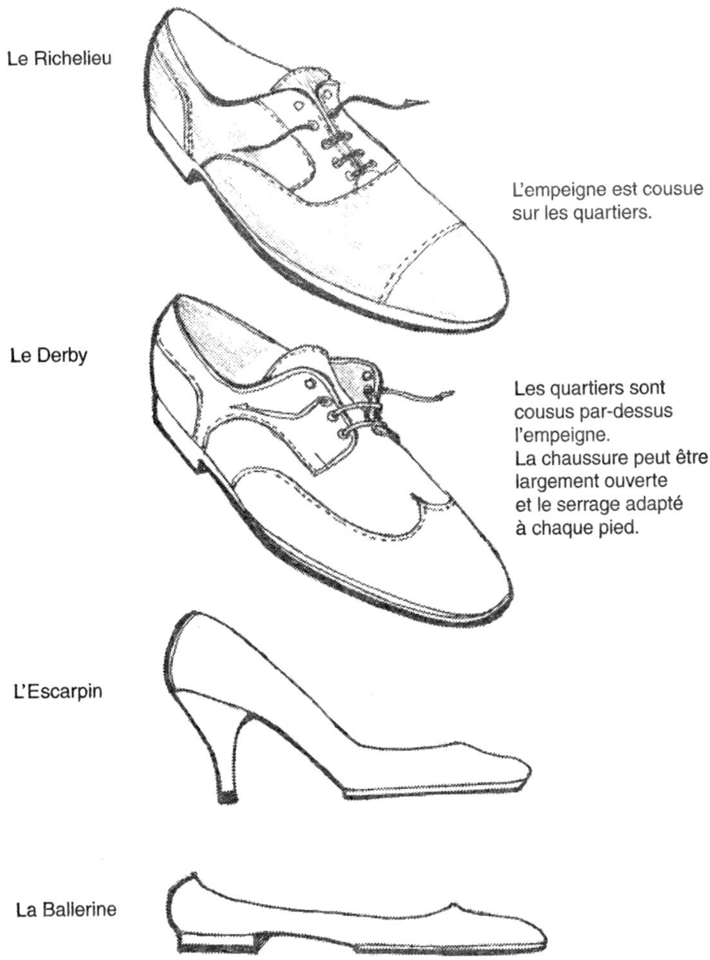

Figure 31 – Les différents types de chaussure.

Le Mocassin

De conception différente, inspiré du mocassin des Indiens d'Amérique, qui était réalisé dans une seule pièce de cuir ramenée et cousue sur le dessus, sans semelle ni talon, notre mocassin de ville est une chaussure en cuir souple, sans aucun renforcement, à la semelle légère. Confortable, il ne comporte par contre aucun moyen de maintien en dehors d'un bandeau élastique dorsal. Sa tenue sur le pied n'est pas toujours parfaite : pour éviter que le talon ne déchausse, les orteils se contractent à chaque pas.

➤ *La chaussure féminine*

Il existe aussi des modèles dérivés du Derby et du Richelieu. Mais c'est l'*Escarpin* qui représente plus spécifiquement la chaussure féminine. Largement ouvert, il dégage plus ou moins le cou-de-pied mis en valeur par un talon haut. Celui-ci, fait de matériaux divers (métal, bois, plastique), recouverts ou non de cuir, est solidement fixé à la semelle première. Il peut atteindre plus de 8 cm de hauteur et reposer sur une surface ne dépassant pas 1 cm^2. L'escarpin ne comporte pas d'élément de fermeture, mais sur certains dérivés, comme le *Charles IX*, existe une bride transversale fixée latéralement par une boucle, tandis que dans le *Salomé,* cette bride passe à travers une lanière médiane. Le *Trotteur* fait un peu figure d'intermédiaire entre le mocassin, avec sa languette couvrant le dos du pied, et un escarpin dont le talon, d'environ 4 cm, est assez large et stable. Enfin la *Ballerine* est un escarpin à talon plat, très souple et très léger.

➤ *La chaussure de sport*

Quand est-elle née ?

Elle apparaît au milieu du XIXe siècle aux États-Unis, sur les terrains de croquet, puis sur les courts de tennis. Sa tige basse, de toile blanche, lacée, était fixée à une semelle de caoutchouc. C'est ce que l'on appelait les *tennis*. Munies d'une tige haute, elles donnèrent naissance aux *baskets*. L'une et l'autre sortirent petit à petit de leurs terrains de sport respectifs pour devenir des chaussures de loisir. La vogue du sport et le souci d'une plus grande efficacité sont à l'origine d'une importante évolution de la conception de la chaussure de sport. Devenue outil de performance, elle vise aussi à prévenir la pathologie propre à chaque sport. Aussi s'est-elle diversifiée en fonction de ces exigences spécifiques.

Quels sont les objectifs de la chaussure de sport ?

Pendant la course, à chaque impact sur le sol, le pied est soumis à une onde de choc ascendante, d'environ 3 fois le poids du corps, soit plus de 200 kg pour une personne de 70 kg. Cet impact, répété quelques milliers de fois lors d'une séance de jogging, aura des conséquences bien différentes selon qu'il se produit sur une pelouse ou sur le macadam. Ces forces peuvent atteindre des niveaux plus impressionnants encore, comme c'est le cas lors des prises d'appels de sauts (5 à 6 fois le poids du corps), et jusqu'à 9 fois ce même poids lors des réceptions, au volley-ball par exemple. On comprend ainsi la nécessité d'interposer un filtre qui absorbe une partie de cette énergie. Ce matériau doit aussi restituer une partie de cette énergie, afin que le pied puisse « rebondir » sur le sol. Pour le comprendre il faut se rappeler que, si la marche sur le sable est très agréable du fait de l'absence quasi totale de réaction du sol dans lequel le pied s'enfonce avec délices, elle devient après un certain temps très fatigante, de par l'effort nécessaire pour arracher le pied hors du sol. Sur les plages, les promeneurs vérifient inconsciemment ce phénomène en marchant de préférence sur le sable mouillé, qui réalise un assez bon compromis entre ces deux nécessités : amortissement et propulsion. Pied nu, c'est le capiton plantaire qui assume cette double fonction : il amortit 80 % de l'onde de choc, tout en permettant au pied de rebondir comme une balle. Dans la chaussure, ce rôle incombe à la semelle. De nombreux matériaux furent utilisés pour approcher le plus possible le compromis idéal. Autre aspect important : un amortisseur trop souple entraîne une certaine instabilité. C'est le cas de certaines semelles trop épaisses, trop amortissantes. *Elles filtrent par trop les informations sensitives du pied* et, partant, limitent ses capacités à réagir.

Comment est constituée une chaussure de sport ?

De grosses différences existent selon les sports. Nous décrirons la *chaussure de jogging*, de loin la plus répandue. Comme les autres chaussures, celle-ci est constituée d'une tige et d'une semelle, ici synthétiques et assemblées sur une forme par soudure ou par injection. Le contrefort doit être compact. À son bord supérieur, un coussinet bien rembourré protège le tendon d'Achille. La semelle extérieure, résistante à l'abrasion, est le plus souvent cloutée pour amortir les chocs et améliorer l'adhérence au terrain. La semelle intermédiaire ou intercalaire, qui sert d'amortisseur, est plus flexible. La semelle intérieure enfin doit absorber la sueur. La souplesse de l'ensemble autorise la flexion des articulations métatarso-phalangiennes, mais ne doit permettre une torsion excessive de l'avant-pied par rapport au talon. En haut une patte suffisamment rembourrée protège le cou-de-pied. En avant une pointe haute et arrondie protège les orteils des chocs répétitifs, pourvoyeurs d'hématomes sous-unguéaux. Diverses compensations peuvent être apportées pour répondre à des particularités physiques ou à des troubles biomécaniques propres à chaque sportif.

➤ *Les chaussures de sécurité*

Les traumatismes du pied représentent 10 % des accidents du travail. Aussi dans certaines professions exposées, le pied doit être protégé en fonction du risque, par exemple par des renforts métalliques incorporés à la chaussure, qui résisteront à la chute d'objets lourds.

➤ *Les chaussures orthopédiques sur mesure*

Réalisées sur prescription médicale, leur coût est supporté par la Sécurité sociale, dans le cadre de pathologies codifiées : paralysies, amputations, inégalité de longueur des membres inférieurs importante, ou grosses déformations du pied incompatibles avec un chaussage de série.

➤ *Les chaussures thérapeutiques de série*

Elles sont prescrites de façon temporaire, par exemple devant certaines déformations de l'avant-pied de l'enfant, ou après une intervention chirurgicale.

➤ *Les chaussures pour « pieds sensibles »*

Elles devraient exister en plusieurs largeurs, et convenir à certains pieds trop volumineux ou déformés pour accepter une chaussure normale. Au besoin, la « pince à oignon » peut y forcer un logement pour le relief douloureux. Leurs qualités esthétiques ne font généralement pas l'unanimité.

Conflits entre pied, chaussure et terrain

Comment la chaussure peut-elle léser le pied ?

LA CHAUSSURE EST TROP ÉTROITE EN AVANT ET TROP POINTUE (voir Figure 32)

Il n'y a pas assez de place pour que tous les orteils reposent normalement sur la semelle comme sur le sol, pied nu. Le fait qu'il n'existe dans le commerce qu'une seule largeur par pointure, alors que les règles de l'art, et les mensurations statistiques, en voudraient plusieurs, aggrave l'inadéquation entre la forme (trop pointue) de la semelle et celle du pied.

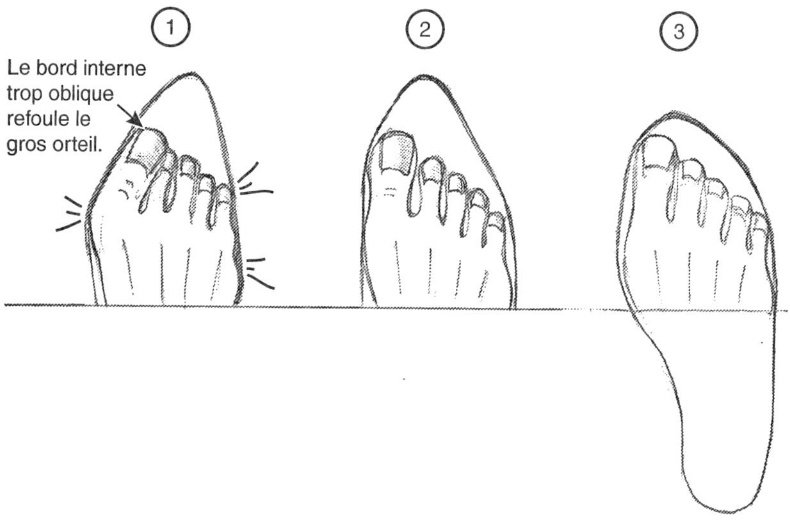

Figure 32 – La mauvaise et la bonne chaussure.
① – La mauvaise chaussure : la semelle est plus étroite que le pied, les orteils sont comprimés et refoulés. ② – La bonne chaussure : le bord interne est rectiligne, la pointe vient en supplément de longueur. Le gros orteil peut reposer sur la semelle sans être dévié. ③ – Le grand axe de la chaussure est décalé vers le gros orteil, autorisant une certaine obliquité du bord interne.

On observe en effet d'une personne à l'autre des différences de largeur notables du pied pour une même longueur. Qui plus est, la largeur imposée s'avère souvent inférieure à la largeur moyenne statistique des pieds pour une pointure donnée. Seuls donc, certains pieds privilégiés s'accommoderont de cette largeur unique. Les autres ne résisteront pas indéfiniment. Le gros orteil et le 5e orteil sont refoulés vers le milieu du pied. L'avant-pied prend dans la chaussure un aspect triangulaire qui préfigure les déformations de l'hallux valgus, du 5e orteil, des griffes d'orteils, et de l'avant-pied rond. La pratique du bandage des pieds des jeunes Chinoises, qui en quatre ou cinq années, aboutissait à la mutilation du pied lotus, provoque une réaction unanimement horrifiée chez nos contemporaines. Elles acceptent pourtant de subir, à un degré moindre certes, mais des années durant, les méfaits de la chaussure féminine occidentale, responsable à terme de déformations définitives.

Le talon est trop haut et mal conçu

Ne nous attardons pas sur ces talons de bottes exotiques, très obliques, fuyants et étroits, conçus non pas pour la marche, mais pour se caler sur des étriers. Ils ont néanmoins connu leur heure de gloire dans les milieux « branchés » citadins, complétant la panoplie du « motard ».

Le talon ne pose habituellement pas de problème dans la chaussure masculine. Le talon féminin, devient par contre très déstabilisant s'il se porte trop haut et trop étroit… comme une aiguille. De plus, si la pente de la semelle est mal conçue (voir Figure 33), il crée un effet de toboggan qui augmente l'appui sur l'avant-pied, et fait glisser les orteils vers la pointe. Enfin, bien que de forte déclivité, ce plan incliné peut, paradoxalement, se révéler insuffisamment cambré pour offrir un bon soutien à la voûte plantaire. Il est amusant de suivre les mouvements de la mode, qui passe périodiquement du talon aiguille au talon très massif ou à la semelle compensée.

La chaussure est trop souple ou trop rigide

En l'absence de cambrillon, la chaussure n'assure aucun soutien à la voûte plantaire. De plus, elle se tord facilement sur son grand axe. Le mocassin originel n'était pas conçu pour le macadam mais pour la terre meule. Au contraire, trop rigide, la chaussure gêne le déroulement normal du pas. Si de surcroît s'y associe une tige montante qui bloque aussi la cheville, aucune flexion ne reste possible. Une flexion accentuée du genou sera nécessaire à chaque pas pour soulever et avancer le membre par un mouvement vertical de « pompe ».

La chaussure est trop courte ou trop longue

Dans le premier cas elle comprime le pied, dans le second elle s'en échappe. Cet inconvénient procède le plus souvent d'un respect insuffisant de la pointure adéquate.

Nous connaissons généralement la pointure atteinte par notre pied à la fin de sa croissance. Elle ne reste pas immuable. Le pied peut s'allonger en s'affaissant avec l'âge. Il faut donc le mesurer périodiquement. Cette mensuration doit se faire sur le pied en appui franc : il atteint alors sa longueur maximale, comme à la marche.

La pointure de la chaussure s'exprime en points

Le « point de Paris » vaut 6,66 mm. Ainsi, une chaussure de pointure 39 mesure 26 cm. Il faut savoir que, pour la chaussure de série, cette pointure indique la longueur extérieure de la chaussure ! Trop courte pour un pied long de 26 cm.
Le « point anglais » fait 8,46 mm et s'étend des tailles 1 à 13 soit 33 à 48 en point de Paris.
Quant à la pointure exprimée en « point américain », elle correspond à la taille en point de Paris diminuée de 33 : un 40 en point de Paris correspond à un 7 en point américain.

Comment bien choisir une chaussure ?

La chaussure sert de vêtement au pied : elle l'habille et le protège. Elle doit aussi, autant que possible, l'aider à fonctionner au mieux, en toutes circonstances, et, pour ce faire, convenir au terrain sur lequel il évolue. En aucun cas elle ne doit faire obstacle à son bon fonctionnement. La bonne chaussure tolère sans conflit, lors de la marche, les modifications de longueur et de largeur du pied, les variations de hauteur de la voûte. Elle assure la stabilité du pied, et donc l'équilibre du corps. Ceci va de soi. Pourtant, certaines chaussures, surtout féminines, bafouent ces exigences. Quelques conseils viendront donc bien à propos.

➤ *Choisir la forme d'ensemble*

La chaussure, nous l'avons vu, se bâtit sur une forme en bois. Pourtant il n'existe pas de normes pour l'établissement de ces formes. Pour une même pointure, on trouve d'une marque à l'autre, ou, dans la même marque, d'un modèle à l'autre, d'importantes différences de largeur et de volume. Si le contour de la chaussure masculine respecte généralement celui du pied de l'homme, loin s'en faut de la chaussure féminine qui se veut « élégante ».

Soulignons quelques points.

• Le bord interne : il faut, lorsqu'un modèle vous plaît, le retourner et inspecter la semelle. Si le bord interne (côté gros orteil), part obliquement vers le milieu de la chaussure, il refoulera inévitablement l'hallux. Ce bord doit donc être rectiligne au niveau de l'avant-pied (Figure 32).

• La pointe : elle ne doit pas refouler les orteils. Deux artifices permettent de conserver sans dommages cet aspect pointu :

— soit créer une pointe qui vient en supplément de la longueur des orteils ;
— soit déporter franchement le bord interne vers l'intérieur, au moment où la cambrure de la semelle rejoint le plan du sol, offrant ainsi un appui large et sans contrainte au premier rayon. Ce décalage permet éventuellement de laisser ensuite ce bord repartir un peu obliquement. Cet artifice est, heureusement, très largement répandu.

Chaussure féminine et statistique

Un travail effectué par l'Association des chirurgiens orthopédistes américains du pied (A.O.F.A.S.) révèle que :
— 88 % des femmes de 20 à 60 ans portent des chaussures trop étroites (de 13 à 25 mm) ;
— 80 % souffrent dans leurs chaussures ;
— 76 % présentent une ou plusieurs déformations de l'avant-pied (hallux valgus, griffes, cors…).
Chez les jeunes de 10 à 18 ans, seules 9 % souffrent ou ont des déformations du pied.

➤ *Les dimensions*

La largeur

Vous devez connaître la plus grande largeur de votre avant-pied, mesurée de la 1re à la 5e tête métatarsienne, debout, le pied en appui complet. Sa valeur moyenne avoisine 9 cm. Mesurez la plus grande largeur de la semelle au niveau de l'avant-pied. Elle ne doit pas s'avérer plus étroite que celle de votre pied de plus de 5 à 10 mm.

Les chaussures de sport et celles que vous utilisez beaucoup doivent avoir la même largeur que votre pied.

• Essayez les chaussures que vous désirez acheter, plutôt en fin de journée, quand vos pieds sont à leur plus fort volume. Les orteils ne doivent pas être serrés. Ils peuvent pouvoir s'étendre. Essayez les deux pieds, l'un des deux étant très souvent plus fort que l'autre.

La longueur

Essayez d'abord le pied le plus fort. L'orteil le plus long doit être distant du bout de la chaussure d'un travers de doigt, pied en charge.

Souvenez-vous que votre pointure augmente avec les années. Mesurez vos pieds périodiquement, debout.

➤ *Le contrefort*

Il assure la stabilité du talon dans la chaussure. Le contrefort aura donc une bonne prise autour du talon, tout en restant confortable. Lorsque le pied s'allonge et que l'avant-pied s'élargit avec le temps, une difficulté surgit si l'arrière-pied ne s'élargit pas dans les mêmes proportions. Trouver la chaussure de largeur adéquate pour l'avant-pied ne s'avère déjà pas chose facile : encore faut-il que le talon ne s'y trouve pas trop au large et ne déchausse facilement. La chaussure de série s'élargit, elle, globalement, en passant à une pointure supérieure. Les chaussures à lacets, à brides, à boucles seront utiles dans ces cas.

➤ *La palpation de la chaussure*

La main, après le pied, palpera l'intérieur de la chaussure à la recherche de coutures mal placées au contact de zones sensibles. Elle appréciera aussi la souplesse du cuir, la fermeté des renforts, en particulier du contrefort.

➤ *La semelle*

La semelle doit se relever d'un petit centimètre par rapport au sol, au niveau de la pointe pour faciliter le passage du pas, notamment dans les souliers à semelle rigide, comme les sabots.

Elle doit assister le pied dans ses trois fonctions :

• amortissement : en absorbant une partie de l'onde de choc lors de la prise de contact avec le sol ;

• appui stable et équilibré lors du déroulement du pas : elle ne doit pas se laisser tordre comme une serpillière ;

• propulsion : la semelle sera souple et flexible au niveau des articulations métatarso-phalangiennes, sans s'enrouler, pour permettre le déroulement du pas.

La chaussure posée au sol, une pression de haut en bas sur le quartier arrière ne doit pas soulever l'avant de la semelle. Dans certaines chaussures répandues actuellement, la semelle très épaisse et rigide est biseautée à ses deux extrémités : la chaussure peut rouler sur le sol, comme un tampon buvard, mais le pied y reste fixé comme dans un plâtre.

➤ *Le talon*

• La hauteur du talon

C'est la partie du talon qui vient en supplément de la semelle. De nombreuses études ont montré que le haut talon place le pied sur un plan incliné. Il provoque une augmentation de la charge sur l'avant-pied de l'ordre de 57 % pour un talon de 5 cm, 76 % pour un talon de 8 cm. Cette surcharge de l'avant-pied favorise, à la longue, les métatarsalgies.

Certaines chaussures comportent un plateau talonnier intérieur horizontal pour garder une bonne assise à l'arrière-pied. La semelle s'incline ensuite vers le sol, tout en soutenant la voûte. Ces chaussures ne présentent donc pas les effets négatifs des précédentes (Figure 33).

• La surface d'appui du talon au sol doit rester raisonnablement large pour garantir la stabilité.

• La bonne hauteur.

Pour les dames, un talon de 3,5 à 4 cm représente un bon compromis pour une chaussure de jour. Alternez néanmoins avec une chaussure plus plate, pour entretenir la souplesse du tendon d'Achille. Réservez aux sorties « habillées » l'escarpin à talon haut. Porté quelques heures de temps en temps, il a peu de chances de s'avérer nocif. Quelle que soit sa hauteur, la cambrure du soulier doit épouser celle de votre pied.

Chez l'homme, le talon dépasse rarement 15 à 20 mm. Le soulier au sol, toute la surface du talon doit reposer sur celui-ci.

➤ *Le chaussant*

Cette qualité, difficile à cerner, fait, qu'à mensurations identiques, vous vous sentez d'emblée tout à fait à l'aise dans certaines chaussures, et pas dans d'autres. Il dépend de multiples facteurs, la forme, la cambrure, le talon, le montage de la chaussure, la qualité de la peausserie… et de

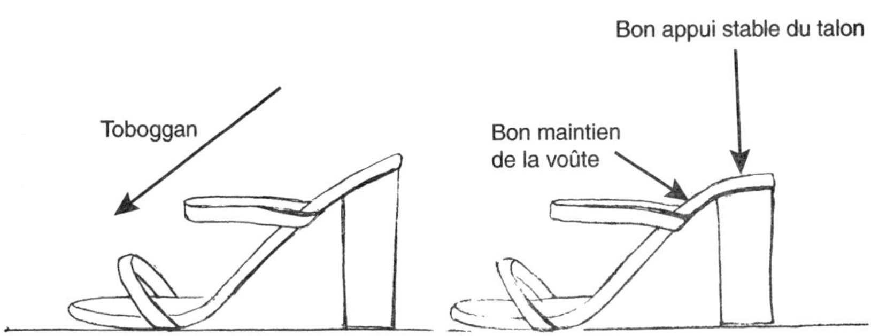

Figure 33 – Le mauvais et le bon talon haut.

la forme du pied, que certains modèles accueillent mieux que d'autres.

➤ *Quel type de chaussures choisir ?*

La forme, le volume du pied varient d'une personne à l'autre, et, chez le même individu, souvent d'un pied à l'autre, et selon la journée ou la saison. Le choix de la chaussure doit prendre ces facteurs en compte, de même que l'usage auquel on la destine : sport, travail, ville, soir, loisirs…

Les tendances de la mode pèsent beaucoup sur ce choix. Aujourd'hui, le port des chaussures « de jogging » s'est fortement répandu, en particulier chez les jeunes, sans doute pour s'identifier à certains athlètes, héros modernes que les médias et les grandes marques propulsent sur le devant de la scène, parce qu'ils font vendre.

Nous avons souligné les progrès importants réalisés dans la confection des chaussures de sport, mais également l'inconvénient de porter sans retenue des chaussures trop amortissantes. D'autres ont au contraire des semelles extrêmement rigides qui brident la mobilité normale du pied. Rappelons aussi l'exigence d'absorber la sueur, spécialement au niveau de la semelle de propreté. Le cuir s'avère ici particulièrement efficace. La chaussure de sport reste donc irremplaçable pour la pratique sportive, mais il faut soigneusement la choisir en fonction du sport, du terrain, du type de pied. Les sandales conviennent mieux à une promenade au bord de mer en été. Pour la ville, la chaussure à tige et première de cuir reste le meilleur choix. Évitons de la porter plusieurs jours de suite et plaçons-la au repos dans ses embauchoirs afin que l'humidité absorbée par la première se résorbe. En outre, changée quotidiennement, soigneusement entretenue, elle vous gratifiera de la belle patine dont le temps l'ornera.

Et la chaussette ?

Placée entre la chaussure et le pied qu'elle isole des souillures du milieu extérieur, son choix repose habituellement sur des critères imprécis. Trop petite, insuffisamment élastique, elle comprime le pied autant qu'une chaussure trop serrée. Des coutures intérieures trop saillantes, au contact de la peau, peuvent être mal tolérées. Il faut savoir que les fines chaussettes, les bas ou collants en fibres synthétiques ou en fil d'Écosse (coton), qui accompagnent le plus souvent la tenue de ville, protègent peu du froid, n'apportent aucun amortissement, absorbent peu la sueur mais s'avèrent en revanche très mouillables. Ainsi se forme un film humide au contact de la peau et s'entretient la sensation désagréable de chaussette mouillée glissée sur le pied. À l'opposé, les « tricotées » en laine ou en certains synthétiques, ont un plus grand pouvoir d'isolation thermique, d'amortissement mécanique, d'absorption de la sueur, avec en outre, pour la laine, une mouillabilité négligeable. L'élasticité de la maille permet une bonne adaptation à la forme du pied. Le bon entretien de la chaussette passe par un lavage quotidien, à la main, dans une eau ne dépassant pas 40°, et un séchage lent, permettant à ses constituants de se reposer.

La symbolique de la chaussure

Rappelons le symbole de propriété attaché à la chaussure chez les Hébreux (chapitre 13).

Chez les Romains, les esclaves marchaient pieds nus, la chaussure symbolisait donc la liberté. Il en va de même chez certaines populations d'Afrique où le port de chaussures souligne la réussite sociale.

Nous rappellerons plus loin la connotation érotique de la chaussure du pied de lotus chinois, et de la poulaine. En attestent les vases en forme de poulaine dans lesquels, au XVe siècle, les époux royaux buvaient le vin le jour de leur mariage, en gage d'amour et de fécondité. Et les petites chaussures en porcelaine que les amoureux s'offraient au XVIIIe siècle. En Chine, on offrait aux nouveaux époux une paire de souliers symbolisant leur union et l'idéogramme utilisé pour désigner les souliers signifie également « entente réciproque ».

Les Souliers, tableau de Van Gogh (musée Van Gogh, Amsterdam), a pour unique sujet de misérables bottillons abandonnés. Il inspire à Martin Heidegger un commentaire : « une paire de souliers de paysan, et rien de plus. Et pourtant...[2] ». Ce « et pourtant » provoque une originale polémique entre philosophes (« le philosophe s'est malheureusement illusionné lui-même[3] »). Ces souliers parlent de leur propriétaire mieux qu'il ne le ferait lui-même.

Les « monosandales », sujet sur lequel nous reviendrons plus loin (voir page 274) sont des sujets déchaussés d'un seul pied, ce qui rend leur marche difficile. On en trouve de multiples évocations : dans la Bible (Ruth), dans la mythologie grecque (Jason), personnages sculptés sur de nombreux chapiteaux d'églises, comme la basilique Saint-Sernin de Toulouse. Comme au sanctuaire d'Eleusis, c'est également un rite d'initiation maçonnique : le candidat devait retirer la chaussure du pied gauche. Décrypter le symbole attaché à ce déchausse-

---

2. M. Heidegger, « L'origine de l'œuvre d'art » in *Chemins qui ne mènent nulle part*, Paris, Gallimard, 1962.
3. M. Schapiro, « L'objet personnel, sujet de nature morte. À propos d'une notation de Heidegger sur Van Gogh » in *Style, Artiste et Société*, Paris, Gallimard, 1990.

ment d'un seul pied n'est pas chose facile. Il induit chez ces personnages un manque d'équilibre, témoin d'une situation instable, à un moment critique, où tout peut basculer dans leur vie, pour le meilleur ou pour le pire.

Enfin, Cendrillon elle-même est-elle aussi ingénue qu'on veut bien nous le faire croire, lorsqu'elle laisse tomber sa chaussure : appel du pied destiné au Prince ?

Autant de témoignages que, de tout temps, l'homme a donné à l'accessoire de ce pied qui lui est si précieux, une valeur qui dépasse largement son rôle utilitaire, par ailleurs capital.

Autant de raisons pour accorder à la chaussure l'attention qu'elle requiert, et les soins qui la font durer…

CHAPITRE 10

Prendre soin de vos pieds

Les soins locaux

Une bonne hygiène des pieds assure la meilleure protection contre la majorité des « petits ennuis » qui menacent les pieds ; petits ennuis parfois précurseurs de complications plus sérieuses. En cette matière, tout reste affaire de bon sens et quelques conseils simples suffisent à assurer le bien-être du pied.

- Ne pas ignorer la douleur. Si elle persiste sans cause évidente, il faut voir un médecin.
- Inspectez régulièrement vos pieds, notamment la plante et entre les orteils.
- Ce conseil est particulièrement important pour les diabétiques.
- Notez les modifications de couleur, de température ; observez les ongles, repérez les fissures ou les altérations de la peau.
- Lavez-vous les pieds régulièrement, notamment entre les orteils. Ensuite séchez-les bien : en cas de mycose, le sèche-cheveux évitera la contamination des zones saines de l'autre pied par la serviette.

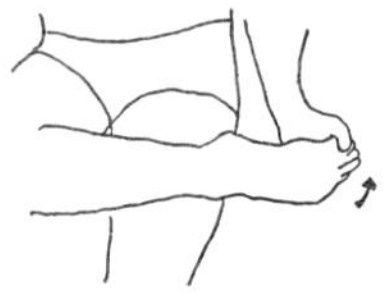

1er exercice : Maintenir quelques secondes avec une main les orteils fléchis vers la plante du pied.

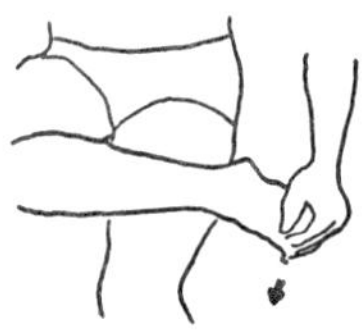

2e exercice : Maintenir quelques secondes avec une main les orteils fléchis vers le dos du pied.

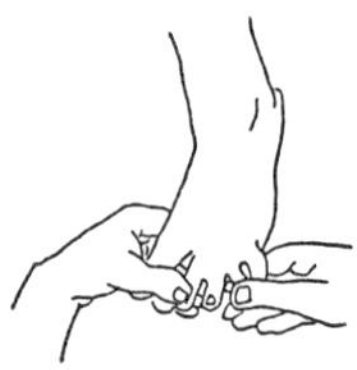

3e exercice : a) Maintenir avec une main les orteils écartés puis rapprochés.
b) Faire les mêmes mouvements sans l'aide de la main.

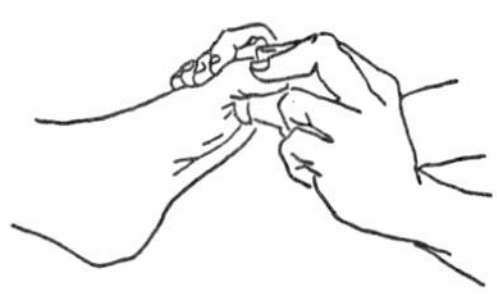

4e exercice : Mobiliser le gros orteil vers le haut et vers le bas en le maintenant entre le pouce et l'index réaxé en dedans (à faire d'autant plus qu'il a tendance à partir en dehors).

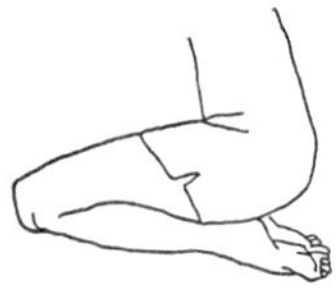

5e exercice : S'asseoir sur les talons, la face dorsale des orteils reposant sur le sol. Garder la position quelques secondes.

Figure 34 – Les soins.
Vos pieds méritent une attention toute particulière. Ils doivent être protégés et entretenus. Prenez l'habitude de les examiner quotidiennement. Notez toutes les zones douloureuses, ou recouvertes d'une couche cornée. Les exercices ci-joints sont destinés à éviter ou atténuer les déformations. Ils doivent être réalisés chaque jour. Extrait de Joseph Claustre, Lucien Simon, *Les Métatarsalgies*, Paris, Masson, 1990.

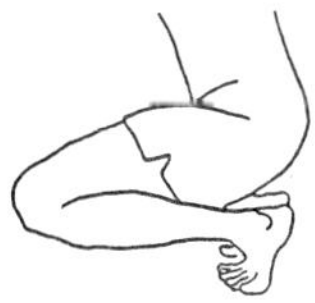

6e exercice : S'asseoir sur les orteils, la face plantaire des orteils sur le sol (position sur la pointe du pied). Garder la position quelques secondes.

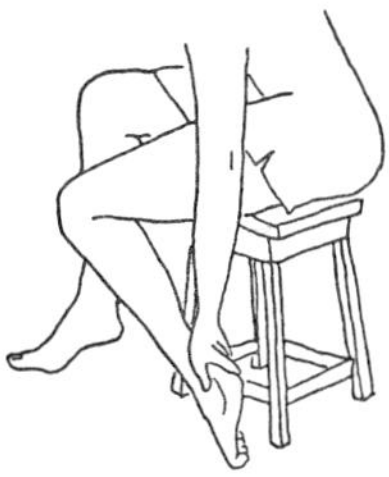

7e exercice : Assis : maintenir quelques secondes les orteils sur la pointe, puis sur la face dorsale.

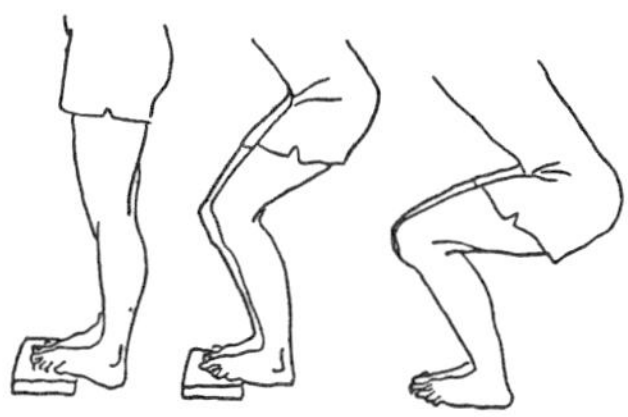

8e exercice : a) S'asseoir en position accroupie sans décoller le talon du sol.
b) Même manœuvre en plaçant sous l'avant-pied une cale de 2 cm.

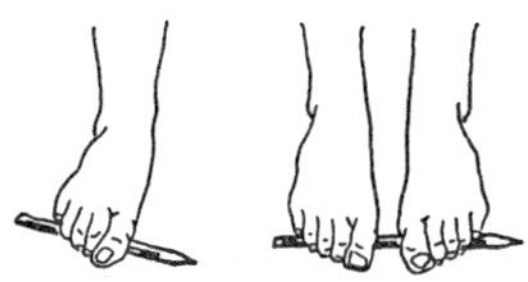

9e exercice : Essayer de saisir avec les orteils des deux pieds un gros crayon. Faire la même manœuvre avec les orteils d'un seul pied.

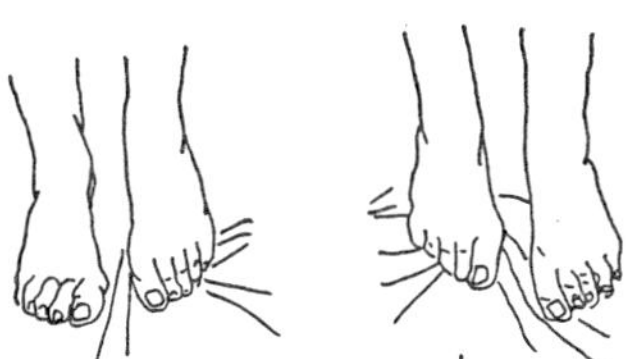

10e exercice : Essayer de saisir avec les orteils une serviette placée sur le sol.

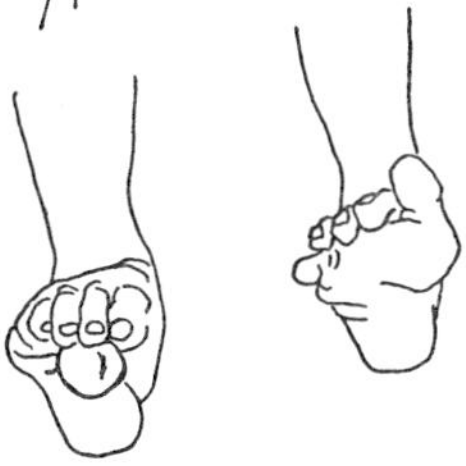

11e exercice : Saisir avec l'avant-pied et les orteils une balle de caoutchouc de 3 à 4 cm et la lancer devant soi. Répéter la manœuvre en lançant la balle vers une plus petite en essayant de l'atteindre (pétanque pédestre).

Une fois ces exercices terminés, faire un massage global en masse, avec les mains, des deux avant-pieds.

• Ne coupez pas les ongles trop court, notamment au niveau des bords pour éviter les ongles incarnés. En cas de diabète, confiez cette tâche à un podologue.
• Changez de chaussettes chaque jour : cela évitera la contamination de l'autre pied en cas de lésion contagieuse. Évitez de les prendre trop courtes ou trop serrantes. Évitez les tissus synthétiques (voir page 213).
• Portez des chaussures bien adaptées (voir page 207). Changez-en régulièrement. Achetez-les en fin de journée lorsque vos pieds sont plus volumineux. Adaptez vos chaussures à votre activité.
• En cas de problème, évitez les « remèdes de bonne femme » et prenez un avis compétent (médecin, podologue…).
• Pratiquez régulièrement une activité physique telle que la marche ou le jogging.

Les pieds humides ou malodorants sont rarement liés à une affection systémique mais plutôt à des conditions locales. Si c'est votre cas :
• Évitez les chaussures qui contiennent des matériaux synthétiques. De même pour les chaussettes.
• Des bains de pieds à la paraffine réduisent la transpiration du pied.
• Il existe un vaste choix de traitements locaux pour lutter contre ces problèmes (voir page 184). Consultez un dermatologue.

En cas de diabète :
• Évitez de marcher pieds nus.
• Inspectez ou faites inspecter régulièrement la plante des pieds ainsi que les orteils.
• Assurez-vous de l'absence de corps étrangers, de coutures saillantes dans les chaussures. Choisissez-les confortables.
• À la moindre lésion cutanée, consultez un médecin.

Les « infirmiers » du pied

➤ *Les pédicures*

Ces auxiliaires assurent les soins courants d'hygiène et de bien-être du pied. Ils prennent en charge les cors et durillons, les soins de l'ongle et les petits moyens de protection du pied.

➤ *Les podologues*

Ils bénéficient d'une formation de niveau supérieur principalement axée sur la physiologie et la pathologie du pied. Ils prennent eux aussi en charge les soins du pied auxquels s'ajoutent la réalisation des semelles orthopédiques, des orthoplasties (petits appareils correcteurs pour les orteils), le traitement sous contrôle médical des affections superficielles de l'ongle et de la peau. Leur formation fait d'eux les auxiliaires idéaux du médecin dans le cadre d'une gestion globale et efficace de la pathologie du pied. Leur statut et leurs compétences varient assez fort d'un pays à l'autre. En France depuis de nombreuses années, ces deux spécialités sont réunies en une seule : il existe un diplôme unique consacrant la formation des « pédicures-podologues ».

➤ *Les kinésithérapeutes*

Ils prennent en charge la rééducation fonctionnelle du pied, notamment après un traumatisme, une intervention chirurgicale. Lorsqu'ils ont acquis la formation nécessaire, ils sont également très précieux pour le traitement conservateur, souvent décisif, de certaines malformations du pied, le pied bot par exemple. Ils ajoutent souvent à leur compétence la prise en charge des sportifs afin d'améliorer leur condition physique, leur efficacité et donc leurs performances.

➤ *Les autres intervenants*

Les infirmiers n'ont pas de formation spécifique pour le pied. Toutefois leur présence est indispensable dans une consultation spécialisée de pathologie du pied, notamment dans le cadre de la prise en charge et du suivi des patients diabétiques. Dans ce domaine très spécifique, les assistants sociaux jouent aussi un rôle important : connaissance et amélioration des conditions de vie de patients socialement défavorisés.

Les techniciens chausseurs confectionnent sur prescription médicale les chaussures sur mesure dans certaines affections comme le diabète, l'arthrite rhumatoïde et les déformations graves du pied.

Les médecines parallèles du pied

De tout temps, le bon sens populaire établit une liaison entre la bonne santé du pied et la bonne santé tout court. De là, et depuis fort longtemps, se sont développés des traitements qui visent à améliorer l'état de santé général en agissant sur le pied.

➤ *La réflexothérapie plantaire* (voir p. 302)

Notamment en Inde et en Chine, certaines approches thérapeutiques établissent une liaison entre nos principaux organes et des zones spécifiques de l'appui plantaire. De véritables cartes géographiques de la projection du corps dans le pied délimitent ainsi sur la plante du pied des zones, dites réflexes, propres à chaque organe. Le massage de sa zone cible serait bénéfique pour l'organe correspondant et permettrait ainsi d'améliorer la santé globale. La validation scientifique rigoureuse de ces théories reste bien entendu à faire. D'autant que l'on peut rester perplexe devant l'existence de différentes cartes de zones cibles alors qu'il n'existe qu'un seul organisme humain…

Il n'en demeure pas moins que le massage plantaire est source de bien-être et de relaxation. Ce seul bénéfice justifie le recours à cette thérapie douce. On peut incontestablement soulager ainsi certains petits bobos qui témoignent plus souvent d'une charge de stress excessive que d'une véritable lésion organique.

➤ *La posturologie*

Cette approche plus globale étudie la relation entre certains troubles, le plus souvent mécaniques, et des défauts liés au maintien de la position du corps dans l'espace, notamment en station debout. Comme le pied en constitue le socle, il suscite l'intérêt des posturologues. Ceux-ci cherchent à établir des relations entre certaines particularités de l'appui au sol et divers troubles sous-jacents. Il s'agit incontestablement d'une approche intéressante mais elle manque encore de fondements scientifiques rigoureux.

Les semelles et autres moyens

Ces dispositifs ont pour but de diminuer la souffrance provenant de tissus surchargés ou blessés, de proéminences osseuses, de déformations articulaires…

On distingue :

- les orthèses dynamiques, qui stimulent dans la chaussure les mouvements de correction du pied ;
- les orthèses statiques, de compensation, travaillées à partir d'un moulage ou d'une empreinte du pied.

➤ *Les semelles orthopédiques*

Ce sont les plus utilisées. On distingue :

- Les semelles *rigides* ou *semi-rigides*. Leur but : apporter et maintenir une correction, assurer une contention ou décharger sélectivement une zone donnée du pied.
- Les semelles *souples*. Leur but : soulager des callosités importantes, des pieds contracturés, des pieds rhumatoïdes.
- Ces semelles peuvent être faites dans divers matériaux suivant le but recherché : métal, liège aggloméré, caoutchouc compressé, mousses synthétiques, mousses thermoplastiques.

Les semelles *orthopédiques* s'avèrent en fait surtout utiles pour soulager les métatarsalgies, pour compenser certains troubles statiques (pieds plats, pieds creux) ou, chez le sportif notamment, pour amortir et/ou contrôler certains mouvements.

➤ *Les protections et orthoplasties*

Les protections visent à soulager ponctuellement une zone de conflit. Une vaste gamme de dispositifs tels que bandages, pièces de feutre ou contenant du gel se trouve sur le marché.

Les orthoplasties recherchent le même résultat mais en corrigeant par leur forme une déformation réductible comme une griffe d'orteil par exemple. On y recourt aussi dans les talalgies. Elles sont souvent réalisées en silicone et adaptées à chaque déformation. Leur réalisation incombe généralement aux podologues-orthésistes.

➤ *Les attelles de nuit*

Elles sont confectionnées à partir d'un moule en plâtre. Elles servent à maintenir une position de correction, dans un pied bot par exemple.

CHAPITRE 11

Le pied : mythes et légendes

Nous avons assez souligné la fonction primordiale du pied dans la vie et l'histoire de l'homme, et rappelé qu'il constitue son attribut exclusif, pour ne pas nous étonner de la richesse de sa représentation dans les formes les plus diverses de l'expression symbolique, depuis les temps les plus lointains et dans toutes les cultures.

Symbole vient du grec *sumbolon* qui désignait un objet divisé en deux parties dont la réunion permettait à leurs propriétaires de se reconnaître. Par extension, il désignait tout signe, toute marque servant d'indice, de reconnaissance.

Ainsi associe-t-on, plus ou moins consciemment, le pied à des notions très variées, voire contradictoires : souffrance ou plaisir, pouvoir ou humilité, puissance ou vulnérabilité, sacré ou terrestre.

Notion première et fondamentale, l'humanité s'est *érigée* au-dessus de la condition animale, s'est *élevée* vers le ciel, *en se dressant sur les deux pieds.* Ils restent son seul contact, son seul, mais solide, point d'appui sur cette Terre-Mère qui l'a engendrée (dans humain il y a *humus*, terre), qui la nourrit, et sur laquelle elle se déplace.

Tout ce qui affaiblit le pied et la marche, sa fonction essentielle, touche l'homme *à sa base*, à sa racine, le diminue, modifie son comportement, et sa nature. Ce concept trouve son expression symbolique dans les mythes les plus anciens.

Les mythes, comme les contes de fées, s'adressent à nous dans un langage symbolique, expression d'un matériel inconscient. Le pied s'y présente souvent et la psychanalyse freudienne s'est intéressée aux mécanismes occultes, sous-jacents à ces apparitions.

Dans un court essai sur Talleyrand, d'ailleurs intitulé *Faire marcher [!] les femmes*[1], Jacques Audiberti cite la légende hébraïque selon laquelle Dieu, après avoir créé le monde dans le laps de temps prévu, constate qu'il a oublié Satan. Il va donc le modeler rapidement, « à la diable ». Il en résulte un pied tordu. D'où la représentation habituelle du diable aux jambes torses, au pied fourchu, au sabot divisé en deux, comme celui du bouc. Que cette image ait donné naissance à l'expression « reconnaître le pied fourchu de quelqu'un », c'est-à-dire ses mauvais desseins, dépasse une simple et innocente imagerie rustique, révèle sa charge symbolique.

C'est par son pied que l'homme se différencie de ses proches « cousins », les autres primates. Yvette Deloison nous l'a rappelé : il s'est fait homme parce qu'il a pu se dresser sur ce pied *différent*, qui le distingue de tous les autres, même de Lucy dont le pied reste fort simien. Il trahira toute tentative de supercherie : sous leur déguisement, c'est à leurs pieds anormaux que l'on reconnaît le diable ou ses créatures.

Ainsi la célèbre *Tentation de saint Antoine*, se manifeste sous la séduisante apparence de deux charmantes personnes, mais leurs pieds de poules ne laissent aucun doute sur leur nature. Il existe d'innombrables exemples, en particulier dans les cathédrales, où les personnages diaboliques

1. J. Audiberti, *Talleyrand*, Paris, Hachette, 1964.

sont identifiables à leurs pieds fourchus, et non à leurs mains, à leurs épaules ou leur dos... mais aussi à la présence de cornes sur leur tête. Ceci souligne l'importance des deux extrémités du corps humain, porteuses de leur spécificité, de leur caractère exclusif.

Même de simples traces de pas imprimées dans le sol peuvent être révélatrices : orientées dans le sens opposé à celui de la progression, elles révèlent indiscutablement le passage du diable.

Donc, si pieds anormaux ou fonctionnant bizarrement : attention, quelque chose « cloche » (nous reviendrons sur l'origine de ce verbe, liée à la marche et non à l'instrument) !

Cette notion que toute atteinte, déformation ou affaiblissement du pied, s'accompagne ou entraîne une faiblesse de l'âme revient régulièrement. *Lorsque le pied est affaibli c'est l'homme tout entier qui est diminué.*

La mythologie gréco-romaine

Ce concept est déjà très présent dans la mythologie gréco-romaine.

➤ *Le dieu Pan, les Satyres, Dionysos*

C'est avec le pied fourchu d'un bouc qu'est généralement représenté le dieu grec, Pan. Au contraire de sa femelle la chèvre[2], très respectée en tant que nourricière (elle a notamment allaité Zeus), le bouc, lui, a toujours une image

2. *Chimaira* : jeune chèvre qu'on immolait en l'honneur d'Artémis, mais par ce même nom, Homère désigne dans l'Iliade la Chimère, monstre à tête de lion, corps de chèvre et queue de serpent, qui crache le feu comme les volcans.

négative. Cornu, velu, fourchu, qui plus est, puant, « horrifique et monstrueux » dit Rabelais, et, enfin, doté d'un indomptable pouvoir fécondant, il offre une symbolique sulfureuse.

Dieu rustique (*Faunus*, pour les Romains), Pan est le dieu des troupeaux et des pâturages. Il fait danser les nymphes au son de sa flûte à sept tuyaux, la syrinx ou *flûte de Pan.* Les Grecs, tout en le craignant, lui étaient reconnaissants de les avoir souvent assistés au combat. Ses brusques apparitions, la tête cornue et les pattes aux sabots fendus, imprimaient une terreur paralysante, *une peur panique* à leurs ennemis.

Eux aussi affublés de cornes et de pattes de bouc et associés à Dionysos, les Satyres, autres créatures de la mythologie grecque, personnifient la fertilité de la nature. Leur dévergondage et leur lubricité illustrent la vie joyeusement dépravée des adorateurs du dieu du vin.

Dieu de l'ivresse, Dionysos est également dieu des masques, maître de l'illusion. On attribue à ses célébrations l'invention du théâtre, de la tragédie[3]. Dans le théâtre de Dionysos, au flanc de l'Acropole, où se jouaient toutes les grandes tragédies, les poètes grecs faisaient suivre les trilogies retraçant l'un des grands drames mythologiques, par une quatrième pièce, le *drame satyrique,* où la présence dans le chœur, des satyres, ses compagnons habituels, rappelait le souvenir de Dionysos.

Des hommes déguisés en satyres étaient au premier rang des fêtes de Bacchus, son équivalent chez les Romains, pour jouer et danser des *danses satyriques.*

Cette petite digression nous permet de comprendre pourquoi ces mêmes jambes torses et sabots fendus des créatures

---

3. De *tragodia*, le chant du bouc : c'était le chant religieux qui accompagnait l'immolation du bouc *(tragos)* qu'on lui sacrifiait, au cours de ces festivités.

faunesques serviront à partir des premiers chrétiens à désigner les créatures du diable. Ceci ne peut surprendre puisque, outre le retour à un monde animal « dégradant », évoqué par ces appendices, tout ce qui les occupait, le plaisir, le vin, la danse, la fête et l'amour était devenu tentation diabolique et perdition de l'homme.

Si ces pieds-sabots véhiculent une image agreste, festive et une joie de vivre débordante (mais il ne faut pas oublier, et la tragédie grecque nous le rappelle régulièrement, que lorsque Eros est là, Thanatos n'est forcément pas très loin), il existe d'autres illustrations du pied dans la mythologie grecque. Elles témoignent de pouvoirs particuliers, c'est le cas d'Héphaïstos, ou d'un destin tragique, qu'il s'agisse du pied vulnérable d'Achille ou du pied blessé d'Œdipe.

➤ *Héphaïstos*

Fils de Zeus et d'Héra (déesse du mariage), dieu grec du feu, des forgerons, des volcans, il est précipité deux fois hors de l'Olympe.

Une première fois à sa naissance, par sa mère horrifiée par sa laideur et la difformité de ses pieds. Recueilli dans une grotte par des nymphes de la mer, il apprend son art de celles-ci. Son talent exceptionnel de forgeron et d'orfèvre, lui vaut d'être invité sur l'Olympe. Il épouse Aphrodite, déesse de l'amour, dont l'infidélité le ridiculise aux yeux des autres dieux. Ceux-ci apprécient néanmoins en lui l'habile et indispensable artisan.

C'est lui, en effet, qui fabrique la foudre de Zeus, les flèches d'Apollon, les chaînes de Prométhée, l'armure d'Achille. C'est encore lui qui, à la demande de Zeus, et pour punir (!) la race humaine jusqu'alors constituée exclusivement d'hommes, crée Pandore, la première femme, qu'il façonne à partir de l'argile.

Parce qu'il avait pris le parti d'Héra lors d'une querelle avec Zeus, celui-ci le saisit par un pied et le précipite une seconde fois du haut du ciel. Tombé dans l'île de Lemnos, pieds et jambes brisés, il poursuivra sa carrière à la force de ses bras, aidé par les Cyclopes. Aux habitants de l'île qui l'ont recueilli, il enseigne le travail du métal, art dans lequel ils surpasseront tous les Grecs.

Son équivalent chez les Romains est Vulcain, fils de Jupiter et de Junon. Dieu du feu et des arts métallurgiques, c'est lui qui forge la foudre de Jupiter. Lui aussi boiteux parce que Jupiter l'a précipité du ciel sur la terre, il épouse Vénus qui le trompera autant qu'Aphrodite Héphaïstos.

Les forges d'Héphaïstos se trouvaient dans les grottes de Lemnos, île volcanique, et celles de Vulcain sous l'Etna en Sicile : on n'est certes pas surpris que le culte des dieux du feu et de la métallurgie soit apparu à proximité des volcans.

En revanche on peut se demander pour quelle raison ces dieux sont tous deux boiteux. On retrouve d'ailleurs cette notion de dieux-forgerons boiteux dans des régions aussi éloignées que les pays scandinaves et l'Afrique occidentale. On touche donc là un mythe qu'une simple raison circonstancielle ne suffit pas à expliquer.

Certains ont suggéré que, vu leur importance « stratégique » (ils fabriquent les armes), il n'était pas souhaitable qu'ils pussent s'éloigner facilement. On peut concevoir que, dans l'Antiquité, les forgerons aient été recrutés plutôt chez les boiteux qui ne pouvaient aller bien loin, et dont la force des membres supérieurs facilitait la manipulation de la forge.

Autre explication possible, ce personnage indispensable à la société (il apparaît très tôt dans tous les textes fondateurs, il est déjà présent, tel Tulbacaïn, fils de Lemech, dans la Genèse), parce qu'il domine le feu, travaille les métaux qu'il a extraits de la terre et fondus, fabrique les armes et les boucliers pour se battre, le soc des charrues pour se nourrir, les bijoux pour se parer, ce personnage qui apparaît dans le vacarme de sa forge infernale, sous les flammes écarlates et les explosions d'étincelles jaillissant de son enclume, ce personnage est à la fois respecté et craint. Il dérange et on le tient, lui et sa forge, à l'écart du village. Et on le pare d'attributs de l'étrangeté : des pieds anormaux, une boiterie. Mais pourquoi justement les pieds, pourquoi particulièrement la boiterie ?

Pour expliquer cet aspect dominant de la représentation du forgeron dans la Grèce archaïque, la morphologie de ses membres inférieurs, Marcel Detienne et Jean-Pierre Vernant, dans un chapitre de leur livre[4], consacré aux « Pieds d'Héphaïstos », en font le rapprochement avec deux familles de créatures mythiques qui associent, comme Héphaïstos, la relation avec la mer, et la fonction de métallurgistes :

- Les Telchines, sont des êtres amphibies de l'île de Rhodes doués d'une puissance magique, et d'une capacité de métamorphose. « Certains n'ont ni bras ni jambes et leurs doigts sont palmés. » La description qu'en fait Suétone évoque avec précision le phoque, mammifère amphibie, qui a des affinités avec l'homme. « Quadrupède aux membres atrophiés », « dont les pieds courts en forme de nageoires sont pourvus de cinq doigts joints par une peau », il ne peut prendre appui sur eux pour se déplacer, et progresse au sol par ondulations, par une démarche courbe.
- Les Cabires, de Lemnos, autres puissances de la mer à fonction métallurgique, seraient fils d'Héphaïstos et de Cabeiro, fille de Protée. « On les identifie à l'animal qui conjoint de manière très étroite la mer et la métallurgie : le crabe : *karkinos* en grec, signifie également les tenailles du forgeron. » « Équipé de pattes torses, le crabe est un animal qui ne va pas droit

4. M. Detienne et J.-P. Vernant, *Les Ruses de l'intelligence*, Paris, Champs-Flammarion, 1974.

devant lui. Un proverbe grec dit : jamais tu ne feras marcher droit un crabe... Sa démarche combine l'avant et l'arrière. »

« Jambes torses, démarche oblique, direction double et divergente... évoquent Héphaïstos, que l'on représente, aussi bien dans la tradition littéraire que dans la représentation céramographique, avec des pieds courbes, des membres tortus voire divergents. »

Mais pourquoi ces déformations particulières chez le dieu métallurgiste ?

Que veut évoquer cette démarche ambiguë ?

C'est Platon qui vient nous éclairer dans *Le Banquet*, avec le récit d'Aristophane. Jadis, les premiers hommes, les hommes primordiaux, avaient deux visages, « quatre mains, autant de jambes. Ils étaient sphériques et leur démarche aussi[5] ». Ils avançaient et reculaient avec rapidité, indifférement dans tous les sens, et, dotés de courage et de vigueur, ils tentèrent d'escalader le ciel pour combattre les dieux. Alors, Zeus se résolut à les couper en deux pour les affaiblir, en les dédoublant en quelque sorte. Ainsi ils ne pourraient marcher que droit sur leurs deux jambes, ce qui donne un sens à la marche, mais la limite rigoureusement dans cette opposition de l'avant et de l'arrière[6].

D'une certaine façon, le déhanchement induit par la boiterie, par son mouvement de bascule, se rapproche de ces démarches complètement basculées, circulaires, propres à ces êtres exceptionnels aux yeux des Grecs. La boiterie cesse ici d'être un handicap, et prend une valeur positive.

C'est par cette particularité qu'est signalé le statut hors du commun, soulignée la puissance d'Héphaïstos... « Car pour dominer les puissances mouvantes et fluides comme le

5. Platon, *Le Banquet*, Paris, GF Flammarion, 1992.
6. J.-P. Vernant, P. Vidal-Naquet, *Mythe et Tragédie*, Paris, La Découverte, 1995.

feu, les vents, le minerai, avec lesquelles le forgeron doit se mesurer, l'intelligence et la mètis (l'intelligence de la ruse) d'Héphaïstos doivent être plus mobiles et plus polymorphes, et enfermer en elles les vertus de l'oblique et du courbe[7]. »

Nous reviendrons plus tard sur le symbolisme de la boiterie, et sur celui du feu, mais pour en finir avec les blessures d'Héphaïstos, une autre explication a été proposée. Celle de la mutilation initiatique qui, dans le domaine ésotérique, marque l'accession au plus haut niveau de valeur ou de connaissance. La perte d'un organe ou d'un membre étant en quelque sorte le prix à payer pour acquérir la connaissance suprême. Ainsi, dans les chants épiques de l'*Edda* scandinave, le forgeron Volund a les « tendons du jarret » sectionnés. La maîtrise de l'art du feu, art divin par excellence, ne serait possible qu'au prix de ce lourd stigmate.

Detienne et Vernant s'opposent à cette interprétation, la mutilation initiatique n'étant pas d'usage dans le monde grec, disent-ils, contrairement à certaines sociétés australiennes ou germaniques. Ils signalent néanmoins l'exception des Amazones qui brisaient les membres inférieurs de leurs enfants de sexe masculin. Mais c'était ici pour les condamner aux métiers sédentaires, les activités guerrières étant réservées aux femmes !

➤ *Achille*

Le plus vaillant des héros grecs, héros le plus admiré par Alexandre le Grand, expert en la matière, Achille descend d'un mortel, Pélée, roi des Myrmidons, et de la nymphe Thétis. Celle-ci, pour le rendre invulnérable, le plonge à sa naissance dans le Styx, le fleuve des Enfers, en le tenant par le talon, seule partie du corps qui n'est donc pas immergée.

---

7. M. Detienne et J.-P. Vernant, *op. cit.*

Selon une autre légende, Thétis, pour le purifier de ses origines mortelles, ou pour tester son immortalité, le couvrait de braises, provoquant la brûlure d'un os du pied, et des lèvres, d'où son nom « a chillos » qui signifie « sans lèvres ». Il est sauvé par Pélée qui le retire à temps des mains de sa mère pour le confier au centaure Chiron. Celui-ci remplace l'os brûlé en greffant celui qu'il prélève sur le géant Damysos, de son vivant le plus rapide à la course. Il lui enseigne la médecine, les arts de la guerre, la course. Il devient l'homme le plus rapide sur la terre.

Dans l'*Iliade*, Homère le désigne sous le nom d'« Achille au pied léger ».

Il raconte comment Ulysse parti à sa recherche à la demande des Grecs, le découvre dans l'île de Scyros où sa mère, redoutant son funeste destin annoncé par l'oracle Calchas, le cachait sous un accoutrement féminin. Il le conduit au siège de Troie où il fait preuve de sa grande vaillance, mais aussi de sa bouillonnante impétuosité et de sa cruauté. Après l'avoir tué, il traîne à son char pendant douze jours le corps d'Hector qu'il refuse de rendre à son père Priam. Douze jours pendant lesquels il reste sourd aux supplications du vieillard et de ses propres amis. Apollon réprouvant cette absence de pitié, de retenue dans la vengeance, guidera la flèche fatale tirée par Pâris, vers son talon, seule partie vulnérable de son corps, par lequel il est resté mortel.

Symbole de la force, de la jeunesse, Achille est aussi un personnage violent, coléreux, cruel, en rébellion semble-t-il contre son destin. Il est totalement convaincu de sa supériorité absolue de guerrier, et cependant, cette confiance en soi... « loin de lui procurer assurance et sécurité, va de pair avec une susceptibilité ombrageuse et une véritable hantise de l'humiliation ».

Deux destinées lui furent offertes, il le déclare lui-même dans l'*Iliade* : une vie longue mais sans gloire, ou bien la gloire immortelle mais au terme d'une vie brève. Il choisit la seconde, « la gloire suscitée par l'exploit », « la belle mort », comme la nomme Jean-Pierre Vernant[8], qui est une façon de dépasser la mort.

Les dieux ayant fait la condition humaine non seulement mortelle, mais soumise à la déchéance de la vieillesse, « puisque aucun mortel ne peut échapper au trépas, allons-y, que nous donnions la gloire à un autre, ou que lui nous la donne » dit-il. Il y a dans ce « allons-y », une sorte de rage non pas de vivre, mais de mourir. Et lorsque plus tard, l'*Odyssée* nous montre Ulysse parvenu au bord du pays d'Hadès, que lui dit Achille qu'il salue comme le plus heureux des êtres ? « Ne viens pas me chanter la louange de la mort pour me consoler ; j'aimerais mieux vivre comme le dernier des valets au service d'un pauvre hère que de régner en maître sur la masse innombrable des morts. »

Voilà qui, de façon tout à fait étonnante, prend le contre-pied de cette mort glorieuse, idéalisée par les aèdes grecs, exaltée tout au long de l'*Iliade,* pour nous dire finalement qu'elle n'est qu'une tentative héroïque et désespérée de l'individu, d'affirmer son refus de l'informe et du néant.

L'expression « le talon d'Achille » désigne le point faible de quelqu'un. Thétis n'avait pas prévu que cette seule zone non protégée le rendrait si vulnérable. Erreur fatale. Par opposition au reste de son corps devenu divin, ce talon terrestre, humain, bée comme une plaie par laquelle son énergie *se draine*[9] dans une agitation, des prouesses héroïques, certes, plutôt que se canaliser dans l'achèvement de sa qualité d'immortel.

Ce mythe est universel. Cette blessure du talon n'est-elle pas celle dont toute l'humanité se sait affligée puisqu'elle

8. J.-P. Vernant, *L'Individu, la mort, l'amour,* Paris, Folio, Histoire, 1996.
9. A. de Souzenelle, *Le Symbolisme du corps humain,* Paris, Albin Michel, 1991.

remonte à Ève, séduite par le Serpent : « J'inciterai la haine entre toi et la femme, entre ton rejeton et son rejeton. Lui, il t'écrasera la tête. Toi, tu le mordras au talon[10]. »

Par cette blessure sans cesse ravivée, l'homme, aveugle ou ignorant, mais pourtant averti, épuise ses forces dans une gesticulation futile, indifférent à la découverte de son être intérieur.

« Que suis-je ? » Le propre de l'homme n'est pas d'être heureux ni satisfait comme l'animal, car son bonheur et sa paix dépendent de la vérité de la réponse à cette question. À la différence du tigre à qui « il n'est pas permis de découvrir quelle est sa propre nature de tigre[11] », Achille, l'homme, banni de l'Éden, sait qu'il reste incomplet. Il sait qu'en lui-même quelque intention divine, ou à tout le moins, qui le dépasse, doit encore s'accomplir. Le stigmate de son talon est heureusement là pour rappeler à son libre arbitre que la répétition irréfléchie de la vie dans les limites simples et sûres imposées par la Nature, peut suffire à satisfaire l'animal, mais jamais lui à qui incombe, en plus, la responsabilité d'atteindre une harmonie supérieure.

Cette notion d'énergie vitale se drainant par le talon se retrouve encore dans la légende du géant de bronze Talos, gardien de la Crète. Médée pour secourir Jason, qui vient de conquérir la Toison d'Or, et lui permettre d'aborder l'île, retire de sa cheville le clou qui obturait l'unique veine du géant. Celui-ci se vide de son sang comme un ballon se dégonfle.

Talos a laissé son nom au premier os du tarse, l'astragale (*talus*), et au talon (pourtant formé par un autre os, le calcanéum), alors qu'Achille a laissé le sien au tendon qui se fixe sur ce calcanéum. Ce que n'explique pas la légende dans laquelle il n'est nulle part question de plaie du tendon du héros.

10. Genèse III, 15.
11. Rabindranath Tagore, *La Religion de l'homme,* Rieder, 1933.

Madame de Romilly propose cependant cette explication : après avoir tué Hector, Achille perce l'arrière de ses chevilles pour y passer, entre le tibia et le tendon (d'Achille, donc) des courroies avec lesquelles il le traînera à son char. Si cette explication était la bonne, on devrait alors dire « le tendon d'Hector » !

Cette notion d'énergie attachée au talon a été également très développée dans la réflexion ésotérique, nourrie en particulier par les apports de la kabbale.

La notion de pied, socle fragile garant de la verticalité, est également présente dans l'allégorie du rêve de Nabuchodonosor : l'immense et effrayante statue d'or, d'argent et d'airain, dont les pieds, de fer et d'argile sont détruits par une pierre qui provoque son effondrement total et sa destruction[12].

➤ *Œdipe*

Œdipos, « pied gonflé » en grec (*œdèma* : gonflement, *pous* : pied), est fils de Laïos, roi de Thèbes, et de Jocaste. À sa naissance un oracle ayant prédit qu'Œdipe tuerait son père et qu'il épouserait sa mère, Laïos, pour hâter sa mort et interdire même à son fantôme de marcher, le fait pendre à un arbre par les pieds après les avoir percés, sur le mont Cithéron. Recueilli par des bergers, il est élevé à la cour de Polybe, roi de Corinthe. Il y apprend plus tard la funeste prédiction, et s'enfuit, épouvanté, pour s'éloigner de ce roi qu'il croit être son père. Il n'échappe cependant pas à son destin : sur son chemin, il croise deux voyageurs dont le char écrase… son pied, bien entendu. Furieux, il se querelle et tue l'un d'eux. Celui-ci n'est autre que son vrai père, Laïos, mais il l'ignore toujours. Créon, frère de Jocaste, offre le trône de Thèbes,

12. Livre de Daniel, 2.

devenu vacant, et la main de Jocaste à qui délivrera le pays du Sphinx qui le dévaste. Celui-ci dévore en effet tout passant qui ne peut répondre à son énigme, qui nous intéresse tout particulièrement, puisqu'elle est ainsi formulée : « Qu'est-ce qui, demeurant toujours le même, est à deux, trois, quatre pieds[13] ? » Œdipe trouve la bonne réponse : l'homme, qui marche, enfant, à quatre pattes, adulte, sur les deux pieds et, dans sa vieillesse, appuyé sur un bâton. Désespéré, le Sphinx se précipite du haut des rochers. Œdipe reçoit pour récompense la main de Jocaste, sa mère, dont il aura quatre enfants. Bien plus tard, la vérité éclate au grand jour, Jocaste se pend, Œdipe se crève les yeux et, banni, quitte Thèbes, accompagné de sa fille, la douce Antigone. Accueilli en Attique, par Thésée, il disparaîtra finalement dans le bois des Euménides[14].

Chacun sait que le complexe d'Œdipe désigne, pour les psychanalystes, ce véritable et « inévitable chaudron d'émotions[15] » que l'enfant doit affronter dans son jeune âge. L'attirance pour le parent du sexe opposé et son corollaire, la jalousie à l'égard de celui du même sexe, peuvent éventuellement susciter le désir plus ou moins conscient de supprimer ce dernier. En général, l'enfant arrive à résoudre de façon constructive son problème œdipien. Dans le cas contraire, un blocage de sa maturation, de son intégration peut le fixer dans une attitude régressive, infantile, exprimée dans sa vie familiale, sexuelle, et sociale.

Freud avait d'abord utilisé le terme de « Vatercomplex », complexe du père, mais semble avoir adopté celui de complexe d'Œdipe en raison, certes, de ressemblances avec des cas cliniques, mais probablement aussi pour la solide caution littéraire que cette référence classique apportait à la diffusion de

13. Diodore de Sicile, IV, 64, Paris, Les Belles Lettres, 1972.
14. Euménides, ou Erinyes (Furies chez les Romains) : déesses grecques, filles de la Terre, elles punissaient les crimes des humains. Elles s'appelaient Tisiphone, Alecto et Mégère.
15. B. Bettelheim, *Psychanalyse des contes de fées*, Paris, Hachette, 1998.

son audacieux édifice[16]. Édifice très discuté pour son interprétation partielle du mythe, limitée au parricide et à l'inceste, imputables d'ailleurs au hasard, puisqu'Œdipe ignore qu'il tue son vrai père, et qu'il épouse sa vraie mère[17]. Qu'importe, diront les analystes, puisque… *justement, bel exemple de l'inconscient…* ironise Jacques Lacan[18], avant de procéder, en s'appuyant sur Lévi-Strauss, à une véritable démolition du complexe, qu'il analyse « comme étant un rêve de Freud ».

J.-P. Vernant reprend lui aussi l'analyse du mythe d'Œdipe faite par Lévi-Strauss[19] et insiste sur sa complexité plus grande que ce que Freud y a voulu voir.

Tout, dans cette légende, tourne autour du pied et de la boiterie. Ce qui n'apparaît nullement chez Freud.

Que ce soit chez Œdipe, au pied enflé, chez son père Laïos (le *gauche*) aux rapports gauchis, de type homosexuel, qu'il poursuit avec son épouse pour ne pas avoir d'enfant, ou encore chez son grand-père Labdacos (le *boiteux*), autant de marques pour exprimer des défauts, des distorsions ou des blocages de la communication : sociale, sexuelle, entre générations, de soi à soi (le dédoublement de soi d'Œdipe). La boiterie, qu'elle se limite au mode de déplacement, ou son extension symbolique, exprime ce qu'il y a de déséquilibré, de dévié dans les comportements. Ainsi, Platon dans *La République* distingue des âmes bien nées, faites pour la philosophie, celles qui sont « estropiées et boiteuses ».

C'est par ses pieds, mutilés à sa naissance, qu'Œdipe est pendu, rejeté de la lignée familiale, exclu de la filiation. Ces mêmes pieds se font plus tard l'agent de la fatalité lorsque le char de Laïos les écrase : les pieds du père et du fils se

---

16. M. Robert, *D'Œdipe à Moïse*, Paris, Le Livre de Poche, Calmann-Lévy, 1974.
17. P. Diel, *Le Symbolisme dans la mythologie grecque*, Paris, Payot, 1966.
18. J. Lacan, *Le Séminaire XVII*, Paris, Seuil, 1991.
19. C. Lévi-Strauss, *Anthropologie structurale*, II, Paris, Plon, 1996.

croisent, s'opposent sur le même chemin, au lieu de se suivre, de se succéder, selon l'ordre normal des générations.

Ils sont encore, bien entendu, implicitement présents dans l'énigme du Sphinx, puisqu'elle définit l'homme par son mode de locomotion, sa démarche. D'une part, il reste toujours le même, tout en devenant autre. Et d'autre part, la succession dans le temps et dans l'ordre normal, des trois démarches différentes (4 pieds, 2 pieds, 3 pieds) indique que son développement se déroule en harmonie avec lui-même, son environnement, et l'ordre du temps. À la lumière de l'énigme, le caractère monstrueux d'Œdipe est implicitement souligné, puisqu'il est dans le même temps l'adulte bipode et le vieillard tripode. Point extrême de cette confusion, il devient le « frère de ses enfants, le mari de sa mère[20] ».

Nous touchons ici à l'un des plus anciens mythes de l'Antiquité grecque, probablement le plus permanent, le plus « moderne » de tous les mythes, qui résume aussi douloureusement pour l'homme d'aujourd'hui que pour son aïeul de l'Antiquité, la tragédie de son destin éphémère sur terre. Cette terre sur laquelle ce petit d'homme sera glorieusement parvenu à s'élever, et qu'il quittera sur une canne, affaibli, incertain… mais pourtant à regret.

Il paraît vraisemblable que ce mythe d'Œdipe, que nous tenons des grands tragiques, Sophocle *(Œdipe roi, Œdipe à Colone)* et Euripide *(Les Phéniciennes)*, ne soit que la dramatisation d'un usage, rapporté dans les très anciennes légendes, selon lequel l'avènement d'un nouveau roi devait être marqué par le meurtre symbolique de son prédécesseur, et légitimé en outre par ses noces avec la Mère (déesse de la cité), figurée par la Prostituée sacrée.

---

20. Léonidas d'Alexandrie, *Anthologie palatine*, Paris, Les Belles Lettres, 1960.

Rappelons enfin que, c'est par les pieds que le nouveau-né est soulevé à sa naissance, comme un trophée de chasse, avant de recevoir sur les fesses la claque qui provoque son premier cri. Traitement quelque peu rude, bien que moins cruel que celui infligé à Œdipe. Et que dans l'Antiquité, c'était le père qui, en accomplissant cette élévation, signifiait qu'il reconnaissait l'enfant et s'engageait ainsi à l'« *élever* ».

➤ *Hermès*

Après tous ces pieds vulnérables, blessés, tristes, quelle joie de retrouver dans l'Olympe les pieds heureux, ailés d'Hermès (Mercure pour les Romains). Leur célérité en fait le messager de Zeus son père, mais aussi le dieu des relations, des voyageurs, du commerce, des marchands. Certes, il conduit les ombres des mortels jusqu'au Styx, mais, dieu musicien, il a aussi fabriqué la première lyre, avec la carapace d'une tortue. Enfin, ses sandales ailées font de ce dieu ingénieux, l'inventeur de la première chaussure de sport !

Autres mythes et légendes

La précaution de Laïos perçant les pieds d'Œdipe pour empêcher son fantôme de revenir rappelle l'usage dans certains pays nordiques (Finlande) de couvrir de cendre les traces de pas d'un convoi funéraire afin d'interdire au corps du défunt de refaire le chemin inverse.

Dans l'Antiquité grecque, partir du pied gauche pouvait porter malchance. Et chez les Romains on entrait du pied droit dans la basilique Julia afin de conjurer un jugement défavorable du tribunal. On dit encore aujourd'hui quand les choses ne vont pas comme on le souhaiterait : « J'ai commencé ma journée du pied gauche. »

De nombreux contes mythologiques racontent l'histoire d'un héros marié à une immortelle, dont la vie s'écoule dans un pays enchanté, sans notion du temps qui passe. Mais, pris du mal du pays, il retourne un jour chez les siens, et, bien qu'il eût été prévenu de ne jamais le faire, pose son pied sur sa terre. L'enchantement se brise alors : il découvre brutalement qu'il est devenu un vieillard ridé et que tous les siens ont été emportés par le temps. Le contact de son pied avec la terre le ramène à la triste réalité, le réintroduit dans le compte à rebours du temps. Ce conte donne tout son sens à l'expression « avoir les pieds sur terre ».

Ce héros dont le pied ne doit pas toucher terre au risque de disparaître, c'est aussi le soleil qui, chaque soir, disparaît lorsque son pied effleure l'horizon.

On retrouve dans plusieurs cultures la notion que, investis de pouvoirs surnaturels, les chefs, les rois, ne doivent pas toucher de leurs pieds la terre, excellent conducteur de ces courants magiques dont ils risqueraient ainsi de se déperdre. Aussi pour éviter cette « prise de terre », se font-ils porter dans tous leurs déplacements.

Dans la « mythologie hollywoodienne », les gloires cinématographiques deviennent des *stars* à part entière en laissant l'empreinte de leurs pieds et de leurs mains dans le ciment de Hollywood Boulevard sur le trottoir du Chinese Mann Theater. Ava Gardner, l'une des stars les plus célèbres, notamment pour sa sublime incarnation de *La Comtesse aux pieds nus*[21], résume en deux mots dans son livre de souvenirs *Ava, Mémoires* : « Être une star : mon nom dans les chansons de Cole Porter, l'empreinte de mes pieds dans le macadam du Grauman's Chinese. »

21. Ces pieds nus évoquent les origines modestes de la belle Maria, danseuse dans un minable cabaret de Madrid. Sollicitée par des cinéastes, elle accepte de partir immédiatement, pieds nus, pour Hollywood où elle devient star et comtesse.

CHAPITRE 12

Le pied, les cultures et l'histoire

Certains symboles associés au pied humain dans les mythes et cultures anciennes sont issus de l'imaginaire des sociétés marchant nus pieds. Elles se distinguent en cela de celles qui vivent sous des climats froids et doivent cacher leurs pieds dans des chaussures fermées.

Ainsi, la symbolique du pied occupe-t-elle une place importante dans les autres cultures, et particulièrement en Asie : en Chine où fleurissait le pied lotus, en Inde d'où vient la tradition des marches sur le feu.

Le lotus d'or ou petit pied de la Chinoise

À la fois célèbre et mal connu, il concerne autant la mythologie que l'histoire, la littérature que l'érotisme ou la médecine. En cela il témoigne de la richesse de la symbolique du pied en Chine[1].

1. Une description très complète en a été faite dans la thèse de médecine de S. Tan, « Des lotus d'or ou petits pieds des Chinoises », Lyon I, 1989, reprise dans l'article de S. Tan et S. Braun in *Médecine et Chirurgie du pied*, 1994, n° 4, et 1997, n° 4, Expansion scientifique.

➤ *La déformation*

Elle s'obtenait par la pose d'un bandage serré qui provoquait deux déformations, d'importance différente.

• La première, apparue au Xe siècle, consistait en l'enroulement des petits orteils repliés à la plante autour du gros orteil, de sorte qu'ils n'étaient plus apparents vus du dessus.

• La déformation complète était beaucoup plus importante (Figure 35). Elle associait à la précédente une forte exagération de la cambrure, rapprochant l'avant-pied du talon, de sorte qu'ils n'étaient finalement séparés que par un étroit et profond sillon plantaire. Le dos du pied, bombé, s'effilait vers la pointe du gros orteil. Le pied, très accourci, pouvait se réduire à neuf centimètres de long : le « lotus d'or ». Au-dessus de dix centimètres, c'était un « lotus d'argent ».

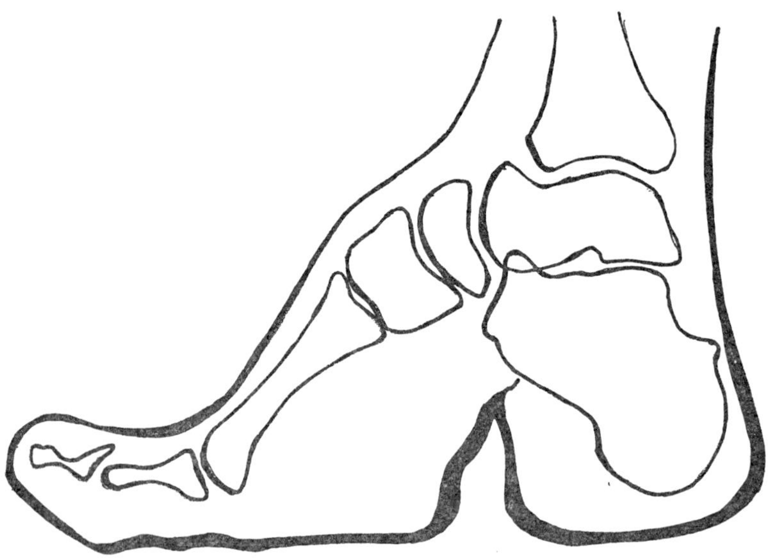

Figure 35 – Déformation caractéristique du pied lotus.

L'appui se limitait au talon. En effet si les orteils externes venaient au contact du sol, ils ne pouvaient le faire que par leur face dorsale. Des cors apparaissaient alors, très douloureux et du plus mauvais effet, au voisinage de la peau plantaire fine et douce. La déformation s'obtenait au prix d'un bandage quotidien effectué selon une technique bien codifiée, entrepris à partir de l'âge de quatre ans. À huit ou neuf ans, l'aspect définitif était acquis, et la fillette commençait à pratiquer elle-même la toilette et le bandage de ses pieds, qu'elle poursuivrait toute sa vie.

Le pied restait toujours caché sous les bandages qui jouaient un rôle de protection et de maintien, sans lequel la marche était encore plus pénible. Celle-ci s'effectuait avec une sorte de petit bottillon remontant jusqu'à la cheville, qui favorisait l'appui exclusif sur le talon. Il soulignait à la fois la cambrure exagérée de la voûte plantaire, la petitesse et la finesse du pied, en s'effilant vers la pointe. L'appui n'étant idéalement possible que sur les talons, la marche se faisait à petits pas, presque sans flexion du genou ni de la cheville, le tronc penché en avant, le bassin en arrière, provocant. Le sautillement d'un pied sur l'autre entraînait un roulement des hanches, paraît-il très apprécié par les hommes. Il existait aussi un chausson « de nuit », toujours parfaitement entretenu et parfumé, en soie de couleur vive, qui cachait le bandage et rendait ce pied mystérieux encore plus désirable.

➤ *Origine et symbolique du pied lotus*

Cette pratique inaugurée au XIIIe siècle ne disparut qu'au XXe. Les mères qui infligèrent un tel supplice à leurs fillettes pendant sept siècles ne le firent certainement pas sans raison.

L'origine légendaire de cette tradition, riche en symboles, serait en fait indienne, et remonterait au début du Ve siècle, lors de l'essor du bouddhisme en Chine : c'est l'histoire de Padmavati, la fille d'un brahmane et d'une biche. D'une grande beauté, elle faisait éclore une fleur de lotus là où elle posait le pied. Une autre version de la légende dit que Padmavati avait des sabots de biche qu'elle dissimulait sous des bandes de soie ; l'une des fleurs de lotus qu'elle faisait apparaître, formée de mille pétales, engendra mille garçons. La naissance d'un enfant, *a fortiori* un garçon, entraînait une substantielle amélioration de la condition de la femme chinoise, alors que la stérilité était une cause possible de répudiation. Le petit pied bandé devint ainsi symbole de fertilité autant que de sensualité et de féminité, conception renforcée par les comparaisons que sa forme suscitait avec le croissant de lune, principe féminin. D'ailleurs lune, terre nourricière, et femme étaient réunies sous le même symbole du Yin, par opposition au Yang.

Quant à l'origine de l'expression « lotus d'or », elle viendrait de la légende d'une belle, favorite d'un empereur de la fin du ve siècle. Alors qu'elle dansait pour lui sur un parquet enrichi d'incrustations de fleurs de lotus dorées, il s'exclama : « Regardez, chacun de ses pas fait éclore un lotus d'or. » Cette expression désignerait, depuis, le petit pied féminin.

Pratiqué d'abord exclusivement par les danseuses des cours impériales pendant plus d'un siècle, le bandage (première manière) suscita un tel émerveillement masculin qu'il s'imposa comme une mode : les belles aristocrates l'adoptèrent dès le XIe siècle en signe de raffinement, de distinction. D'autant plus volontiers qu'il gênait peu leur activité, pas même la pratique de leur sport favori, le polo.

C'est au XIIIe siècle, après la fin des Song que le bandage deuxième manière fit son apparition, et que la mode et la coquetterie firent place à la mutilation. La première raison en fut l'apparition d'un néoconfucianisme moralisateur pour lequel la femme devait, une fois pour toutes, être mise « à sa place ».

Pour comprendre ce point de vue, il faut rappeler le rôle important joué par la femme dans l'histoire chinoise. Dans les temps mythiques, la société était quasiment de type matriarcal. Les deux millénaires de la période antique furent marqués par des femmes redoutables et puissantes, souvent cruelles et avides de pouvoir. Par la suite, malgré les institutions et les rites rigides de la période « classique » (entre le IXe et le IIIe siècle avant J.-C.), l'influence des femmes reste très importante. Aussi, la pratique du bandage apparaît peut-être comme un moyen d'écarter définitivement de la vie publique cette femme affaiblie, qui trottine péniblement, de la soumettre au pouvoir de l'homme et, dès lors, également à son éros.

Cette pratique n'eût cependant pas tenu pendant sept siècles si elle n'avait été que répression.

Ce sont les aristocrates qui, les premières, bandèrent les pieds de leurs filles. C'était une façon de mettre en avant le raffinement de la culture chinoise et de marquer sa différence avec la rusticité de l'envahisseur mongol dont les femmes avaient de grands pieds. Un siècle plus tard, sous les Ming, la bourgeoisie prospère et veut se parer des attributs de l'aristocratie. Avoir chez soi plusieurs femmes aux pieds bandés, inaptes au moindre travail, représentait, pour l'homme, un signe indiscutable de réussite sociale, et pour les jeunes filles, l'espérance de faire un riche mariage. Progressivement, les filles aux grands pieds devinrent, par comparaison, vraiment ridicules et la pratique se généralisa même parmi les paysannes.

Gage à la fois de considération et d'exclusion sociales, le pied bandé s'enrichit à la même époque (XVe siècle), d'une connotation érotique. La littérature galante en atteste. Outre l'attirance que le petit pied féminin a toujours et partout suscitée, le pied lotus, lors des préliminaires de l'amour, incitait aux attouchements furtifs, stimulant l'excitation masculine d'autant mieux qu'il se cachait sous le bandage, le chausson, la jambière (voir page 297).

Les premières tentatives d'abolition du bandage des pieds datent du XVIIIe siècle, sous les empereurs mandchous. Elles se poursuivent au siècle suivant sous l'influence des lettrés, des mouvements d'émancipation de la femme, des Occidentaux, religieux et laïcs. Sa disparition ne devint effective qu'au cours du XXe siècle, au fil des vicissitudes de la vie politique chinoise. Les derniers pieds lotus restèrent longtemps recherchés jusque très loin, dans certains établissements spécialisés de la Chine profonde.

Nous ne pouvons clore cette évocation du pied bandé de la Chinoise, pratique « barbare » d'un autre temps, qui provoque bien entendu les moues réprobatrices et choquées de nos charmantes contemporaines, sans rappeler leur mine incrédule lorsque nous leur signalons qu'elles devraient porter des chaussures mieux adaptées à leur pied, afin d'éviter les déformations et les douleurs qu'elles endurent stoïquement.

Les marches sur le feu

On retrouve jusqu'à 800 ans avant J.-C. les traces de cette pratique rituelle tamoule, encore en usage en Inde, au Sri Lanka, à l'île Maurice, à La Réunion. Elle consiste à marcher pieds nus sur un tapis de braises, long d'une vingtaine de mètres en général, sans souffrir de brûlure !

Il ne s'agit pas d'un jeu. À son origine se trouve le mythe du feu très présent dans la mythologie védique, dans les grandes épopées comme le Mahabharata, dont un des principaux protagonistes est la princesse Draupadi née au milieu des flammes.

À son origine également, la fonction ordalique du feu. Ce jugement par le feu, que l'on retrouve dans bien d'autres civilisations, figure dans une autre épopée, le Ramayana. Rama, l'un des avatars majeurs de Vishnu, a retrouvé son épouse Sita au terme d'un combat avec son ravisseur, Ravana, le roi maléfique. Pour prouver à Rama qu'elle n'a eu aucun contact impur, Sita monte sur un bûcher qu'elle traverse en restant indemne. L'épreuve du feu a prouvé à son époux qu'il peut la reprendre. Par la suite c'est à elle que l'on s'adresse pour la guérison d'une maladie, pour un succès professionnel ou autre. Le croyant fait le vœu de marcher sur le feu si sa demande est exaucée. S'il y parvient sans se brûler, éventualité dont l'authenticité a été vérifiée, il se rapproche ainsi des dieux. Au contraire, la brûlure signifie l'échec de l'épreuve : le sacrifice a été mal fait et la déesse signifie son rejet.

Mircéa Eliade[2] rappelle que ces techniques mystiques perdurent depuis le Paléolithique jusqu'aux religions modernes, dans les contrées les plus diverses, en Inde, mais aussi parmi les pratiques des chamans d'Amérique du Nord et du Sud, en Chine, aux Fidji, ou chez les Maoris.

Au XXe siècle survivait encore dans certaines régions de Grèce un rite de passage collectif sur le feu. Rite archaïque, mais intégré dans la dévotion chrétienne.

Il existait au Moyen Âge des pratiques comparables. Selon une ancienne croyance, seuls les innocents pouvaient marcher pieds nus sans dommage sur des socs de charrue tranchants et ardents. Un bas-relief de la cathédrale de Bamberg rappelle la légende de sainte Cunégonde (XIe siècle) que cette épreuve innocenta du soupçon d'adultère aux yeux de son époux l'empereur germanique Henri II.

2. M. Eliade, *Mythes, Rêves et Mystères*, Paris, Gallimard, Folio Essais, 1957.

C'est d'ailleurs par allusion à ces « épreuves judiciaires » médiévales par le feu ou « jugement de Dieu » que l'on dit encore : « J'en mettrais ma main au feu ».

Plus récemment, des marches sur le feu furent organisées en Occident, mais totalement vidées de leur contenu religieux et mythique : il ne s'agit plus, ici, que de prouver sa force de caractère, sa confiance en soi. Alors qu'à l'origine cet usage correspondait à un état de complète liberté spirituelle et à un rituel de purification, comme l'indique sa pratique encore récente au commencement d'une nouvelle année au Tibet.

Que cette marche soit effectuée à la rencontre du divin ou à la recherche de soi-même, des brûlures graves peuvent la compliquer. Elles sont alors ressenties comme un échec culpabilisant, et souvent dissimulées.

Nos incorrigibles esprits rationalistes ont voulu expliquer ce phénomène des marches sur le feu, et des thèses de médecine y ont été consacrées[3].

Plusieurs facteurs interviennent dans la constitution d'une brûlure :

- plus que la température absolue de la source thermique, ce qui importe, c'est la quantité de calories qu'il contient : les braises, bien qu'à une température de 400°, contiennent, en fin de combustion, peu de calories et conduiraient mal la chaleur ;
- la durée du contact : elle ne doit, semble-t-il, pas dépasser quatre secondes ;
- la force de pression lors de ce contact intervient également ;
- lorsque la plante a été préalablement humidifiée, la chaleur provoque à sa surface la constitution d'une fine couche de

3. J.-M. Pailleux, « Les marches sur le feu : rituels traditionnels et modernes », thèse médecine, Bordeaux, 1989.

vapeur d'eau, mauvaise conductrice de la chaleur : c'est ce que l'on fait lorsqu'on s'humidifie les doigts avant d'éteindre la flamme d'une bougie ;

• enfin, l'humidification de la plante des pieds immédiatement après la marche a un effet bénéfique.

Ces tentatives d'explication rationnelle paraissent bien dérisoires. Il faut d'abord rappeler à ceux qui sont tentés par la transgression des interdits, que le seuil de la brûlure est rapidement atteint. Et que les lois de la physique, à elles seules, ne suffisent pas à expliquer le phénomène des marches sur le feu, ni les « pouvoirs merveilleux » du chaman.

« Détail important », signale Mircéa Eliade, l'insensibilité au feu est obtenue « par la prière et par le jeûne ; la *foi* joue le rôle essentiel et le passage sur la braise se fait parfois en extase[4] ». L'absence de brûlure du pied confirme la maîtrise du feu. Celle-ci traduit la capacité du chaman, de transcender la condition humaine pour s'élever à celle des esprits, qui eux, sont… incombustibles.

Notre histoire occidentale

➤ *Les pieds de reines*

Berthe « au grand pied » (au singulier), mère de Charlemagne, est ainsi nommée parce qu'elle aurait eu un pied plus grand que l'autre. Elle pourrait avoir inspiré des personnages de reines sculptés au Moyen Âge sur certains portails d'églises, aux pieds palmés comme ceux des oies (*auca)* : c'est l'origine de la *Reine Pédauque*. Ou bien s'agissait-il de la Reine de Saba, reine d'Arabie venue à Jérusalem rendre

4. M. Eliade, *op. cit.*

visite au roi Salomon, qui lui aurait déclaré : « Votre visage est d'une grande beauté, mais vos pieds ne répondent guère à cette beauté. »

Quoi qu'il en soit, c'est Anatole France qui rendit célèbre cette expression, dans son roman *La Rôtisserie de la Reine Pédauque*.

Anne de Bretagne, fille de François II duc de Bretagne, épousa Charles VIII, puis Louis XII après que ce dernier (« décidément voué aux boiteuses et aux bancales », écrit Quilliet) eût répudié sa première épouse Jeanne de Valois, fille de Louis XI, à cause de sa laideur — elle était défigurée par la petite vérole — et de ses infirmités, dont une boiterie qui lui valut le surnom de « Jeanne la boiteuse ». Ses mariages permirent l'union du duché de Bretagne à la couronne de France (1477-1514). Elle avait un pied et une jambe plus courts et souffrait d'une légère boiterie, ainsi que sa fille, la reine Claude (qui donna son nom à la prune), Claude de France, qui épousa François Ier et mourut en 1524, à 25 ans, mère de sept enfants.

Louise de la Vallière ne fut pas reine mais favorite. L'amour du jeune Louis XIV pour cette belle boiteuse de 17 ans lui inspira les plus belles fêtes et créations du début de son royaume. Elle lui offrit quatre enfants, puis entra à 30 ans chez les carmélites.

➤ *Un pied-bot célèbre : Talleyrand*

« Je suis peut-être le seul homme d'une naissance distinguée et appartenant à une famille nombreuse et estimée qui n'ait pas eu, une semaine de sa vie, la douceur de se trouver sous le toit paternel. » Ainsi, dans ses *Mémoires*, tente de nous attendrir celui qui fut le plus suspect des hommes d'État après avoir été un évêque renégat. Cette tête d'ange animée par l'esprit du diable, avait peut-être bien, tout de même, quelques circonstances atténuantes. Il confie à Madame de Rémusat : « La manière dont se passent nos premières années influe sur toute la vie. Si je vous disais de quelle façon j'ai passé ma jeunesse, vous arriveriez à moins vous étonner de beaucoup de choses. »

Fils d'une grande maison de France, il est mis en nourrice dès sa naissance dans une famille pauvre des faubourgs de Paris, parce qu'il est atteint d'un pied bot. Cette infirmité lui interdisant de poursuivre la tradition militaire de la famille, il est déchu de son droit d'aînesse et, toujours exclu du foyer familial, revêtu de la soutane dès l'âge de 15 ans, il entre au séminaire de Saint-Sulpice (devenu centre des impôts du 6e arrondissement de Paris !). Ce n'est que par respect de la volonté de ses parents, mais avec des larmes de désespoir, qu'il accepte d'être ordonné prêtre, ce pour quoi il ne se sent aucune vocation.

Il est très vite nommé agent général du clergé, puis évêque d'Autun, et député. Il joue un rôle important à l'Assemblée constituante où il propose la laïcisation de l'enseignement et l'instruction pour tous. Pendant la Terreur, il s'exile en Angleterre puis aux États-Unis. À son retour, le Directoire le nomme ministre des Relations extérieures. C'est ensuite la rencontre avec Bonaparte, une carrière de diplomate hors du commun, au cours de laquelle il accumule une fortune considérable, se libère de son épiscopat et parvient même à se marier, malgré le refus de Rome.

On ne peut imaginer quel homme aurait été Talleyrand sans son infirmité, mais il est certain qu'il lui doit sa mise au ban de la famille, et cette destinée contrariée. A-t-elle contribué à forger sa volonté de détruire l'ordre social dont il s'estimait victime ? À son mariage de raison avec la Révolution ? À sa volonté de ne respecter d'autres règles, morales ou autres, que celles de son bon plaisir et de son intérêt personnel, qui, par chance, servit aussi remarquablement celui de la France ?

➤ *Autres pieds-bots célèbres*

Le handicap d'un pied bot, malgré l'absence des traitements modernes, n'a pas privé certaines personnalités d'atteindre la célébrité.

— Tamerlan, encore appelé Timour-Leng (Timour le boiteux), qui au XVe siècle, conquit et dévasta l'Asie centrale, de la Mongolie à l'Iran et à la Syrie.

— Henri II, roi de France, fils de François Ier et de Claude de France, était atteint d'une légère infirmité d'un pied, comme sa mère la reine Claude et sa grand-mère, Anne de Bretagne. Il pourrait s'agir d'une forme familiale de pied bot.

— Byron, le grand poète anglais, dont le cynisme mêlé de tendresse et de lyrisme a inspiré les romantiques français, s'était fait remarquer, dès son enfance, à Cambridge, par son caractère fougueux et par son goût pour les activités sportives, malgré une légère claudication due à un pied bot, dont il accusa toute sa vie, on ne sait pourquoi, la pruderie de sa mère. Toute sa courte et tumultueuse vie (il meurt en 1824 à 36 ans emporté par « les fièvres » alors qu'il était parti secourir les Grecs en révolte contre les Turcs), ce caractère mélancolique et orageux qui ne craint pas de braver l'opinion publique, cet aristocrate orgueilleux et passionné, qui plaisait tant aux femmes, souffre de cette infirmité qu'il ne peut se résoudre à accepter.

— Walter Scott, le poète et romancier écossais qui influença toute une génération d'écrivains romantiques français, fut atteint d'une infirmité, un pied bot pour certains, qui le rendit boiteux et pour laquelle les médecins prescrivirent, dans son enfance, des séjours à la campagne et dans des villes d'eau, comme Bath.

— Goebbels, autre pied-bot célèbre, 1,50 m, pas plus de 50 kg, mais la plume facile (diplômé de lettres à Heidelberg), et une voix de baryton dont il sait utiliser l'extraordinaire magnétisme comme ministre de la propagande d'Hitler. À ce titre, il régente de 1933 à 1945 l'opinion et toutes ses formes d'expression : littérature, presse, cinéma. À l'entrée des armées alliées dans Berlin, il se donne la mort ainsi qu'à toute sa famille. Il est étonnant que ce personnage, loin de représenter le plus bel échantillon de la « beauté aryenne » et, qui plus est, porteur d'une malformation congénitale, soit devenu le numéro trois d'un régime qui préconisait la stérilisation des adultes et la destruction des nouveau-nés malformés.

Les malformés dans les sociétés primitives

Des mesures d'écartement à l'égard des enfants anormaux étaient prises dans certaines sociétés primitives pour lesquelles une infirmité importante, comme un pied-bot grave, limitait la mobilité indispensable pour se nourrir, chasser, se battre contre l'ennemi.

D'autres malformations, comme l'amputation congénitale des trois orteils médians aboutissant à une déformation du pied « en pince de homard », alors considérée comme un stigmate diabolique, justifiaient jadis l'infanticide.

Chez les Grecs et les Romains, tout nouveau-né n'était pas systématiquement adopté par sa famille. S'il était malformé, ou bien pour d'autres raisons (souvent parce qu'il s'agissait d'une fille, ou parce qu'il existait un doute quant à la paternité, etc.), il restait « exposé » à l'extérieur, voué à une mort rapide si une famille compatissante ne le récupérait. Si par contre il était bien venu pour ses propres parents, après l'accouchement, qui se faisait en position assise, la sage-femme le posait à terre, et l'usage voulait que le père le porte, voire l'élève du sol par les pieds, en guise d'acceptation, de reconnaissance. Cette pratique, sous-entendant que certains enfants pouvaient ne pas être reconnus, fut interdite par le christianisme qui fit obligation d'*élever* tous les enfants, garçons ou filles, normaux ou malformés.

CHAPITRE 13

Pied et religion

Chez les Hébreux

➤ *Moïse et le buisson ardent*

Moïse conduit les brebis de son beau-père dans le désert, au mont Horeb. Il remarque un buisson en flammes qui cependant ne se consume pas. Intrigué, il s'approche pour mieux observer ce phénomène. « L'Éternel vit qu'il s'approchait pour regarder. Alors Dieu l'appela du sein du buisson, disant : “Moïse, Moïse, n'approche pas d'ici ! Ôte ta chaussure, car l'endroit que tu foules est un sol sacré[1] !” »

➤ *Josué à Jéricho*

Un jour Josué se trouvant devant Jéricho leva les yeux et vit un homme debout en face de lui, l'épée nue à la main. Josué alla vers lui et lui dit : « Es-tu des nôtres ou un de nos ennemis ? »

« Nullement, répondit-il, je suis le chef de la milice du Seigneur, qui suis venu présentement. » Josué tomba face

1. Exode III, 1-6.

contre terre en se prosternant et lui dit : « Qu'ordonne mon Seigneur à son serviteur ? » Le chef de la milice divine dit à Josué : « Ôte ta chaussure de tes pieds, car l'endroit sur lequel tu te tiens est saint[2] ! »

À l'opposé de la tête pensante qui se dresse vers les cieux, le pied, le plus terrestre, si l'on peut dire, des organes humains, symbolise la réalité matérielle. (On dit « avoir les pieds sur terre ».) Ce moment inouï de la rencontre avec le Divin, Moïse, Josué doivent le vivre en toute conscience de sa réalité. Ce n'est ni un rêve ni un fantasme. La présence directe de la terre sous leur pied, sans filtre étranger, est là pour soutenir cette conviction. Dans le même temps, par ce contact ils s'affirment « de cette terre » dont ils sont formés et qui leur apporte tous les éléments de la vie.

➤ *Le symbole de propriété*

Chez les Hébreux, poser sa chaussure sur un champ c'est se l'approprier. Pour valider une affaire, l'une des parties retirait sa chaussure et la donnait à l'autre : c'était une façon de transmettre en quelque sorte le droit de propriété, ainsi qu'il est conté dans la belle histoire de Ruth[3] : « Or, jadis en Israël, quand il s'agissait de rachat ou d'échange, tel était le procédé pour rendre définitif un contrat : l'un retirait sa sandale et la donnait à l'autre. Voilà quelle était la règle en Israël. »

On peut donc aussi, sous cet angle, interpréter le déchaussage, chez Moïse et chez Josué, comme la volonté de ne pas commettre le geste sacrilège que serait la prise de possession du territoire sur lequel se manifeste le Divin.

---

2. Josué V, 13-15.
3. Ruth IV, 7.

➤ *La maison du Déchaussé*

Toujours dans la Bible[4], il existe une autre évocation symbolique de la chaussure, qui rappelle l'obligation faite à un homme dont le frère est mort, sans enfants, d'épouser sa veuve afin de perpétuer sa descendance et la transmission de son nom. S'il refuse de le faire, celle-ci « s'avancera vers lui à la vue des anciens, lui ôtera sa chaussure du pied, crachera devant lui et dira à haute voix : "Ainsi est traité l'homme qui ne veut pas édifier la maison de son frère. Et sa maison sera ainsi qualifiée : la maison du Déchaussé" ». Ici à la valeur de dépossession, inverse de ce qu'était la prise de possession symbolique par la chaussure, s'ajoute la notion de boiterie, de singularité, désignant celui qui ne se conduit pas selon les usages.

➤ *Jacob*

Yaaqov, de *Aqev : talon.*

Jumeau d'Esaü, il naît après celui-ci en tenant le talon de son frère dans sa main. Celle-ci, symbole de la connaissance, préfigure sa capacité d'empoigner « les énergies humaines » de son frère[5]. Duquel frère, roux comme la terre dont était fait Adam, il obtiendra plus tard, en échange d'un plat de lentilles (de « roux »), son droit d'aînesse, celui de *supplanter* (même racine, *Aqev,* en hébreu) son frère, c'est-à-dire son droit et sa responsabilité de gérer l'héritage[6]. Alors qu'Esaü reste chez ses parents, Jacob part. Il va fonder sa descendance avec laquelle il reviendra plus tard, en lui

---

4. Deutéronome XXV, 7-10.
5. A. de Souzenelle, *op. cit.*
6. Genèse XXVII, 28-29.

faisant « passer la passe » du Jaboq. Dans la Genèse[7], le mot *Ever*, nom des Hébreux, « les hommes du passage » est ainsi répété deux fois. Cette répétition mériterait à elle seule un long développement.

Transfiguré après sa nuit de lutte avec l'ange, dont il garde une *boiterie* (nous retrouvons ici, à la fois la notion de mutilation initiatique, marque de l'accession à la connaissance, et celle de statut hors du commun signalé par la boiterie), il a alors achevé l'accomplissement de son nom, Yaakov. En effet, la lettre *Yod* précédant le mot *Aqev*, laissait entendre que le talon devait rejoindre la tête[8], que Jacob devait atteindre la dimension sacrée enfouie en chaque homme. À la différence de son frère, limité à sa seule condition terrestre d'homme temporel, il est devenu celui chez qui l'homme spirituel a pris l'ascendant sur l'homme temporel, l'homme nouveau qui « couvrira le monde de ses fruits[9] ».

➤ *Le symbole de la force*

La Bible livre encore une image du pied, symbole de force, de domination, dans le livre de Josué[10] : après avoir vaincu et fait prisonniers les cinq rois ennemis, lors de sa conquête de la terre promise, Josué, devant ses troupes demande à ses chefs : « Approchez ! Posez vos pieds sur le cou de ces rois ! Soyez désormais sans crainte ni faiblesse, soyez courageux et résolus, car ainsi fera l'Éternel à tous les ennemis que vous aurez à combattre. »

---

7. *La Bible*, traduction d'A. Chouraqui, Paris, Desclée de Brouwer, 1974.
8. Comme certaines figures dites « d'acrobates », sur le portail de Vézelay, par exemple, dont le corps s'enroule sur lui-même de sorte que les plantes des pieds se posent sur la tête.
9. Isaïe XXVII, 6.
10. X, 24.

On retrouvera souvent, par exemple chez le gladiateur romain terrassant son adversaire, cette image du pied triomphant, devenue un véritable cliché de péplum hollywoodien.

La religion chrétienne

➤ *Le lavement des pieds*

Jésus lave les pieds des apôtres avant la Cène. De même, chaque Jeudi saint, le pape commémore la transformation de ce geste d'hospitalité en un signe admirable d'humilité. Le lavement des pieds par l'hôte était en effet un geste d'hospitalité traditionnel chez les Hébreux, et d'une façon plus générale en Orient. Bien plus tard l'Église considère que, par ce geste à l'égard des apôtres, Jésus met « le comble à son amour pour eux ». Si la plus grande marque d'humilité et d'amour consiste à s'agenouiller pour laver les pieds, c'est que l'on considère cet acte comme humiliant parce qu'il s'adresse à l'organe le plus humble. (Les mots humble, humilité, viennent du latin *humilis* qui signifie aussi « bas ».)

Voilà donc un changement radical dans l'estime que l'on porte au pied.

On peut interpréter de la même façon le geste de Marie-Madeleine, qui se jette aux pieds de Jésus, les inonde de larmes, les couvre de baisers, et les parfume avant de les sécher avec sa chevelure.

Cette descente de ce qu'il y a de plus haut, de plus divin chez l'homme, sa tête, vers ce qu'il y a de plus bas, de plus terrestre, les pieds, dans la Divinité incarnée, souligne combien l'image, si l'on peut dire, le contenu symbolique du pied, a changé.

Symbole de pouvoir, de propriété, de force chez les Hébreux anciens, assumant pleinement le contact direct avec cette terre dont il est issu, il devient symbole d'humilité dans les scènes évangéliques.

➤ *Un organe suspect*

Son contact avec la terre, non plus la Terre-Mère nourricière, mais cette région obscure (par opposition avec le ciel lumineux), que traversent d'inquiétantes et suspectes forces telluriques, jette désormais un voile durable de suspicion sur le pied. Ce thème revient abondamment dans la littérature et même en musique : dans le *Ring* de Richard Wagner les dieux sont en haut, au Walhalla, les vilains Nibelungen dans les profondeurs de la terre.

D'une façon générale, on assiste dans les arts plastiques à une régression de la représentation du pied. Traduite à la perfection dans la statuaire gréco-romaine, elle sera considérablement occultée pendant les premiers siècles de l'ère chrétienne et jusqu'à la Renaissance.

L'islam

Bien qu'il ne soit nullement imposé par la loi musulmane, le déchaussement se pratique en entrant dans une mosquée, un lieu saint, avant de faire les prières, et également, en pénétrant dans une maison.

Première conséquence : la chaussure doit évidemment être facile à mettre et à enlever. D'où le succès de la babouche, sorte de pantoufle en cuir, dont l'origine serait iranienne (*papoutch* en persan, de *pa*, pied, et *pouchiden*, couvrir).

Il est difficile d'expliquer cet usage du déchaussement, et de préciser à quelle époque il s'est établi. Les populations des premiers siècles de l'islam marchaient probablement pieds nus, sauf peut-être dans certaines régions conquises, où l'usage de la chaussure était plus courant : l'Égypte, par exemple, qui nous a légué des sandales coptes datant des premiers siècles de notre ère, ou l'Espagne. C'est de la tradition du travail du cuir à Cordoue que nous vient, vers le XIe siècle, le mot cordonnier.

Quelle en est l'explication ?

• Vient-elle de l'influence des traditions hébraïques ? Nous avons signalé deux exemples de cette pratique chez les Hébreux, avec Moïse et Josué. Le déchaussement était également de rigueur dans le Temple de Jérusalem, considéré comme un lieu sacré, mais pas dans les synagogues, simples lieux de prières.

• Désir de la plus grande réceptivité à la puissance supérieure ?

• Mesure d'hygiène ou de purification symbolique ? Rappelons que les ablutions doivent précéder la prière, et intéresser les pieds au même titre que bouche, narines, face, oreilles, cheveux, mains et avant-bras.

Ce qui est certain est que, dans l'islam, la pratique du déchaussement introduit une frontière entre deux mondes, celui de l'extérieur, profane, et celui de l'intérieur, du sacré, que ce soit le lieu de prières ou la simple demeure.

Le même usage et la même frontière se retrouvent curieusement dans un pays, une culture aussi éloignés que le Japon. Les Japonais se déchaussent à l'entrée de leurs temples et de leur demeure où des chaussures d'intérieur attendent, soigneusement rangées à l'entrée. Si par chance vous êtes invité chez eux, vous devrez, exigence impensable chez nous, vous conformer à cet usage qui associe étroitement hygiène et sacré.

Plus matérialistes, les Romains ne se déchaussaient qu'en entrant dans le *triclinium,* avant de s'y allonger pour le repas. Chez eux, les esclaves devaient aller nu-pieds. Marcher chaussé traduisait la condition d'homme libre.

Le bouddhisme

Selon les légendes concernant sa vie, Bouddha fait à sa naissance sept pas, soit dans une seule direction, le nord, soit dans quatre, six, ou dix directions de l'espace, en disant : « Je suis le plus haut du monde, je suis le meilleur du monde, je suis l'aîné du monde ; ceci est ma dernière naissance. »

Il traverse les sept étages de la cosmologie hindoue, les sept cieux planétaires, et atteint la « cime du monde », sommet duquel, par strates successives, est partie la Création.

Atteignant ce pôle, Bouddha transcende à la fois le temps et l'espace, puisque par ce retour « en arrière », « il devient contemporain du commencement du Monde[11] » du premier instant, pur de toute souillure.

Et puisque les pieds de Bouddha représentent l'instrument de ce parcours, une très grande importance leur est accordée. Pendant la progression, ils restent distants du sol de quatre pouces, afin de n'être souillés par aucun contact avec ce monde, ou bien reposent sur des lotus qui éclosent à chaque pas, ou enfin posent à plat sur une terre lisse de tout relief. Ils portent un certain nombre de signes : roue solaire, lignes, réseaux.

Dans la position du lotus, les plantes des pieds regardent vers le ciel, elles ne marchent plus sur terre mais communiquent avec le cosmos dont elles reçoivent les radiations comme des antennes.

Les moines en méditation élèvent leurs mains de part et d'autre de leur tête. Ils les présentent ainsi afin d'y recevoir la trace des pieds du Bouddha, de se mettre par leur entremise en communication avec lui.

---

11. M. Eliade, *op. cit.*

La considération que leur porte la religion explique l'importance des pieds dans la médecine chinoise. Nous y reviendrons.

Les traces de pas sacrées

Certaines religions vénèrent les empreintes de pas de personnages divins ou sacrés : ainsi les nombreuses *Bouddhapada, Vishnupada, Civapada*, les traces des pieds du Christ au mont des Oliviers, celles de Mahomet à La Mecque.

D'autres véhiculent des secrets ou des pouvoirs particuliers : guérir, féconder. En Chine, selon la légende, la mère du fondateur de la dynastie Tchéou aurait conçu son enfant en posant le pied sur une empreinte de pied divine.

Les empreintes de pied peuvent aussi servir à blesser ou rendre boiteux l'ennemi par le recours à la magie (Birmanie, Inde, aborigènes australiens).

On trouve des empreintes de pieds de pèlerins dans de nombreux lieux de culte. Elles traduisent le désir de signaler leur passage dans ce lieu saint, mais aussi celui d'y rester en présence de la divinité.

D'une façon plus générale, l'expression « marcher sur les traces de son maître » marque l'intention de suivre le modèle d'une personne respectée et admirée.

Les pèlerinages

« Pèlerin » vient du latin *peregrinus* qui signifie « voyageur » (dont il reste « pérégrination »), transformé en *pelegrinus* au Moyen Âge. C'est un voyageur un peu particulier qui se met en route vers un Lieu saint pour consulter un devin, demander une guérison ou remercier de l'avoir obtenue, pour prier avec d'autres, ou, tout simplement, pour aller à la découverte de lui-même. À cette quête spirituelle, la marche se prête merveilleusement, avec son rythme, sa lenteur, son silence, l'effort qui rend le corps plus présent.

Les pèlerinages existent dans toutes les religions.

Dans notre culture, le premier pèlerin est sans doute Abraham à qui Dieu ordonne : « Va au pays que je t'indiquerai », et qui part pour le pays de Canaan. Son tombeau devint un lieu de pèlerinage, comme, plus tard, la ville de Jérusalem vers laquelle montaient les psaumes : « Nous irons dans la maison de l'Éternel. Nos pieds s'arrêtent dans tes portiques, ô Jérusalem… C'est là que montent les tribus de l'Éternel, pour célébrer le nom du Seigneur[12]. » Et, bien entendu, n'oublions pas la longue marche du peuple hébreu vers la Terre promise, après sa sortie d'Égypte.

Les Grecs se déplaçaient pour consulter un oracle (celui de Delphes était le plus célèbre), ou pour prier un dieu comme Esculape, dieu de la médecine, dont le temple le plus important se trouvait à Epidaure.

Les premiers pèlerinages chrétiens, à Jérusalem, avaient pour but de mettre littéralement les pas dans ceux de Jésus. Ils se développent au IVe siècle. Au XIe siècle, ces pèlerinages se transforment en expéditions guerrières : les croisades, destinées à conquérir Jérusalem et les Lieux saints.

Les lieux de pèlerinage se multiplient, souvent appelés « hauts lieux » parce qu'ils se situent sur des lieux élevés, collines, montagnes, comme c'était le cas des sanctuaires préchrétiens. Parmi les plus célèbres, en France, Lourdes, Chartres, Lisieux, Fatima au Portugal, Banneux en Belgique, Assise en Italie, Saint-Jacques de Compostelle en Espagne.

---

12. Psaume 122.

Il en existe également au Japon, en Inde (Bénarès), et tout musulman se doit de faire une fois dans sa vie le voyage à La Mecque, un des cinq piliers de l'islam. Il en revient avec le titre honoré de *Hadji*.

Dans beaucoup de cultes on retrouve au terme du pèlerinage, ou isolément, la procession, où l'on prie en marchant, en chantant voire en dansant, en suivant une relique, une statue, selon un itinéraire bien établi.

CHAPITRE 14

Le pied et les arts

Nunc est bibendum,
nunc pede libero pulsanda tellus.
HORACE.

La littérature

➤ *Cendrillon*

L'un des contes de fées les plus connus, il est, comme tous les contes, riche en symboles. Nous le connaissons par la version qu'en a donnée Charles Perrault à la fin du XVIIe siècle. Mais Marian Cox, en 1893, en a recensé trois cent quarante-cinq variantes, non seulement dans la plupart des pays d'Europe, mais aussi en Afrique et en Asie.

La plus ancienne serait l'œuvre de Strabon, géographe grec né au Ier siècle avant J.-C. Il raconte l'histoire de Rhodopis (« qui a le visage couleur de rose »), compagne d'esclavage d'Esope, six siècles avant J.-C. Émancipée par le frère de la poétesse Sapho, elle s'établit à Naucratis, en Égypte. Alors que la belle courtisane se baignait, un aigle subtilisa un de ses chaussons et l'emporta jusqu'au palais du pharaon, dans les mains duquel il le laissa tomber. Celui-ci, fut si ému par sa délicatesse et sa grâce, qu'il en fit chercher la propriétaire dans toute l'Égypte afin de l'épouser.

Cette histoire nous montre, commente Bruno Bettelheim dans sa savoureuse *Psychanalyse des contes de fées*[1], que dans l'Égypte ancienne comme de nos jours, la chaussure féminine pouvait éveiller le désir amoureux pour des raisons qui bien qu'inconscientes n'en sont pas moins précises. En effet, la plupart des contes de Cendrillon racontent deux histoires : l'une, celle d'une jeune fille maltraitée (dont la relation trouble avec son père, relation œdipienne, et les déboires avec sa belle-mère et ses sœurs, rivalité fraternelle, ont fait le bonheur des psychanalystes), l'autre, celle de son identification à l'aide de la chaussure.

Le prince présente à Cendrillon une chaussure pour qu'elle y glisse le pied. Il s'agit, dans la plupart des contes, d'une pantoufle en fine peausserie, richement ornée d'or. Dans le conte de Perrault elle est en verre, qui ne se retrouve dans aucune autre version antérieure. Certains ont pensé qu'en écoutant l'histoire il avait confondu « verre », et « vair » qui est une fourrure. Bruno Bettelheim propose une autre explication. Perrault, gentilhomme raffiné, élimine tout ce que la tradition orale comportait de déplaisant. Dans d'autres contes plus anciens, la belle-mère mutile le talon et les orteils de ses filles, pour qu'elles arrivent à introduire le pied dans la pantoufle, mais le saignement les trahira. Le « bon goût », français, de Perrault ne peut qu'être choqué par une telle mutilation, et il invente une chaussure transparente qui interdit toute supercherie : de verre donc, et non de vair.

Quelle qu'en soit la matière, elle est l'élément central du conte et il doit y avoir de bonnes raisons pour que, depuis

1. B. Bettelheim, *op. cit.*

plus de deux mille ans et dans les cultures les plus diverses, le soulier féminin ait été choisi pour reconnaître l'élue.

De tout temps, le stéréotype populaire de la petitesse féminine est opposé à la masse virile : les grands pieds des sœurs de Cendrillon sont masculins et peu séduisants. Cendrillon introduit son pied mignon dans la petite pantoufle qui le contient exactement. Pour le psychanalyste, cette pénétration du pied dans la pantoufle en évoque bien sûr une autre, et dans les deux cas, on se réjouit « d'avoir trouvé chaussure à son pied » !

Que, dans certaines versions (italiennes, albanaises), une bague remplace le soulier confirme encore ce rapprochement : la façon la plus populaire de figurer l'acte sexuel ne consiste-t-elle pas à enfoncer un doigt dans le cercle formé par le pouce et l'index de l'autre main ?

Le conte de Cendrillon n'est pas le seul à attribuer une fonction symbolique à la chaussure. Dans la mythologie grecque, la légère Aphrodite, habituellement peu avare de ses charmes, repousse les avances d'Hermès. Zeus envoie son aigle qui vole la sandale de la belle et la remet à Hermès. Elle doit se soumettre à celui-ci pour la récupérer. Il en naît Hermaphrodite, pourvu des attributs masculins et féminins.

Dans différents pays, en Chine, en Mandchourie, en Allemagne, les fiancés s'offraient mutuellement un chausson, marquant ainsi leur désir d'union harmonieuse. En revanche, en Russie, la mariée déchaussait son époux après la noce et trouvait dans l'une des bottes une cravache, dans l'autre de l'argent. Façon elliptique de se voir signifier sa nouvelle condition d'épouse (gâtée ou battue).

Et pour revenir au monde de l'enfant, une célèbre Nursery Rhyme scande malicieusement :

Cock a doodle do,
My dame has lost her shoe,
My master's lost his fiddle stick
And they don't know what to do !

La première ligne est une suite d'onomatopées dont la première désigne le sexe masculin en argot. « Madame a perdu son soulier, Mon maître a perdu son archet. Et ils ne savent pas quoi faire. »

Avec Cendrillon, nous sommes comme l'enfant qui ne comprend pas le double sens de cette comptine. Bruno Bettelheim nous décode savamment le conte : représentation symbolique des sexes, évocation de l'angoisse de castration, apaisement de celle-ci dans l'accomplissement du couple... Mais, pris d'un brusque scrupule, il interrompt son décryptage, et se demande s'il n'est pas en train de le vider de tout son charme, s'il n'est pas allé à l'encontre du conseil du poète : « *Tread softly, because you tread on my dreams* » (Yeats) « Marche avec douceur car tu marches sur mes rêves ». Remarquons au passage qu'alors que nous ne disposons que d'un verbe « marcher », l'anglais en a deux : « *to walk* » qui évoque le fait d'avancer, de se déplacer, et, plus rarement utilisé, « *to tread* » qui suggère plutôt la notion de poser le pied, d'appuyer.

➤ *Les monosandales*

En considérant cette histoire sous un angle un peu plus inhabituel, avec le cynisme d'un Tex Avery, on pourrait se demander si cette Cendrillon qui laisse tomber sa chaussure et l'abandonne comme un message destiné au prince est bien aussi ingénue qu'on veut nous le faire croire. Elle évoque en tout cas ces curieux personnages qui ont la particularité d'avoir un pied chaussé et l'autre pas : les monosandales, que nous avons évoqués dans un chapitre précédent (voir page 214). Rappelons aussi, dans le Deutéronome, le Déchaussé qui refuse d'assurer la postérité de son frère défunt (voir page 261).

Dans l'Antiquité, cet usage de découvrir un pied se rencontre souvent ; il avait certainement un sens rituel qui nous échappe aujourd'hui. Pourtant, de nos jours encore, on le retrouve dans les rites d'initiation des francs-maçons : le postulant est introduit devant ses futurs « frères », le pied gauche déchaussé, rappelant le rituel qu'accomplissait au temple d'Eleusis, le préposé au service de la déesse Demeter. Ainsi, Jason, avant de conquérir la Toison d'Or, perd une chaussure en traversant une rivière et arrive partiellement déchaussé chez l'usurpateur Pélias pour lui réclamer son trône. Figuration « boiteuse » que vont confirmer les procédés peu dignes qu'il utilisera pour accéder au trône. Virgile décrit Didon, qui, préparant son bûcher, « un pied nu, la robe dénouée, atteste au seuil de la mort les dieux, les astres qui savent le destin...[2] ».

Robert Graves[3] signale que certains guerriers combattaient un pied déchaussé car ils avaient ainsi une meilleure prise dans la boue. Le pied chaussé était celui du côté du bouclier, le gauche donc, placé en avant lors du combat, et qui pouvait servir à porter un coup à l'adversaire. Aussi ce pied gauche, agressif, ne devait pas être posé sur le seuil d'une maison amie, et il est remarquable qu'aujourd'hui encore c'est encore de ce pied gauche que démarrent les soldats à l'ordre « en avant, marche ».

Nous reviendrons plus loin sur *Le Soulier de satin.* Rappelons seulement que doña Prouhèze dépose ce soulier pour s'élancer vers le mal d'un pas boiteux. Si la signification de la boiterie, au premier comme au second degré, paraît évidente ici, celle du déchaussement d'un seul pied, tel qu'on

2. *L'Énéide*, Paris, Les Belles Lettres, 1995, livre IV, v. 518.
3. R. Graves, *Les Mythes grecs*, Paris, Hachette, 1999.

l'observe encore, notamment sur les personnages de nombreuses églises romanes, garde tout son mystère.

« Les monosandales », écrit Arnold Lebœuf[4] sont par excellence des êtres en situation de déséquilibre et tout peut leur arriver au moment où ils pivotent, se balancent, hésitent « à la croisée des chemins », passent d'un état à l'autre.

Ce qui peut leur arriver de mieux, c'est de retrouver l'autre chaussure, de réunir la paire, épilogue heureux que connaissent Cendrillon, ou aussi l'Esmeralda de *Notre-Dame de Paris*.

En revanche, les deux pieds chaussés différemment créent l'impression d'asymétrie, d'insolite, voire de comique. Les clowns le savent bien : « Un cothurne au pied gauche et un socque au pied droit contradictoire, baroque et bizarre, l'ironie enveloppe de musique et de brume les clairs paysages de la raison[5]. »

➤ *Autres contes*

Le Chat botté

Dans ce conte, le chat, pauvre héritage du plus jeune des fils du meunier, réclame une paire de bottes avec lesquelles il va marcher, non plus sur quatre pattes mais debout comme un homme, sur deux jambes. Dès lors, il peut déployer sa ruse et mettre au point l'astucieuse stratégie qui conduira son maître sur le trône royal.

---

4. A. Lebœuf, *Revue de l'Institut de Calcéologie* n° 5, 1997.
5. V. Jankélévitch *L'Ironie*, Paris, PUF, 1964.

Le Petit Poucet

Histoire de bottes encore, que celle du Petit Poucet qui parvient à subtiliser les bottes de sept lieues de l'ogre. Comme les pieds ailés d'Hermès, elles vont le doter d'une mobilité extraordinaire qui fera de lui le messager du roi, et le sauvera de la misère ainsi que sa famille. Ces bottes de géant n'étaient pourtant pas faites pour ce petit bonhomme. Mais voilà, elles étaient fées et s'adaptaient au pied de qui les portait : encore fallait-il avoir l'audace de les retirer des pieds de l'ogre et de tenter sa chance. La fortune sourit à ceux qui osent entreprendre, et pour qui tout est possible. Deuxième message de ce conte, peut-être : une « chaussure » et son « pied » peuvent se « faire » l'un à l'autre si la volonté d'aller ensemble est forte.

Robinson Crusoé

L'une de nos premières lectures nous faisait vivre les aventures du naufragé solitaire. Quelle ne fut pas son inquiétude — et la nôtre — lors de la découverte, sur la plage de l'île déserte, d'une mystérieuse empreinte de pas, témoin certain d'une présence humaine, voire hostile !

➤ « *La Gradiva* »

Wilhelm Jensen est un auteur allemand décédé en 1911, oublié aujourd'hui. *La Gradiva*[6], littéralement « celle qui avance », est une de ses nouvelles.

Elle est intéressante à double titre. D'abord pour sa qualité littéraire, son indéniable charme, qu'annonce le sous-titre : *Une fantaisie pompéienne.* L'intérêt de cette œuvre

6. W. Jensen, *La Gradiva*, Paris, Gallimard, Folio Essais, 1991.

vient aussi de ce que Jung la fit découvrir à Freud qui la lut avec un plaisir intense. Elle lui inspira un commentaire, *Le Délire et les rêves dans la Gradiva de W. Jensen*[7]. Depuis, les deux textes sont inséparables et toujours édités ensemble. Et c'est donc le plus souvent grâce au commentaire de Freud que le lecteur découvre la nouvelle.

Le récit

Norbert Hanold, jeune archéologue allemand, se prend d'intérêt, dans un musée romain, pour un bas-relief dont il parvient à acquérir un moulage qu'il accroche en bonne place dans son cabinet de travail. C'est le portrait en pied d'une jeune femme qui avance, la tête légèrement inclinée, retenant d'une main un drapé dont les plis ruissellent jusqu'aux chevilles, un pied avancé, l'autre vertical, s'apprêtant à le suivre, effleurant le sol du bout de ses orteils. « Sa grâce particulière, elle la tirait de cette façon de planer au-dessus du sol tout en le foulant avec fermeté. » Il se livre à une véritable étude systématique de la marche en observant les passantes, mais ne retrouve nulle part « la belle position verticale de ce pied en suspens ».

Qui était-elle, où allait-elle ? Jour après jour, la conviction s'ancre en lui que la jeune femme marche dans Pompéi dont il a longuement parcouru les ruines lors d'un récent voyage d'étude. Il en acquiert la certitude après un rêve dans lequel il revit l'éruption du Vésuve et voit la jeune femme lui apparaître fugitivement à travers la fumée et les flammes. Obsédé par cette vision, il repart pour Pompéi. Là, alors qu'il erre à travers les ruines désertées par les visiteurs, sous la chaleur de midi dans laquelle la

7. S. Freud, *Le Délire et les rêves dans la Gradiva de W. Jensen*, Paris, Gallimard, Folio Essais, 1991.

vibration de l'air paraît estomper les contours, la Gradiva lui apparaît, bien vivante cette fois, réincarnée, en laquelle il ne reconnaît pas, tant il est envoûté, son amie d'enfance dont la démarche présente la même particularité et dont il est amoureux sans le savoir. « Elle… se conforme d'abord à ce délire, commente Roland Barthes, elle y entre un peu, consent à jouer le rôle de la Gradiva, à ne pas casser tout de suite l'illusion et à ne pas réveiller brusquement le rêveur, à rapprocher insensiblement le mythe et la réalité, moyennant quoi l'expérience amoureuse prend un peu la même fonction qu'une cure analytique[8]. »

On imagine la joie de Freud découvrant la justification de sa jeune science dans cette nouvelle qui, sur le mode de la narration, avec légèreté et poésie, mais avec une précision clinique, nous décrit un comportement en apparence insensé, mais inspiré par les souvenirs enfouis, oubliés. Ici, simplement cette façon un peu particulière de soulever le pied avant qu'il ne quitte le sol.

La démarche

Outre son intérêt dans l'histoire de la psychanalyse, cette nouvelle décrit à merveille tous ces petits détails, si importants : attitude de la nuque, position des mains, balancement des bras, façon d'attaquer le sol du pied, de le quitter, qui donnent à la démarche sa personnalité, permettent d'identifier une personne à sa façon de marcher… *« Et vera incessu patuit dea »,* dit Virgile lorsqu'Énée, après la chute de Troie, fuyant vers l'Italie où l'attend un grand destin, échoue, découragé, sur les côtes de Libye, pays de Didon, reine de Carthage. Vénus se présente sous l'apparence d'une jeune chasseresse pour lui

8. R. Barthes, *Fragments d'un discours amoureux*, Paris, Seuil, 1977.

prodiguer des encouragements quant au succès de son entreprise, et parvient à l'abuser jusqu'au moment où elle commence à marcher. Ce n'est qu'alors qu'« il reconnaît à sa démarche, la vraie déesse », sa mère. Ainsi peut-on proposer de traduire ces quelques mots de l'Énéide. Traduction qui pose un petit problème de fidélité au texte, et poursuit de façon obsédante et saugrenue, comme dans un rêve, l'un des personnages du chef-d'œuvre d'Albert Cohen, *Belle du Seigneur* : le docteur Agrippa Pyrame d'Auble, l'oncle Gri d'Ariane.

Albert Cohen, l'ami d'enfance de Marcel Pagnol, qu'il décrit comme un petit lord Fauntleroy de la Méditerranée. Si jeune, il admire déjà la façon dont son camarade entrait en classe le matin, dans leur collège marseillais, trouvant dans sa démarche « une grâce aérienne, merveilleuse ». Quelquefois, Marcel shoote « dans un ballon imaginaire, comme un danseur étoile dans un ballet inspiré par le football[9] ».

Le seul bruit de ses pas permet parfois d'identifier une personne. Chacun en a fait l'expérience avec ses voisins du dessus ! L'un s'affale de tout son poids à chaque pas, l'autre effleure le sol d'une caresse à peine audible, tel un félin. Il ne s'agit pas d'un simple problème physique. Il est en effet banal de constater que chez certains, l'embonpoint reste compatible avec une démarche souple, élastique, tandis que des « poids plume » écrasent lourdement le sol ou l'attaquent nerveusement d'un coup de talon sec et péremptoire qui trahit leur *personnalité*.

Attardons-nous un instant sur cet aspect de la marche.

Nous avons vu précédemment (chapitre 1) que la posture et la marche résultent d'une activité musculaire, induite à partir d'informations sensitives et sensorielles. Le cerveau gère cette multitude d'informations. Mais il ne le

---

9. R. Castans, *Marcel Pagnol*, Paris, J.-C. Lattès, 1987.

fait pas comme un simple ordinateur qui mesure le déséquilibre et assure sa correction : cette dernière viendrait trop tard, la démarche serait heurtée, faite d'une succession de déséquilibres et de rattrapages. Pour que la marche soit régulière, sans à-coups, il faut que le cerveau *anticipe* les conséquences de l'action. « Le cerveau n'est pas une machine réactive », nous dit Alain Berthoz dans son remarquable essai *Le Sens du mouvement*[10] : « C'est une machine proactive qui projette sur le monde ses interrogations. Pour devenir champion de ski, il ne suffit pas de traiter en permanence les informations des sens en corrigeant la trajectoire ; il faut dérouler la course dans son esprit, en prédire les étapes et l'état des capteurs sensoriels, entrevoir les solutions possibles de chaque erreur, faire des paris et prendre des décisions avant que le geste soit fait. » Cet organe proactif, Alain Berthoz nous propose de le concevoir « comme un simulateur biologique, qui prédit en puisant dans la mémoire et en faisant des hypothèses ». Il se sert de la mémoire des actions passées, dont il contient une « bibliothèque », pour prédire les conséquences de l'action future. Sans trop entrer dans le détail, nous voulons souligner que, si les mécanismes de la posture et de la locomotion sont loin d'être totalement élucidés, ils font appel à des règles infiniment plus complexes qu'un simple jeu de réflexes, dans lesquelles se manifestent des traits profonds de la personnalité. Parce que prédire les étapes, prévoir les accidents du terrain, entrevoir les solutions, faire des paris, prendre des décisions anticipées, chacun va le faire en fonction de ses moyens physiques, certes, mais aussi selon son tempérament, sa vivacité, *selon son style.* Aussi, contrairement à La Bruyère qui trouve « chez quelques

10. A. Berthoz, *Le Sens du mouvement*, Paris, Odile Jacob, 1997.

femmes une grandeur artificielle attachée au mouvement des yeux, à un air de tête, aux façons de marcher », nous dirions : « Montre-moi comment tu marches et je te dirai qui tu es. »

Ces lois, encore ignorées par la science, « ont été intuitivement comprises par les sculpteurs qui ont su rendre les mouvements du corps, et leurs relations avec les émotions, comme par les acteurs du théâtre oriental ». Il suffit, pour s'en convaincre de contempler le bas-relief de la Gradiva, dont la reproduction accompagne la nouvelle, ou la magnifique fresque dénommée *La Dame de Stabiès.*

➤ *« La théorie de la démarche »*

Il faut ici réparer une injustice et signaler cet ouvrage[11] très peu connu, au titre faussement scientifique, dans lequel Balzac — car c'est de lui qu'il s'agit — note ses impressions de promeneur parisien. Confortablement assis sur une chaise, il observe les passants du boulevard de Gand, aujourd'hui boulevard des Italiens, en s'amusant à deviner ce que leur démarche trahit de leur personnalité.

« Elle est plus que la parole, c'est la pensée en action », constate-t-il. « N'est-il pas effrayant de penser qu'un observateur profond peut découvrir un vice, un remords, une maladie en voyant un homme en mouvement ? »

Il note quelques allures pittoresques : « Un homme qui allait, les mains croisées derrière le dos, les épaules effacées, les omoplates rapprochées [qui paraît] n'avancer que par le cou [et qu'il trouve] semblable à un perdreau servi sur une rôtie. » « Une jeune demoiselle… sautant sur elle-même [qui] ressemblait à une poule dont on a coupé les ailes, et qui essaie tou-

11. Balzac, *La Théorie de la démarche*, Paris, Albin Michel, 1990.

jours de voler. » « Des marins [qui] ont les jambes toujours séparées, toujours près de fléchir », des « militaires... campés sur leurs reins comme un buste sur son piédestal ». « Quelques hommes marchent en donnant à leur tête une pose académique. Ils se mettent toujours de trois quarts... On croirait voir des plâtres de Cicéron, de Démosthène, de Cujas, allant par les rues. » « D'autres paraissent n'avancer qu'à force de bras ; leurs mains sont des rames dont ils s'aident pour naviguer : ce sont les galériens de la démarche. »

Il souligne à juste titre que « le mouvement lent est essentiellement majestueux. Croyez-vous que l'homme dont parle Virgile et dont l'apparition calmait le peuple en fureur, arrivait devant la sédition en sautillant ?... Plus les manifestations extérieures se rapprochent du repos, plus impénétrable est la pensée. Le repos est le silence du corps ».

Il accorde toute son importance à la démarche féminine. « En marchant, les femmes peuvent tout montrer, mais ne rien laisser voir... Les robes n'ont été faites que pour cela. Toute notre société est dans la jupe. Ôtez la jupe de la femme, adieu la coquetterie ; plus de passions... Là où il y a des pagnes, il n'y a pas d'amour. »

Et pour terminer, cette petite pièce d'anthologie : « Si le mouvement trahit le caractère, les habitudes de la vie, les mœurs les plus secrètes, que diriez-vous de la marche de ces femmes bien corsées, qui, ayant des hanches un peu fortes, les font monter, descendre alternativement, en temps égaux, comme les leviers d'une machine à vapeur, et qui mettent une sorte de prétention à ce mouvement systématique ? Ne doivent-elles pas scander l'amour avec une admirable précision ? »

➤ *Madame Bovary*

De Balzac à Flaubert il n'y a qu'un pas qui nous mène des Grands Boulevards parisiens à la campagne normande, et au pauvre Hippolyte, garçon d'écurie, atteint d'un pied bot. Le docteur Bovary, médecin de campagne, tente l'opération décrite dans le livre du docteur Duval, fortement encouragé par M. Homais, le pharmacien. « Tandis qu'il étudiait les équins, les varus et les valgus, c'est-à-dire la stréphocatopodie, la stréphendopodie et la stréphexopodie (ou, pour parler mieux, les différentes déviations du pied, soit en bas, en dedans ou en dehors), avec la stréphypopodie et la stréphanopodie (autrement dit : torsion en dessous et redressement en haut), M. Homais, par toutes sortes de raisonnements, exhortait le garçon d'auberge à se faire opérer. »

L'opération du docteur Duval consiste en une section sous-cutanée des tendons, suivie du maintien du pied redressé sur une attelle. Malheureusement, meurtri par cet appareil de torture dans lequel il est trop longtemps maintenu, malgré les hurlements de douleur du jeune homme, le pied, gagné par la gangrène, doit être amputé.

On sait que le père de Flaubert était chirurgien de l'Hôtel-Dieu de Rouen. Un émouvant portrait en est d'ailleurs donné dans le roman, sous les traits du docteur Larivière. Quant au docteur Duval, il a lui aussi existé, ainsi que le livre en question, dont un exemplaire fut dédié à son maître, le docteur A. C. Flaubert, le père de Gustave. Il y décrit son opération, pratiquée sur 240 patients entre 1836 et 1839. Il parle de 76 d'entre eux qui auraient eu un bon résultat, mais ne dit rien des 164 autres… et tout porte à penser qu'il est bien plus responsable des ennuis du malheureux Hippolyte, que le docteur Bovary lui-même.

Autre constatation, la publication du roman en 1856 provoque de vives réactions : sa description réaliste de cette société petite-bourgeoise et de ses frasques extraconjugales lui vaut bien des ennuis. Il est poursuivi en justice pour outrage aux bonnes mœurs et envers l'Église. En revanche, le triste état d'unijambiste auquel Hippolyte parvient ne semble avoir suscité aucune réaction. Signe des temps, les réactions seraient aujourd'hui exactement inverses.

➤ *Le Soulier de satin*

Nous restons décidément dans les histoires de bonnes mœurs, si l'on peut dire, avec le chef-d'œuvre de Claudel. Doña Prouhèze, épouse de don Pélage, aime un homme qu'elle n'a pas le droit d'aimer, don Rodrigue, et, se défiant d'elle-même, offre à la Vierge une de ses chaussures pour ralentir sa course vers lui, pour s'élancer vers le mal… d'un pied boiteux ! Elle se déchausse et met son soulier de satin entre les mains d'une statue de la Vierge :

> *Alors, pendant qu'il est encore temps, tenant mon cœur dans une main et mon soulier dans l'autre,*
> *Je me remets à vous ! Vierge mère, je vous donne mon soulier ! Vierge mère, gardez dans votre main mon malheureux petit pied !*
> *Je vous préviens que tout à l'heure je ne vous verrai plus et que je vais tout mettre en œuvre contre vous !*
> *Mais quand j'essayerai de m'élancer vers le mal, que ce soit avec un pied boiteux ! La barrière que vous avez mise, quand je voudrai la franchir, que ce soit avec une aile rognée !*

Sublimation du désir interdit, lutte contre cette force irrépressible : « Toute la pièce, dit Claudel, repose sur l'idée du sacrifice, que je trouve, somme toute, permettez-moi de le dire, moins bête que celle de l'anéantissement dans le médiocre abîme de la volupté, et dont le bienfait ne reste pas confiné à sa source, mais se répand sur le monde entier en cercles sans cesse élargis… »

Le titre de la pièce[12] nous ramène à notre propos. Ce soulier y joue un rôle très important, puisqu'au contraire de la pantoufle de Cendrillon qui réunit les deux amants, c'est lui qui, ici, les sépare.

Pourquoi de satin ? On sait que Claudel était un grand amoureux de Baudelaire, et il pourrait bien avoir été inspiré par la *Chanson d'après-midi*[13] :

Tes hanches sont amoureuses
De ton dos et de tes seins,
Et tu ravis les coussins
Par tes poses langoureuses.
Quelquefois, pour apaiser
Ta rage mystérieuse,
Tu prodigues, sérieuse,
La morsure et le baiser ;

Tu me déchires, ma brune,
Avec un rire moqueur,
Et puis tu mets sur mon cœur
Ton œil doux comme la lune.

Sous tes souliers de satin,
Sous tes charmants pieds de soie,
Moi, je mets ma grande joie,
Mon génie et mon destin,

12. P. Claudel, *Le Soulier de satin*, Paris, Gallimard, 1997.
13. C. Baudelaire, *Les Fleurs du mal*, Paris, Ed. La bonne compagnie, 1951.

Mon âme par toi guérie,
Par toi, lumière et couleur !
Explosion de chaleur
Dans ma noire Sibérie !

La biographie de l'auteur nous livre d'autres éléments du plus grand intérêt. On le sait, la pièce transpose des événements très largement autobiographiques, dont, a dit Claudel, « la purge complète s'est produite dans *Le Soulier de satin* ».

En effet, le « nœud central de sa vie » est l'amour qui l'unit à Madame Rosalie Vetch. Enceinte de lui, elle le quitte en 1904, au sommet d'une passion amoureuse qui aura duré quatre ans, et disparaît brusquement. Sous le coup de ce drame il écrit le *Partage de midi* dans lequel elle devient Ysé. Douze ans plus tard, au Brésil où il est nommé ministre plénipotentiaire, il reçoit une première lettre d'elle. D'autres vont suivre. Ils se revoient, s'expliquent. Il commence alors à écrire le *Soulier de satin*, qui n'est que le récit éclaté, démesuré et baroque, de cette douloureuse séparation et de la sublimation de leurs sentiments. C'est, Claudel le dit lui-même, son « testament dramatique ».

Mais pour revenir, encore et toujours, à notre sujet, nous avons gardé pour la fin le petit détail qui éclaire singulièrement cette histoire de soulier et lui donne tout son sens.

Sur le bateau qui le ramenait en Chine en 1900 (il est alors consul à Foutchéou), au cours d'une partie de *hunt the slipper*, que l'on peut traduire par « cherchez la pantoufle », un ami cacha dans la poche du diplomate l'escarpin d'une passagère, Madame Vetch, espérant ainsi les rapprocher. Entreprise réussie, puisque celle qui sera Ysé devient sa maîtresse et va vivre à ses côtés, à Foutchéou, pendant quatre ans.

On peut donc apprécier le clin d'œil aux initiés, qui justifie et donne toute sa saveur à la présence, dans le titre, et à plusieurs niveaux symboliques, de ce soulier, trait d'union entre les amants dans la vie, les séparant à tout jamais dans la pièce.

La poésie

Nous venons de voir Baudelaire mettre sous les charmants pieds de soie de sa belle, sa joie, son génie et son destin. Le pied, messager de l'amour, Pablo Neruda aussi le chante dans l'*Amour*[14].

Quand je ne peux regarder ton visage
Je regarde tes pieds

Tes pieds. Leur os cambré
Tes deux petits pieds durs

Je sais bien qu'ils te portent
et que sur eux se dresse
le doux poids de ton corps.

Et ta taille et tes seins,
le pourpre jumelé
de leurs pointes dressées
et l'écrin de tes yeux
envolés depuis peu,
le grand fruit de ta bouche,
ta rousse chevelure,
petite et mienne tour.

14. P. Neruda, *Les Vers du Capitaine*, NRF, Poésie, Gallimard, 1998.

Mais je n'aime tes pieds
que pour avoir marché
sur la terre et aussi
sur le vent et sur l'eau
jusqu'à me rencontrer.

Magnifique poème à la gloire du pied qui nous rappelle le lyrisme de la Bible : « Qu'ils sont gracieux sur les montagnes les pieds du messager qui annonce la paix, du messager de bonnes nouvelles qui annonce la délivrance, qui dit à Sion : Ton Dieu est roi[15] ! »

Plus prosaïque et bien moins riche en espérance est la conclusion de la fable de La Fontaine intitulée *La Lice et sa compagne*. Une lice sur le point de mettre bas, convainc une compagne de lui prêter sa hutte. Puis elle demande un petit sursis, ses petits ne marchant pas encore. Enfin ce second terme échu :

Je suis prête à sortir avec toute ma bande,
Si vous pouvez nous mettre dehors.
Ses enfants étaient déjà forts.

Ce qu'on donne aux méchants, toujours on le regrette.
Pour tirer d'eux ce qu'on leur prête,
Il faut que l'on en vienne aux coups ;
Il faut plaider, il faut combattre.

Laissez-leur prendre un pied chez vous,
Ils en auront bientôt pris quatre.

15. Isaïe 52.7.

Arts plastiques

L'importance du pied dans la peinture, la sculpture, dans toutes les cultures et à toutes les époques, nécessiterait de longs développements, de nombreuses illustrations, sortant du cadre de cet ouvrage. Nous ne ferons que survoler ce domaine en tâchant de montrer combien la présence du pied, mais aussi, curieusement, son absence, sont pleines de signification.

➤ *La période gréco-romaine*

Rappelons le réalisme atteignant la perfection dans la sculpture gréco-romaine, et dont les exemples abondent. Cette remarquable connaissance, cette vénération du corps humain et de ses proportions, fut utilisée, de façon inattendue, jusque dans l'architecture des temples grecs. L'architecte romain Vitruve, décrit dans son traité comment les constructeurs d'un temple dédié à Apollon, ne sachant quelles proportions donner aux colonnes de pierre (les premiers temples grecs étaient en bois de chêne et leurs colonnes réalisées à partir des troncs d'arbres), qui devaient être assez fortes pour soutenir l'édifice, mais aussi agréables à la vue, *prirent la mesure du pied d'un homme qui est la sixième partie de sa hauteur.* Ils donnèrent cette mesure *à la grosseur de la tige de la colonne, et la firent six fois aussi haute.* Claude Perrault (frère de Charles, l'auteur des contes), traducteur de Vitruve en 1684, qui est architecte (la colonnade du Louvre fut bâtie d'après ses dessins) mais aussi médecin et anatomiste, commente ces proportions : « Il ne se trouve point que dans les hommes de notre siècle le pied soit la sixième partie de sa hauteur, car il est tout au moins la septième ; et cette proportion de sept à un approche davantage de la proportion qui est ordinaire à l'ordre dorique. »

Plus tard, bâtissant un temple à Diane, et cherchant à lui donner la délicatesse du corps d'une femme « ils firent le diamètre de la colonne de la huitième partie de sa hauteur. [Ils disposèrent ensuite la base] en manière de cordes entortillées pour être comme la chaussure, taillèrent des volutes au chapiteau, pour représenter cette partie des cheveux qui pend par boucles à droite et à gauche, et firent des cannelures tout le long du tronc, comme si c'eût été les plis de leurs robes[16] ».

C'est également dans un tronc d'arbre que l'artiste primitif façonnait le corps humain. Sil n'en reste hélas aucun vestige (Pausanias en témoigne néanmoins au IIe siècle après J.-C. dans son *Itinéraire de la Grèce*), elles ont probablement inspiré les premières grandes sculptures de pierre, comme la sublime Héra de Samos (5 à 600 ans avant J.-C., musée du Louvre), à la fois sensuel corps de femme drapé, et colonne qui paraît taillée dans un tronc d'arbre à la base duquel apparaissent les deux pieds.

➤ *Le Moyen Âge*

Après l'Antiquité, cette période de perfection, on constate une régression dans la représentation du pied. Que ce soit dans la statuaire, la peinture, l'enluminure, il disparaît le plus souvent sous des drapés, des superpositions, et lorsqu'il apparaît c'est en retrouvant les caractères des figurations primitives. Seuls les pieds des saints personnages sont représentés, allongés, sans cambrure, les orteils trop longs, parallèles entre eux, sans aucun relief, le gros orteil dépassant les autres. La plante n'est qu'exceptionnellement visible. Nous

16. Voir les dix livres d'architecture de Vitruve traduits en 1684 par C. Perrault, Ed. Pierre Mardaga, Liège, 1996.

sommes loin de la beauté grecque ou de celle de Sumer, pourtant antérieure de trente siècles, et on peut se demander si ces premières altérations de sa représentation, qui ne sont certainement pas fortuites, n'ont pas laissé des traces durables, en contribuant à créer une image négative, péjorative du pied.

➤ *La Renaissance*

Avec elle vint le retour à l'esthétique classique enrichie de la soif de connaître et de comprendre. Léonard de Vinci en est l'archétype, qui, outre son génie d'artiste, approfondit sa connaissance du corps humain par des dissections dont il nous a laissé les célèbres planches anatomiques.

Avec la fin du Moyen Âge, les artistes de la Renaissance, puis leurs successeurs, vont rivaliser dans la perfection de la représentation et dans la mise en situation du pied dans la vie.

La musique

La musique possède des effets moteurs que chacun a pu constater. Certains rythmes appellent irrésistiblement les battements de pieds, de mains. Des chants accompagnent certains travaux. Il existe des danses rituelles pour la pluie, pour la moisson. Dans ce dernier cas, c'est le pouvoir fécondant du pied battant la terre qui est invoqué.

La musique stimule et facilite la danse, elle « porte » les danseurs, comme l'eau porte le nageur. En revanche danser sans musique constitue un exercice pénible.

Ces propriétés dynamogènes sont également exploitées par la musique militaire qui poussait cavaliers et fantassins à l'assaut. C'est également grâce à son rythme que les soldats marchent d'un même pas. Stravinski a utilisé cette musique rythmée pour son *Histoire du soldat.*

Certaines musiques de circonstance accentuent l'euphorie solennelle des marches nuptiales (celle célèbre, de Mendelsohn, et celle du IIIe acte du *Lohengrin* de Richard Wagner), ou au contraire sonnent comme un glas et soulignent la tristesse des marches funèbres (2e sonate de Chopin).

Le conte de *Cendrillon* a inspiré un opéra du même nom à Massenet. Un autre, la *Cenerentola*, à Rossini.

À l'acte III de *Parsifal*, de Richard Wagner, Kundry, créature hérétique frappée par la grâce, lave longuement les pieds de Parsifal, et comme Marie-Madeleine, les parfume puis les sèche avec ses longs cheveux : c'est le premier signe de sa conversion.

L'*Apprenti sorcier* de Paul Dukas donne naissance à une foule de créatures marchant d'un pas inexorablement scandé et qui se multiplient non moins inexorablement, débordant le jeune élève jusqu'au retour du maître. Cette illustration des effets dynamogènes de la musique, a été mise en image dans le film de Walt Disney, *Fantasia.*

L'air célèbre de la marche des Rois mages de *L'Arlésienne* de Bizet, vient de « la marche de Turenne » peut-être composée par Lully.

Le cinéma

Nous avons déjà signalé *La Comtesse au pieds nus* de Mankiewicz.

On ne peut oublier la belle illustration du fétichisme de la bottine, du *Journal d'une femme de chambre* d'Octave Mirbeau mis en image par Buñuel.

Ni le pied sculpté par Camille Claudel-Adjani, dont Rodin finit par se persuader qu'il en est l'auteur, tant il le trouve beau, et qu'elle jette dans la Seine.

Signalons également aux amateurs de dessins animés (et aux autres) *Les* (irrésistibles) *Métamorphoses de Cendrillon*, de l'insolent Tex Avery.

CHAPITRE 15

Pied, sexualité, érotisme

Dans la vie courante, le pied suscite, malheureusement, bien moins de sensations agréables que la main. De par sa fonction et sa situation, il se trouve plus souvent à l'origine de perceptions déplaisantes : fatigue, douleurs nées d'une marche trop longue, une chaussure qui le blesse... sources probables de l'image négative qui lui est parfois attachée, comme la haine du soldat pour ses « pieds-véhicules », qui, blessés, le font souffrir et l'empêchent d'avancer.

Et pourtant ce même pied peut aussi devenir une source insoupçonnée de plaisir, qu'un simple massage peut éveiller, en effaçant la fatigue d'une longue marche, mais aussi en révélant des sensations plus inattendues, s'il se fait un peu moins kinésithérapique...

Le pied et la préhistoire du sexe

Les rapports du pied avec la sexualité peuvent paraître tout à fait indirects, par symboles interposés. Ce serait oublier que la bipédie et sa conséquence, le redressement, sont à l'origine d'une révolution de la sexualité dans le monde animal.

D'abord parce qu'ils s'accompagnent de nombreuses différences morphologiques :

- La béance du sexe féminin en arrière, évidente chez les primates, s'estompe avec le redressement, alors que les seins deviennent, eux, bien visibles, et que les fesses s'arrondissent, parce que les muscles fessiers ont pris du volume afin d'assurer la stabilité du bassin.
- Chez le mâle, debout, le pénis devient lui aussi bien évident.
- Mais ce qui va tout changer par rapport au reste du monde animal, c'est le déplacement du point d'attraction sexuelle de l'arrière vers l'avant, qui se trouve ainsi découvert. La grande nouveauté, c'est ce face-à-face, exemple unique dans la sexualité animale. Les mains maintenant libérées peuvent prolonger les regards croisés et puiser dans la découverte du corps de nouveaux stimulants à l'appétit sexuel, réduit chez les autres à l'attraction d'une croupe en rut turgescente.

Le choix du partenaire, jusque-là fonction de la plus grande force innée du mâle le plus fort, vainqueur de ses rivaux, devient le fruit d'une sélection de la femelle, et va se fonder sur d'autres critères. C'est le début d'une culture sexuelle que l'apparition du langage (et du mensonge !) il y a un million six cent mille ans, étroitement corrélé à la découverte de l'imaginaire, n'a cessé de nourrir. N'est-il pas remarquable que cette évolution soit d'abord le tribut de la différenciation du pied humain ?

L'érotisme et la sexualité

Les rapports de l'érotisme avec le pied connaissent diverses origines.

➤ *Le contact avec la terre nourricière*

L'intimité du pied avec la terre nourricière permet à celle-ci de transmettre à la femme son pouvoir fécondant. Pouvoir fécondant, que recèlent également les empreintes de pas sacrées, attribuées à des divinités, des saints, des rois. Pied et sexualité se voient ainsi naturellement rapprochés par la fonction de fécondation, de reproduction.

➤ *La joliesse du petit pied féminin*

De tout temps et dans bien des civilisations, les hommes ont été sensibles à la sensualité d'un petit pied féminin : Mistinguett chaussait du 35. Mais, exception qui confirme la règle, Greta Garbo chaussait, elle, du 42. Encore faut-il dire que si ce n'était pas l'avantage qu'elle mettait le plus en avant, elle savait utiliser le caractère un peu lourd et traînant de sa démarche qui, par contraste avec sa sublime et lointaine beauté, ajoutait à son mystère…

En Chine, bien avant le Xe siècle et la pratique du bandage, le pied, son évocation et à plus forte raison son contact, avaient un puissant pouvoir érogène. Il pouvait être moins choquant de découvrir ses seins que ses pieds, ce qui était réservé à l'époux… ou à l'amant. Dans les préliminaires, il était conseillé, en ramassant un objet que l'on avait laissé choir par « maladresse » tout près des pieds de la belle, d'effleurer ceux-ci. L'absence de toute réaction de pudeur offusquée pouvait alors être considérée comme l'autorisation d'aller plus loin (S. Tan, S. Braun). Le pouvoir érogène du pied augmenta considérablement à l'apparition du lotus d'or. Le simple froufroutement de sa démarche caractéristique pouvait éveiller l'intérêt des Chinois. Le contempler, le toucher, s'enivrer de son arôme, décuplaient la passion. Il pouvait, d'une caresse bien adressée, réveiller « mieux que tous les gin-seng et autres aphrodisiaques, une tour de jade défaillante, voire, chez certaines grandes artistes, la mener à bon port » (S. Tan, S. Braun. Voir page 245).

Son chausson détenait, lui aussi, un fort pouvoir de suggestion, et participait aux parties de plaisir, au cours desquelles il servait dans les jeux à boire. Il existait d'ailleurs des « confréries des buveurs de la petite chaussure ».

➤ *Le fétichisme*

Les origines du fétichisme

Le fétichisme du pied et de la chaussure remonte à bien longtemps.

Le mot fétichisme vient du latin *facticius*, puis du portugais *feitiço* qui, comme adjectif, signifie artificiel, faux, fictif, et, comme substantif, charme, sortilège, enchantement. Il fut utilisé par les premiers navigateurs portugais pour désigner les poupées de bois sculpté, objets de culte des peuplades africaines qu'ils découvraient. Contrairement à l'idolâtrie, dans laquelle les idoles ne sont que la représentation de divinités, dans le fétichisme, c'est l'objet fétiche qui est véritablement le dieu.

Dans le domaine sexuel, c'est la perversion selon laquelle, se substituant à l'organe sexuel dont c'est normalement la fonction, seule une partie du corps, pourtant totalement inadaptée à cette fonction, seins, cheveux, pieds, etc., voire vêtements, souliers, déclenche la pulsion érotique. Le fétichisme du pied est l'un des plus connus. Certains l'expliquent, un peu sommairement, par un rapprochement entre les odeurs sexuelles féminines, et celles du pied. À la question « Quels sont les facteurs provoquant l'excitation ? », adressée aux membres d'une association de fétichistes du pied, la

« Foot Fraternity », beaucoup de réponses mentionnent : l'odeur des chaussettes, celle des chaussures déjà portées, aussi bien que le contact des pieds nus avec le sol, avec le cuir de la chaussure…

Freud explique le fétichisme du pied ou de la chaussure, par l'arrêt à leur niveau, du regard, lors de son mouvement ascendant en quête du sexe : la pulsion scopique y reste bloquée par l'interdit, le refoulement.

Fétichisme du pied et littérature

Il existe de multiples exemples de ce fétichisme du pied dans la littérature.

• Restif de la Bretonne a dès le plus jeune âge « le goût des pieds charmants », qu'il observe, caché sous le lit de sa mère. Dans *Le Pied de Fanchette ou le Soulier couleur de rose*[1], il décrit ce pied mignon « chaussé d'un soulier rose si bien fait, si digne d'enfermer un si joli pied, que mes yeux, une fois fixés sur ce pied charmant, ne purent s'en détourner ». Il « rougit et palpite de plaisir » au spectacle des chaussures de l'épouse de son employeur : « Je croyais la voir, la toucher, mes lèvres pressèrent un de ces bijoux, tandis que l'autre… remplaçait le sexe par excès d'exaltation » explique-t-il dans *Monsieur Nicolas*[2], roman largement autobiographique.

• Guillaume Apollinaire, fin lettré, éditeur, à ses heures, d'érotiques des XVIIIe et XIXe siècles, connaissait bien entendu Restif de la Bretonne, qu'il cite dans *Julie ou j'ai prêté ma rose* :

> *Ou Madame Linars et ses filles dont le sexe se déboutonne*
> *Au souvenir du citoyen Restif de la Bretonne …*

1. Restif de la Bretonne, *Le Pied de Fanchette ou le Soulier couleur de rose*, Paris, Robert Laffont, coll. « Bouquins », 2002.
2. Restif de la Bretonne, *Monsieur Nicolas*, Paris, Gallimard, La Pléiade, 1989.

Et le héros de ce dernier apparaît dans un autre poème d'Apollinaire, *Le Verger des Amours* :

Anita qui se montrait nue
Chaussait des souliers de florence
Monsieur Nicolas l'eût foutue
S'il avait vu cette innocente
Lever au plafond ses pieds nus[3].

Ayant échangé notre soulier de satin contre celui de *florence* (un taffetas tissé dans la ville du même nom), nos pas nous ont conduits vers un domaine littéraire bien différent. Nous n'y sommes cependant pas en si mauvaise compagnie, puisqu'après Restif et Apollinaire, nous allons y rencontrer Goethe.

• Goethe, lui aussi, aurait eu ce petit penchant, et collectionné les chaussures de ses amies. Il écrivait à l'une d'elles : « Envoyez-moi votre dernière paire de chaussures le plus rapidement possible afin que j'aie quelque chose de vous à presser sur mon cœur. »

• Junichirô Tanizaki, le grand écrivain japonais, au long de son œuvre, explore sa propre fascination qu'il met en scène jusque dans son ultime chef-d'œuvre, *Journal d'un vieux fou*. Déjà trente ans plus tôt, le pied prenait dans sa fantasmatique une telle importance qu'il lui avait inspiré une nouvelle intitulée *Le Pied de Fumiko*[4]. Il y décrit la passion d'un vieil homme pour les pieds d'une geisha, pieds dont les caresses seront son ultime réconfort, pendant ses derniers moments.

---

3. G. Apollinaire, *Poésies libres*, Paris, SNE Pauvert, 1978.
4. J. Tanizaki, *Le Pied de Fumiko*, Paris, Gallimard, 1997.

L'autre « littérature »

Il existe aussi une tout autre littérature destinée aux fétichistes du pied et de la chaussure. Des magazines dont les noms (*Footsy, Heels and Hose,* c'est-à-dire « talons et bas ») ne laissent pas de doutes sur leur spécialité, la fascination du pied féminin. Tout l'attirail habituel aux revues pornographiques s'y retrouve, photos de nus où le pied tient la vedette, nu ou muni des bas de la plus grande fantaisie, caressant ou caressé, principal acteur de confessions érotiques, objet de recherches ou de propositions par petites annonces, dans lesquelles on apprend qu'il est souvent question, à côté du massage plus ou moins amélioré, de séances d'adoration des pieds de la belle Mistress, et de rapports Domina – Esclave du pied !

Bien entendu les propositions de films vidéo illustrant ces thèmes passionnants ne manquent pas.

Pied et ésotérisme

➤ *Pied et médecine chinoise*

Pour les Chinois, l'énergie vitale, ou *ch'i* (qui se prononce tchi), circule d'une extrémité à l'autre du corps selon un système de méridiens, de la même façon que le sang circule dans les vaisseaux sanguins, à une vitesse donnée, de sorte que tout l'organisme est traversé en vingt-quatre heures. Si cette circulation est ralentie ou interrompue par un obstacle, ou, au contraire, accélérée, un déséquilibre s'ensuit, source éventuelle d'une maladie. Lorsque l'obstruction d'un méridien perturbe le flux d'énergie, la circulation peut être rétablie par la stimulation d'un point situé sur le méridien concerné. Les Chinois le font à l'aide d'aiguilles, c'est l'*acupuncture*, les Japonais par la pression à l'aide des doigts, c'est le *shiatsu.* Le point à stimuler est identifié parmi tous ceux qui jalonnent le méridien intéressé, par la douleur anormale que sa palpation provoque. Il existe deux méridiens centraux et douze latéraux qui traversent les organes majeurs, de la tête jusqu'aux orteils. Plusieurs points d'acupuncture siègent sur le dos du pied et les orteils, mais un seul à la plante. Alors que le reste du corps est quadrillé de réseaux, la plante du pied apparaît comme presque aussi intime que les muqueuses, les organes génitaux, les mamelons, eux entièrement respectés. Ce caractère unique confère toute son importance à ce point, *Yong Quan* : c'est la source jaillissante d'énergie puisée dans le contact avec la terre.

➤ *Réflexothérapie*

Née probablement comme l'acupuncture en Chine plus de 2 000 ans avant J.-C., oubliée pendant des siècles, la réflexologie (voir page 222) fut redécouverte par des Occidentaux à la fin du siècle dernier. Elle repose sur la constatation que certaines zones cutanées deviennent particulièrement douloureuses à la pression lorsque certains organes sont malades. Inversement, la pression d'une certaine zone entraînerait une anesthésie d'un territoire donné. Une carte du corps humain fut ainsi dressée comportant de chaque côté cinq bandes étendues du crâne aux orteils. Petit à petit, des zones de plus en plus nombreuses furent décrites au niveau du pied jusqu'à ce que le corps entier y fût représenté. Si bien que la réflexologie devint une pratique limitée au pied, consistant à effectuer des pressions en certains points, censés correspondre à telle ou telle partie du corps, dont une carte a aussi été dressée.

De même que les méridiens ne correspondent à aucune entité anatomique connue ou visible, de même aucune tentative d'explication scientifique ne vient étayer le bien-fondé de cette cartographie ni satisfaire notre curiosité quant aux mécanismes ou aux voies de fonctionnement de ces pratiques. Nous ne déplorons cependant pas, loin s'en faut, que l'attrait de l'exotisme ou de l'irrationnel amène un plus grand nombre de personnes à s'intéresser à la santé de leurs pieds.

CHAPITRE 16

Pied, langage et vie quotidienne

La linguistique

Le pied entretient avec la linguistique des rapports étonnamment riches et variés. Ils reflètent, s'il en était besoin, la place importante du pied dans les multiples composantes de notre vie.

➤ *Le mot « pas » et ses dérivés*

Ce mot nous vient du latin *passus,* unité de mesure de la longueur, qui désigne en fait le double pas soit 1,473 mètre. L'autre unité, le pas simple, le *gradus* vaut 73,6 centimètres.

La négation : non pas, ne pas

Alors que les autres langues se contentent d'un seul terme pour nier : *ouk* pour le grec, l'anglais *not,* l'allemand *nicht,* le latin *non,* l'espagnol *no,* l'italien *non,* le portugais *nao,* etc., le français éprouve le besoin de renforcer sa négation, ne ou non, en lui associant un second terme. Sans céder à la tentation de faire de ce besoin d'être deux fois plus négatif que les autres, une autre manifestation de l'exception culturelle française, rappelons comment ce redoublement s'est installé. Après le *non* initial, venu du latin, apparut le *ne*, négation qui semble avoir été perçue comme un peu atténuée. Aussi, à partir du XIIe siècle, le besoin se manifeste de la renforcer par l'adjonction d'un autre terme : il ne mange *mie,* il n'a bu *goutte,* elle ne coud *point,* il ne marchera *pas.* Dans *La Chanson de Roland,* quand le poète écrit : « Vous n'irez pas de moi si loin », il veut dire : vous ne vous éloignerez de moi pas même d'un pas. Progressivement, à la suite de l'association fréquente des deux termes, le nom s'est vidé de sa signification initiale pour devenir un adverbe renforçant la négation. Dès le XVe siècle, la plupart de ces termes étaient pratiquement abandonnés. Seuls persistaient le « point » et le « pas ». Au XVIIe siècle et jusqu'au XIXe, on leur accordait des nuances. Il semble que le « point » (peut-être à cause de sa plus petite taille), avait une plus grande force de négation que le « pas ». Aujourd'hui, le « point », s'il persiste dans la langue écrite, a pratiquement disparu du langage parlé. Il lui donne un petit air précieux, ou, curieusement au contraire, il évoque la saveur de certains terroirs. Finalement le « pas » s'imposa dans le langage courant, à un tel point qu'il a même supplanté la négation initiale pour être de plus en plus employé seul : je crois *pas,* j'sais *pas... Pas* vrai ?

Les expressions composées à partir de « pas »

Le *pas de vis,* distance comprise entre deux filets d'une vis, avance donc à chaque tour complet, d'un pas.

Le *pas d'une porte* désigne la pierre, située sous la porte, qui avance au-delà, formant une marche. À distinguer du *pas-de-porte* : indemnité versée par le nouvel occupant à celui qui quitte un local.

En chorégraphie, il désigne :

• les différentes façons de conduire ses pas, *pas ouvert, pas glissé* ;

- les différentes danses, *pas de menuet, pas de valse, paso doble* ;
- le nombre de danseurs : *pas de deux, pas de trois...*

En géographie, il dénomme un passage étroit en montagne ou en mer : *le pas de Calais.*

Un *pas de clerc* désigne une faute commise par un clerc inexpérimenté d'avoué, de notaire, qui travaille dans l'étude de ce dernier pour y faire son apprentissage. Le mot clerc désignait initialement les seules personnes qui eussent de l'instruction, les membres du clergé.

Mettre quelqu'un au pas : le ramener à une conduite convenable.

On ne trouve pas *dans le pas d'un cheval* une chose rare, difficile à trouver.

On peut être obligé, ou se résoudre, à faire quelque chose, *en franchissant le pas*, mais attention de ne pas se mettre dans une situation difficile en faisant un *mauvais pas.*

On peut se trouver dans une situation de préséance, *avoir le pas* sur quelqu'un ; l'élégance commande alors de lui *céder le pas.*

Le *pace-maker* est un stimulateur cardiaque. Littéralement (de l'anglais) : faiseur de pas, il signifie également meneur de train, entraîneur (d'un coureur).

Les mots dérivés de « pas »

Le verbe *passer*, naturellement, et ses dérivés : le *passé, passéiste, passant, passage, passager, passade, passable.*

Un *passement*, littéralement l'action de passer, est un tissu. Sous forme de bande, il s'utilise pour ornementer les vêtements, les rideaux. Son industrie se nomme la *passementerie*, pratiquée par les *passementiers.*

Le *passeur* est le conducteur d'un bac, celui qui fait passer un gué.

Une *passe* désigne l'action de passer. Mais aussi un passage étroit, entre des rochers par exemple.

Le *mot de passe* permet de se faire reconnaître par ses amis pour pouvoir passer. S'il n'existe plus de *maisons de passe*, il est toujours possible de *faire une passe*, dans une *impasse*, mais il faut savoir, lorsqu'on y pénètre, qu'on *ne peut la passer* puisqu'elle n'a qu'une issue, et que l'on risque de se retrouver dans une *mauvaise passe*. Les adeptes du bridge prennent un risque calculé lorsqu'ils font une *impasse*. Celle-ci peut leur permettre de gagner la partie.

Tel n'est pas toujours le cas de nos grands spécialistes de l'économie nationale lorsqu'ils font l'*impasse budgétaire* : cela signifie qu'ils ont préparé un budget-*passoire* qui prévoit d'office un déficit consenti entre recettes et dépenses. Ils viendront par la suite nous expliquer, sur un ton *compassé*, que ce déficit fut *dépassé*, mais que grâce à un système de *passerelles*, ils vont se *surpasser*, réussir un tour de *passe-passe*. S'ils n'y parviennent pas, il reste exceptionnel qu'ils en *trépassent*. Au pire, après une *passation* des pouvoirs, ils bénéficieront de tous les *laissez-passer*, *passeports*, ou *passavants*, quitte à jouer les *passe-muraille*, pour, *se passant* provisoirement de nous, s'adonner à leur *passe-temps* préféré, munis d'un *passe-montagne*, ou sur un air de *passacaille*. Ils essayeront plus tard de *repasser* par les urnes, en nous faisant le coup de la force tranquille, de la pomme ou, pourquoi pas, de la *passe-crassane*.

➤ *Le mot « pied » et sa vaste famille*

Les origines du mot « pied »

Pied vient de la racine indo-européenne *ped*, *pod*, qui a donné :

• *pous-podos* en grec (qui est à l'origine du gothique *fotu* par transformation du *p* latin en *f* gothique, et a donné l'allemand *fuss*, l'anglais *foot*, le danois *fod*, le néerlandais *voet*).

• *pes-pedis* en latin, d'où viennent :
— *pied* en français,
— *pe* en portugais,
— *pie* en espagnol,
— *piede* en italien, origine de piédestal, piédouche (de *peduccio* : petit piédestal).

Les dérivés du latin « pes – pedis »

Ils sont extrêmement nombreux.

Bipède, *tripède*, *quadrupède*, bien sûr.

Pédestre, pédale, mais non pédéraste qui comme pédiatre vient du grec *païs, païdos* : enfant. De même qu'*orthopédiste*, qui redresse (*orthos* : droit) les enfants et (étymologiquement) non les pieds, qualifie une catégorie de chirurgien. Mais, source de confusion, le matériel prescrit par ce chirurgien (ceintures de maintien, corsets orthopédiques, attelles, semelles), se vend dans un magasin tenu par une personne qui, par extension, fut aussi dénommée « orthopédiste ».

Pédicule, pédicelle ou *pédoncule* désignent le pied par lequel une fleur, un fruit sont attachés à la branche. Le *pétiole* relie une feuille à sa tige.

Pédicure, pédiluve, se comprennent aisément.

Pedigree, nous revient de l'anglais par l'intermédiaire de l'anglo-normand *pe de gru,* en fait emprunté au français « pied de grue ». L'empreinte de cet oiseau rappelant les trois traits qui, dans les registres anglais, indiquent les ramifications d'un arbre généalogique à trois branches.

Piège (du latin *pedica* : lien au pied), *expédier* (du latin *expedire* : dégager d'un piège), *empêcher* (du bas latin *impedicare* : entraver les pieds), *dépêcher* (même racine précédée de la particule *dis* : débarrasser de ce qui entrave, qui retarde).

Impedimenta : tout ce qui gêne, encombre (bagages par exemple), et peut retarder. *Impédance* a la même origine, et joue, en courant alternatif, le même rôle que la résistance en courant continu.

Péage : ce dérivé de pied est très ancien puisqu'il remonte à l'administration carolingienne. Il désigne la taxe que l'on doit acquitter pour avoir le droit « de poser le pied » sur un pont, une route.

Péon est un mot espagnol venant du bas latin *pedo, pedonis*, piéton, soldat à pied, puis paysan journalier. En tauromachie il désigne l'aide du torero. *Pion* vient de l'ancien français *péon* qui a la même origine que le précédent. Ce modeste fantassin va désigner la plus petite pièce du jeu des échecs, et, encore par dénigrement, le surveillant des études dans les collèges. De là dérive le *pionnier,* soldat chargé des travaux de terrassement, tranchées, devenu par la suite le soldat du génie.

Piétin : maladie du pied des céréales, mais aussi du pied du mouton.

Piétaille désigne péjorativement les gens à pied, l'infanterie.

Piètre : de *paêstre* puis *peestre*, dérivé populaire du latin *pedester* : qui va à pied. Donc inférieur au cavalier, ce qui lui confère sa connotation péjorative. Par extension il a donné *pitre.*

Empiéter : usurper une partie de la propriété d'autrui, mais un oiseau *empiétant* est celui qui tient sa proie entre ses griffes.

Piéter : initialement du latin *peditare*, aller à pied, désigne, au jeu de boule, la *pétanque*, l'action de maintenir son pied fixé près d'un repère, sans le dépasser. Si piéter n'est plus guère utilisé, deux de ses dérivés sont d'usage courant : *piéton,* et *piétiner* qui signifie avancer difficilement, et par extension, ne plus avancer du tout, au propre comme au figuré.

Pétanque vient du provençal *petanco* : *pe* et *tanco,* étai, poutre verticale. Littéralement le *petanco* est un pied fixé comme un pieu, et *jouer à pétanque,* devenu *jouer à la pétanque,* c'est lancer la boule le pied fixé au sol.

Piètement : ensemble des pieds et du système de fixation d'un meuble.

Trépied : qui repose sur trois pieds.

Pige, dérivé probablement de pied, unité de longueur, désigne une longueur arbitraire prise comme étalon : une tige, par exemple, que l'on gradue au fur et à mesure que l'on remplit un récipient de quantités connues d'un liquide, et qui servira de jauge pour ce récipient. Ainsi appelle-t-on également la tâche que doit accomplir un ouvrier typographe en un temps donné, et qui servira de base au calcul de sa paye. Par extension c'est devenu la rétribution d'un journaliste payé à la ligne. Enfin, en argot, *il a quarante piges* pour il a quarante ans, et aussi *faire la pige* à quelqu'un, le dépasser. *Piger* un récipient c'est le jauger avec une pige. En argot, on se fait *piger* (attraper) et on ne *pige* (comprend) pas pourquoi.

Les mots composés avec « pied »

Pied entre dans la composition d'un grand nombre de mots : les plus anciens sont le *pied-droit,* pilier qui porte la naissance d'une voûte, et le *pied-de-veau,* une plante. On le retrouve souvent en botanique : *pied-d'alouette, pied-de loup, pied-d'oiseau, pied-de-cheval* (qui désigne également une grande huître).

Un *pied-plat* qualifie une personne de rien, non parce qu'elle a le pied déformé, mais parce que les gens du peuple portaient des chaussures sans talons, à la différence des gentilshommes.

Le *pied-de-biche* désigne le pied d'un meuble à double courbure. C'est également une sorte de levier dont une extrémité plate, fendue, et recourbée, sert à arracher des clous, ouvrir des caisses, des portes. C'est enfin la pièce recourbée, aplatie, d'une machine à coudre, qui plaque le tissu tout en laissant passer l'aiguille.

Pied à coulisse, réglette graduée coulissante.

Pied-à-terre, logement qu'on n'occupe qu'occasionnellement.

Pied-fort, pièce de monnaie plus épaisse que d'ordinaire, frappée pour servir de modèle.

Pied-de-poule, tissu dont les fils sont croisés de manière à former un dessein évoquant l'empreinte d'un pied de poule.

Pied-noir, dont l'origine est discutée. Pour le Littré, ce terme aurait d'abord désigné les chauffeurs des bateaux français en Méditerranée, en général des Algériens, qui travaillaient pieds nus dans la soute à charbon. Plus tard il fut utilisé pour désigner exclusivement les Français nés en Algérie.

Contre-pied, direction inverse de celle qu'indiquent les empreintes d'une bête, puis par extension la notion d'avis contraire : « prendre le contre-pied de quelqu'un ».

Avant-pied, cale-pied, casse-pieds, chausse-pieds, chauffe-pieds, cou-de-pied, couvre-pied, cure-pied (instrument du maréchal-ferrant qui permet de nettoyer les sabots du cheval), *va-nu-pieds, valet de pied* (qui suit son maître à pied ou à côté du cocher), toutes ces locutions s'expliquent assez facilement. De même que de *plain-pied* signifie : qui est au même niveau. En revanche, l'origine de la locution *arrache-pied*, habituellement utilisée dans l'expression « travailler d'arrache-pied » reste inconnue.

Marcher à *cloche-pied,* c'est-à-dire sur un seul pied, n'a aucun rapport avec l'instrument sonore, mais vient du latin *claudicare, cloppicare* en bas latin, qui a donné le verbe *clocher*, boiter en marchant. Par extension on dit « il y a quelque chose qui *cloche* », qui ne marche pas, qui ne fonctionne pas normalement, d'où, péjorativement « quelle *cloche* », et « les gens de la *cloche* » : c'est l'origine de *clochard.*

Les dérivés du grec « pous – podos »

Podagre, ou *pouacre,* qualifient une personne qui souffre de la goutte, et dérivent du latin *podagra* : arthrose du pied, qui vient lui-même du grec *podagra* : piège qui saisit le pied.

Le *podium* désignait chez les Romains, le mur d'enceinte de l'arène sur lequel se trouvaient les sièges des personnages importants.

La *podologie* est l'étude du pied.

Les *polypes* (*polus* : plusieurs, *pous* : pied) sont des organismes aquatiques en forme de sac entourés de tentacules et fixés à une paroi. Les récifs coralliens en sont constitués. Par analogie on désigne sous ce nom des tumeurs développées à la surface des muqueuses. Elles s'y implantent par un pédicule.

Poulpe et *pieuvre* ont la même origine, pieuvre étant introduit en français par Victor Hugo dans *Les Travailleurs de la mer.* Ce terme sert aussi à désigner une courtisane aux exigences insatiables, ou une entreprise tentaculaire.

Les *antipodes* sont ceux dont les pieds s'opposent aux nôtres (*anti* : en face), c'est-à-dire qui habitent une région de la terre diamétralement opposée à la nôtre. On dit d'un lieu qu'il est aux antipodes d'un autre. On le dit également de personnes complètement différentes.

Appuyer vient de *ad* : vers, et *podium* : base, et signifie poser une chose sur ou contre une autre avec une certaine pression.

Puy est également issu du latin *podium* dans son sens géographique de petite éminence. D'où l'ancien provençal *poi,* colline. Il désigne les monts volcaniques du centre de la France. Et aussi au Moyen Âge, des concours poétiques et religieux, peut-être à cause de l'estrade sur laquelle on jouait.

➤ *Autres termes voisins du pied*

Gradus

Signifie en latin à la fois le pas, 73,6 cm, et le degré (*gradiens* : qui marche, qui varie). D'où *gradient, grade, graduation, degré…*

Gradus ad Parnassum : les degrés vers le Parnasse, est un dictionnaire de versification latine. C'est aussi le nom d'un recueil de pièces pour piano de Clementi, et celui de la première pièce du *Children's corner* dédié par Debussy « à sa chère petite Chouchou, avec les tendres excuses de son Père pour ce qui va suivre ».

Talus

Désigne l'astragale en latin ; *talon* en est issu mais l'appui du talon postérieur se fait sur le calcanéum sur lequel il repose. Talonner quelqu'un c'est le poursuivre de près, le presser.

Marcher

Vient du haut allemand *markon,* verbe germanique qui signifie marquer le sol de son pied.

Phalange

Vient du grec *phalanx – phalangis* qui désignait les corps d'infanterie spartiate et macédonienne. Philippe de Macédoine rangeait sur 16 rangs successifs, 4 096 soldats, armés de lances de 6 mètres, nombre qu'il quadrupla pour constituer la grande phalange. Cette organisation compacte lui permit de l'emporter sur les Grecs. Son fils Alexandre le Grand fit de même face aux Perses. Par contre son manque de mobilité et de souplesse s'avéra désastreux contre les Romains.

Pyjama

Vient de l'hindoustani *pay* : pied, jambe, et *jama* : vêtement.

Pied et métrologie

Pour mesurer les objets qui nous entourent, il faut les rapporter à des unités, des étalons. Dans les temps anciens ces étalons se définissaient au gré des habitudes de la vie quotidienne. Les unités variaient d'un peuple à l'autre, ce qui ne facilitait pas les transactions. De plus, la valeur de ces unités pouvait se modifier dans le temps et d'une région à l'autre. Enfin, les rapports entre unités de même nature pouvaient s'avérer extrêmement complexes.

Pour les mesures de longueur, on avait tout naturellement utilisé le pied comme unité de base. Probablement parce qu'on l'avait toujours « sous la main », qu'il suffisait de le poser sur ou en regard de l'objet à mesurer. Les autres unités de mesure en étaient des multiples.

Le *pied* se divisait en 12 *pouces.* La *toise* qui mesurait les longueurs ordinaires, valait six pieds (1,949 m).

La *perche* mesurait les dimensions de terrains. Mais il existait une perche de Paris, une perche ordinaire, une autre des Eaux et Forêts, respectivement constituées de 18, 20, 22 pieds (de 5,84 m à 7,14 m).

Une *lieue* commune comprenait 2 280 toises (4,449 km), et une lieue de poste, 2 000 toises (3,898 km).

L'*aune* utilisée pour mesurer les étoffes, était composée de trois pieds sept pouces et dix lignes (1,188 m).

Le pied français, ou *pied du roi,* adopté sous Charlemagne, resta unité de mesure jusqu'en 1795. Il mesurait 32,5 cm, et plus précisément 0,324839 m. Alors que le pied grec faisait 0,308 m et le romain 0,297 m. Quant au pied anglais, le *foot*, il mesure 0,304 m.

Sachant qu'un pied masculin moyen, chaussant du 41, mesure 27,3 cm, et qu'un pied long de 32,5 cm comme le pied du roi correspond à une pointure située entre le 48 (celle du général de Gaule) et le 49, tailles vraiment exceptionnelles, on peut se demander à quoi correspondent exactement ces différents étalons.

Il paraît évident qu'un étalon unique et invariable eût été préférable pour permettre des calculs plus simples. Mais les résistances furent importantes. Entre autres raisons, il existait un droit d'étalonnage : chaque seigneur avait intérêt à posséder des unités particulières sur lesquelles il pouvait percevoir une taxe spéciale.

En 1790, l'Assemblée constituante, sur la proposition de Talleyrand, décréta le remplacement des anciennes unités par un nouveau système plus simple et plus fiable. Mission fut donnée à l'Académie des sciences de réaliser ce programme. Celle-ci décida que l'unité de longueur serait calculée à partir du méridien terrestre. Elle fit en même temps le choix du système décimal. Le mètre serait la dix-millionième partie du méridien terrestre compris entre Dunkerque et Barcelone.

Pied et poétique

Le pied désigne, dans la versification grecque et latine, un groupe de syllabes qui constituent l'unité rythmique du poème. Par exemple, le dactyle (composé d'une longue et de deux brèves, ainsi nommé par analogie avec le doigt, composé d'une première phalange plus longue que les deux dernières), le spondée (composé de deux longues), etc. Pourquoi le mot pied ici ? Parce que chacun de ces groupes de syllabes était ponctué par un battement de pied sur la syllabe accentuée.

C'est abusivement que l'on emploie *pied* pour *syllabe* en disant que l'alexandrin est un vers de douze pieds : c'est un vers de douze syllabes (Robert).

Locutions où figure le pied

Leur nombre considérable témoigne de l'importance attribuée par le langage usuel à notre attribut d'humanité. La liste qui suit n'est ni limitative ni commentée. Il plaira à chacun de l'enrichir de son propre bagage.

Aller à pied.
À pied sec.
Avoir bon pied bon œil.
Avoir le pied marin.
Avoir les pieds nickelés (refuser de marcher).
Avoir pied, perdre pied (au propre et au figuré).
Avoir un boulet au pied.
Avoir un pied dans la tombe.
Casser les pieds.

Couper l'herbe sous le pied à quelqu'un.

De pied en cap.

De pied ferme.

En avoir plein les pieds.

Être sur pied (être prêt).

Être sur le pied de guerre (être prêt au combat).

Faire des pieds et des mains, et, à l'inverse, avoir pieds et poings liés.

Fouler au pied (les vendanges, mais aussi les principes, les règles de l'honneur…).

Garder les pieds sur terre.

Lâcher pied.

Lever le pied (disparaître avec l'argent mais aussi, plus récemment, ralentir son véhicule ou se ménager).

Marcher avec des pieds de plomb.

Mettre à pied : priver un cocher de son emploi en le faisant descendre de son véhicule ; par extension priver quelqu'un de son emploi.

Mettre le pied.

Mettre le pied à l'étrier.

Mettre le pied sur la gorge.

Mettre les pieds dans le plat.

Mettre quelqu'un au pied du mur.

Mettre sur pied.

Ne pas savoir sur quel pied danser.

Ne pas se moucher du pied.

Partir les pieds devant.

Pied à pied : pas à pas, graduellement, difficilement.

Prendre pied.

Prendre quelqu'un au pied levé : littéralement, au moment où il s'apprêtait à sortir, sans lui laisser le temps de la réflexion.

Remettre sur pied (guérir).

Retomber sur ses pieds.

Se prendre les pieds dans le tapis.

Se retrouver six pieds sous terre.

Tirer une épine du pied à quelqu'un : le délivrer d'un problème.

Trouver chaussure à son pied.

Dans un certain nombre d'expressions, pied est employé en rappel de sa fonction de mesure : comme pied à coulisse, au petit pied, sur un pied d'égalité, vivre sur un grand pied, sur un pied de mille livres. Au pied de la lettre, faire un pied de nez (autrefois, être mortifié, avant de signifier se moquer de...).

Faire quelque chose comme un pied, bête comme ses pieds. Nous espérons avoir montré combien ces expressions sont malvenues et infondées.

Et nous préférons terminer sur le très connu « prendre son pied ». De façon inattendue, il nous renvoie à la notion d'unité de mesure : il signifiait initialement « prendre sa part » du butin, de même que « en avoir son pied » (qui n'est plus utilisé) voulait dire en avoir sa part, en avoir assez. Le butin étalé au sol était divisé en fonction de la surface qu'il occupait. Avoir un butin à partager est déjà quelque chose de réjouissant. La connotation érotique du pied a probablement contribué à élargir cette expression au domaine sexuel, où chacun doit équitablement prendre sa part du plaisir. Ainsi l'expression est passée de l'argot des voleurs à celui des filles.

On s'est ensuite éloigné de la notion de partage et même de la connotation sexuelle. Déjà dans *Le Voyage au bout de la nuit*, Céline fait dire à l'un de ses personnages « qu'elle prend son pied en voyant un film ». Mais c'est à partir des années 1970 que l'expression fait fureur pour exprimer tout simplement la satisfaction, le plaisir, chaque fois que quelque chose d'agréable survient : quel pied !

Glossaire

Cette annexe reprend la définition de certains termes scientifiques utilisés dans l'ouvrage.

Amphibien

Classe de vertébrés à larve aquatique munie de branchies, à peau nue et à température variable et comprenant trois superordres : les urodèles, les anoures et les apodes.

Analgésie

Disparition de la sensibilité à la douleur.

Arthrodèse

Intervention consistant à bloquer définitivement une articulation malade.

Arthrose

Affection dégénérative, non inflammatoire, des articulations, caractérisée notamment par une disparition progressive du cartilage.

Australopithèque

Primate découvert en Afrique australe, apparu il y a huit millions d'années et disparu il y a deux millions d'années.

Biochimie

Étude des constituants de la matière vivante et de leurs réactions chimiques.

Biomécanique

Application des lois de la mécanique aux problèmes de biologie, de physiologie et de médecine.

Bourse séreuse

Espace clos, tapissé d'une membrane sécrétant un liquide séreux, destinée à faciliter le glissement des tissus, notamment au voisinage d'une articulation.

Carbonifère

Période de l'ère primaire au cours de laquelle se sont formés les grands dépôts de houille.

Catarhiniens

Sous-ordre de singes de l'Ancien Continent, à narines rapprochées, à queue non prenante, et pourvus de 32 dents (cercopithèques, macaques, babouins).

Céphalisation

Développement de la tête, du cerveau.

Cytoplasme

Partie fondamentale, homogène, de la cellule, qui entoure le noyau et contient les vacuoles et les organites.

Diabète

Trouble du métabolisme des glucides dû à une insuffisance de la sécrétion d'insuline par le pancréas et caractérisé par une hyperglycémie et la présence de sucre dans les urines (glycosurie).

Dialyse

Séparation des constituants d'un mélange, fondée sur la propriété que possèdent certains corps de traverser plus facilement que d'autres les membranes poreuses. Purification du sang, fondée sur le même principe.

Durillon

Callosité se produisant aux pieds ou aux mains par suite de frottements répétés.

Embryogenèse

Formation et développement d'un organisme animal ou végétal du stade de l'embryon à la naissance, à l'éclosion.

Empeigne

Partie avant de la tige d'une chaussure, du cou-de-pied à la pointe.

Équin ou Équinisme
Difformité caractérisée par une flexion plantaire anormale et irréductible du pied.

Exérèse
Ablation chirurgicale de tissus gênants ou nuisibles.

Exostose
Excroissance osseuse.

Genu valgum
Angulation (anormale si elle est supérieure à quelques degrés) entre le fémur et le tibia. Ce dernier se projette trop en dehors par rapport à l'axe du fémur.

Hallux
Gros orteil.

Malléoles
Ce sont les deux extrémités inférieures du tibia et du péroné, qui saillent latéralement de chaque côté de la cheville. La partie horizontale de l'extrémité inférieure du tibia (le pilon tibial) complète cette *pince malléolaire* pour constituer la *mortaise tibio-péronière*, dans laquelle est logée la partie supérieure de l'astragale, la *poulie astragalienne*.

Mammaliens
Animaux vertébrés porteurs de mamelles. Mammifères.

Mégisserie
Industrie, commerce des peaux tannées (mégissées).

Nécrose
Mort cellulaire d'un tissu, résultant généralement de l'interruption de sa vascularisation.

Orthèse
Appareil *d'assistance* destiné à corriger une déficience du système locomoteur (attelles, gouttières, etc.), par opposition à la prothèse qui, elle, *remplace* un segment du membre.

Ostéoporose

Fragilité des os due à une raréfaction et à un amincissement des travées osseuses.

Ostéosynthèse

Fixation, plus ou moins rigide, d'une fracture par un matériel approprié : vis, clou, plaque vissée…

Ostéotomie

Section chirurgicale d'un os pour modifier sa forme, sa longueur, son orientation.

Platyrhiniens

Groupe du sous-ordre des simiens, comprenant des singes d'Amérique à narines écartées et à 36 dents, comme le ouistiti et l'atèle.

Pronation

Au pied, mouvement de l'arrière-pied qui amène la plante à « regarder » en dehors.

Protozoaires

Êtres vivants unicellulaires.

Steppage

Anomalie de la marche, due à une paralysie des muscles releveurs du pied et obligeant à relever le genou de façon exagérée.

Supination

Au pied, mouvement de l'arrière-pied qui amène la plante à « regarder » en dedans.

Valgus

Qui est dévié en dehors. Dans le valgus du talon, l'axe de la jambe et celui du talon forment un angle ouvert en dehors.

Varus

Tourné vers l'intérieur par rapport à l'axe du corps. Dans le varus du talon, l'axe de la jambe et celui du talon forment un angle ouvert en dedans.

Liste des illustrations

Table

Chapitre 3
Les lésions traumatiques

Chapitre 4
LE PIED, REFLET DE VOTRE SANTÉ

Chapitre 5
LE PIED DE L'ENFANT

Chapitre 6
Le pied du sportif

Chapitre 7
Le pied du senior

Chapitre 8
LA PEAU DE VOS PIEDS

Chapitre 9
LA CHAUSSURE

Chapitre 10
PRENDRE SOIN DE VOS PIEDS

Chapitre 11
LE PIED : MYTHES ET LÉGENDES

Chapitre 12
LE PIED, LES CULTURES ET L'HISTOIRE

Chapitre 13
Pied et religion

Chapitre 14
Le pied et les arts

Chapitre 15
Pied, sexualité, érotisme

Chapitre 16
Pied, langage et vie quotidienne

REMERCIEMENTS

Nous tenons à remercier :

Odile Jacob qui a accepté de publier ce livre qui n'est ni un guide des maladies du pied, ni un essai sur la marche humaine et ses origines, ni un recueil de contes et légendes du pied, mais un peu tout cela à la fois.

Catherine Meyer, notre guide éditorial, dont la vaste culture, l'enthousiasme, et les critiques toujours constructives, ont été un soutien permanent et stimulant pendant la gestation et la rédaction de ce livre.

Yvette Deloison, qui nous a fait l'honneur de préfacer ce livre et d'y dévoiler sa théorie audacieuse et novatrice de l'origine de la bipédie humaine, à laquelle l'ont conduite ses importants travaux anatomiques.

Le docteur Pierre André, auteur du *Guide santé et beauté de la peau* (Éditions Odile Jacob), qui a aimablement participé à la rédaction du chapitre 8.

Anne de Léseleuc et Pierre Sainderichin pour leurs amicales et opportunes suggestions.

Nous remercions également tous ceux qui ont bien voulu lire certaines parties du manuscrit et dont les conseils nous ont aidés à nous faire mieux comprendre :

Jean-François Debord, professeur à l'École nationale supérieure des Beaux-Arts.

Gérard Taussig, ancien chef de service de chirurgie orthopédique pédiatrique.

Oscar et Cécile Libotte qui ont lu et commenté la première version du manuscrit.

Nos épouses,

Sara pour sa patience et son indulgence,

Renata qui a eu la gentillesse de réaliser les illustrations de ce livre en y apportant son charme et son talent.

Nous remercions enfin Gaëlle Fontaine et Aurèle Cariès pour leur gentillesse, leur disponibilité et leur habileté dans le travail de suivi de ce livre.

Ouvrage proposé par Anne de Kervasdoué
et publié sous la responsabilité de Catherine Meyer

Cet ouvrage a été composé et mis en pages
chez Nord Compo (Villeneuve-d'Ascq)
Achevé d'imprimer sur Roto-Page
par l'Imprimerie Floch à Mayenne
en octobre 2002

Édition exclusivement réservée aux adhérents du Club
Le Grand Livre du Mois
15, rue des Sablons
75116 Paris
réalisée avec l'autorisation des Éditions Odile Jacob

N° d'impression : 55410-1
Dépôt légal : octobre 2002
Imprimé en France